ADEUS GORDURA

Sharee Samuels

ADEUS GORDURA

Como perdi 45 quilos para sempre com uma rotina de exercícios inspiradores e alimentação vegana

Tradução
Leonardo Castilhone

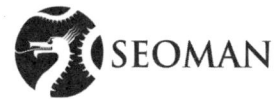

Título do original: *A Funeral for My Fat*.
Copyright © 2016 Sharee Samuels.
Publicado mediante acordo com Skyhorse Publishing Inc.
Copyright da edição brasileira © 2020 Editora Pensamento-Cultrix Ltda.
1ª edição 2020.

Todos os direitos reservados. Nenhuma parte desta obra pode ser reproduzida ou usada de qualquer forma ou por qualquer meio, eletrônico ou mecânico, inclusive fotocópias, gravações ou sistema de armazenamento em banco de dados, sem permissão por escrito, exceto nos casos de trechos curtos citados em resenhas críticas ou artigos de revistas.

A Editora Seoman não se responsabiliza por eventuais mudanças ocorridas nos endereços convencionais ou eletrônicos citados neste livro.

Editor: Adilson Silva Ramachandra
Gerente editorial: Roseli de S. Ferraz
Preparação de originais: Alessandra Miranda de Sá
Produção editorial: Indiara Faria Kayo
Editoração eletrônica: Join Bureau
Revisão: Vivian Miwa Matsushita

Dados Internacionais de Catalogação na Publicação (CIP)
(Câmara Brasileira do Livro, SP, Brasil)

Samuels, Sharee
 Adeus gordura: como perdi 45 quilos para sempre com uma rotina de exercícios inspiradores e alimentação vegana / Sharee Samuels; tradução Leonardo Castilhone. – São Paulo: Cultrix, 2020.

 Título original: A funeral for my fat
 ISBN 978-85-5503-113-7

 1. Exercícios físicos – Obras de divulgação 2. Nutrição – Obras de divulgação 3. Perda de peso – Obras de divulgação 4. Saúde – Obras de divulgação I. Título.

19-31384 CDD-613.25

Índices para catálogo sistemático:
1. Peso corporal: Perda: Promoção da saúde   613.25
Cibele Maria Dias – Bibliotecária – CRB-8/9427

Seoman é um selo editorial da Pensamento-Cultrix.
Direitos de tradução para o Brasil adquiridos com exclusividade pela
EDITORA PENSAMENTO-CULTRIX LTDA., que se reserva a
propriedade literária desta tradução.
Rua Dr. Mário Vicente, 368 – 04270-000 – São Paulo, SP – Fone: (11) 2066-9000
http://www.editoraseoman.com.br
E-mail: atendimento@editoraseoman.com.br
Foi feito o depósito legal.

Dedico este livro ao meu incrível marido, Andre.
E a meus maravilhosos pais, Brian e Kandyce,
que me criaram com muito amor, coragem e
boa mentalidade para compreender meus sonhos.
Obrigada, mãe e pai.

Sumário

Introdução: Minha Melhor Amiga 9

1. Um Passeio pelo Fundo do Poço 17
2. Reerguendo-se 27
3. Em Busca do Exercício Perfeito 37
4. Chiliques no Supermercado 55
5. Em Busca da Motivação 71
6. Esforço? Que Nada 85
7. Os 1.200 Mágicos 109
8. Pele Flácida, Estrias e Imagem Corporal 127
9. Onde Estão os Arco-Íris e os Unicórnios? 155
10. Você é Ocupado. Eu Entendo 173
11. Nascimento do meu *Blog* 181
12. O Início 199
13. Lista de Compras e Ideias de Refeições 213
14. Perguntas Frequentes 227

Introdução
Minha Melhor Amiga

Minha melhor amiga e eu decidimos que queríamos perder peso. Mas uma rotina de exercícios era difícil demais para a gente. Tentávamos, porém logo desistíamos. Eu achava que correr era chato e que me deixava dolorida demais, e não tinha a resistência necessária para fazer aqueles exercícios de ginástica tradicionais. Mas minha melhor amiga queria fazer. Vivíamos uma batalha constante entre a vontade dela de continuar com os exercícios e o meu desconforto com aquilo tudo. Por ela, teríamos continuado, mas eu decidi que iríamos parar por ali.

Então, me concentrei na comida.

Antes, comíamos *junk food* sempre que queríamos: *fast-food*, biscoito, bolo, refrigerante, batata frita, pizza, cachorro-quente, burrito congelado. Minha amiga sempre comia o que eu comia, mesmo que no fundo ela quisesse outra coisa.

Estava tão cansada de estar acima do peso! Eu me odiava por comer aquele monte de lixo, aquelas toneladas de porcaria. E a culpa era dela! Por que ela não me impedia de continuar com aquilo? Se ela sabia quais eram meus objetivos, por que não facilitava as coisas, me ajudando a me manter na linha?

Éramos melhores amigas, mas brigávamos o tempo todo. As coisas costumavam terminar comigo dizendo quanto eu a odiava e quanto ela era feia e inútil. Durante toda a discussão, mesmo quando eu acabava com ela, sabia que a culpa por me sentir daquele jeito era toda minha. Mas estava tão *frustrada* que tinha de descontar nela. E ela não tinha me impedido de comer o que eu não devia! Não me fez malhar um pouco mais. Então, a culpa também era dela, ao menos do meu ponto de vista.

No dia seguinte, decidi que pararia de comer. Não iríamos comer mais. Ela reclamava que estava com fome. Ficava o tempo todo me perguntando quando, afinal, poderíamos comer. Eu respondia que ela era gorda. Que, se não parasse de comer, seria gorda para sempre. Odiava aquela garota. Estava feliz por ela estar com fome. Era justo que ela estivesse com fome! Era por culpa dela que nós duas éramos tão gordas e feias.

Durante toda aquela semana, tudo o que comemos foi uma laranja e uma xícara de sopa.

Eu me sentia gorda, cansada e feia. Minha amiga estava gorda, cansada e feia.

Uma noite, me vi chorando no banheiro. Só queria ser bonita! Por que eu não podia ser bonita?! Eu era tão feia. Isso não era justo. Minha amiga estava lá, então, comecei a dizer quanto ela era feia e nojenta. Gritava na cara dela, berrava que ela era um fracasso e que ninguém nunca ia querer estar com alguém tão medonho quanto ela. Ela era gorda, e eu também.

Ela estava exausta; eu podia ver a exaustão em seu rosto. Não parecia nada saudável e tinha um aspecto tão triste... Olhei para ela até não aguentar mais. Então, bati nela. E, quando o espelho se quebrou, pude ver minha melhor amiga me encarando através de todos aqueles cacos de vidro, chorando comigo.

Nesta vida, somos nossos melhores amigos. Amigos eternos. Um corpo, uma vida, uma equipe.

Imagine que loucura seria se conversássemos com nossos amigos desse jeito? Se ficássemos o tempo todo dizendo para eles que não são nem um pouco bonitos ou atraentes; que a visão da barriga ou da coxa deles é algo repulsivo? Se disséssemos que ninguém iria amá-los só por causa do tamanho de seu corpo? É claro que a gente não deve falar com um amigo desse jeito. Se o fizéssemos, é bem provável que já não teríamos quase nenhum amigo sobrando. Se não falamos desse jeito com nossos amigos... por que achamos normal falarmos assim com nós mesmos?

Quando foi que passou a ser aceitável falar para si mesmo quanto você é horroroso e não merece se alimentar porque seu corpo é uma coisa horrorosa de se olhar? Quanto você é indigno de ser feliz porque suas coxas roçam enquanto você caminha? Parece loucura, eu sei! Mas, infelizmente, isso acontece todos os dias. Somos culpados por acabar com nosso "melhor amigo", destruir nossos próprios sonhos e esperanças por causa da negatividade e autodestruição que trazemos conosco. Quando foi que ocupar mais espaço no planeta Terra passou a ser a coisa mais abjeta que poderia acontecer com alguém?!

Sempre haverá dias nublados. Nuvens carregadas chegam, trazendo um tempo hostil com elas. Como podemos nos preparar para isso?

Com a chuva, vem o crescimento. Essa chuva é o que nos torna mais fortes e capazes de completar a escalada rumo aos nossos objetivos. A chuva virá e tornará o caminho difícil e escorregadio, mas não é preciso se fixar nisso e construir sua vida na poça mais lamacenta que encontrar. Você pode optar por seguir em frente, mesmo nos dias em que se sentir triste.

A *escolha* de amar a si mesmo é a ferramenta mais poderosa que você terá em sua jornada. Aprender a se amar é o primeiro passo para construir a vida que você quer viver. Seu amor-próprio será a força motriz nos dias em que se sentir pronto para desistir e voltar atrás. Quando você e seu corpo trabalharem em equipe e se responsabilizarem *mutuamente*, vocês serão capazes de realizar qualquer coisa! Quando você abastece seu corpo com alimentos saudáveis, ele vai recompensá-lo com resistência necessária para se exercitar com vigor. Quando você dá a seu corpo dias de descanso, ele vai recuperar toda a sua força para enfrentar a semana. Quando seu corpo se sente bem, *você* se sente bem. Quando você trata mal seu corpo, pode apostar que não vai sair por aí se sentindo uma diva. Parei de tratar meu corpo como um objeto estranho cujo maior objetivo na vida era me prejudicar e passei a tratá-lo como um amigo querido, o que de fato ele é. E esse amigo foi a pessoa que me ajudou a alcançar meus objetivos. Eu não seria a Sharee que sou hoje sem aquela Sharee 45 quilos mais pesada que decidiu levantar a cabeça e lutar pelos seus objetivos.

Essa conversa de amor-próprio parece "mamão com açúcar". Quer dizer, como pode ser difícil amar a si mesmo? Acontece que isso é, sim, um desafio, em especial em uma sociedade que lhe diz constantemente que você precisa melhorar cada aspecto de sua vida. A sua aparência, o carro que você dirige, a proporção entre sua cintura e o quadril, os aparatos tecnológicos que você usa, seu trabalho, relacionamentos amorosos, família e, é claro, o modo como você lida com o estresse... *nada* permanece intocável aos padrões sociais de como podemos "melhorar" nossa vida e nos tornarmos pessoas ideais e aceitáveis do ponto de vista social. Mas isso não significa que você tenha que se adequar às "normas" ou a "ideais" socialmente impostos.

A coisa mais importante e valiosa para uma vida saudável é manter sua capacidade de amar a si mesmo, não importando suas "falhas" e "defeitos". E daí que você tenha defeitos?! Na verdade, odeio usar o termo "defeito", porque, convenhamos, bem-vindo à vida real, onde as coxas roçam ou não uma na outra, onde as pessoas o encaram de modo estranho porque sua perna é fina demais, onde a pele estica e os braços se mexem quando você se movimenta, onde os quadris têm culotes, onde as costas podem ter (e muitas vezes têm) gordura, onde um seio é maior do que o outro. Ser uma pessoa de verdade não é nenhum crime. Não é um crime ser magro e não é um crime ocupar um pouco mais de espaço no mundo. Não é um crime ser você. E, se alguém tem algum problema quanto a isso, talvez isso diga mais sobre ele do que sobre você.

Mas, de novo... É difícil. Estamos falando de amor-próprio! Não estamos falando de participar de uma maratona, escalar o Everest ou fazer uma gastroplastia tripla... Estamos falando de amor-próprio! Não se trata de uma tarefa fácil (se você deixou de ler isto sem um tom sarcástico, por favor, releia com esse tom). Sei que para algumas pessoas que estão lendo este livro agora alcançar o amor-próprio parece impossível. Porque o amor-próprio só existe em contos de fadas, em que as princesas estão primorosamente bem-vestidas e o príncipe encantado está sempre lá para salvar o dia. Encontra-se amor-próprio em campos verdejantes onde unicórnios passeiam com liberdade. O amor-próprio parece ser um conceito inalcançável, isso porque você é como a pessoa da história que abriu este livro: uma pessoa – homem ou mulher, menino ou menina – lutando constantemente contra a imagem refletida no espelho.

Quando você encara o espelho e fica enfurecido e enojado com o que vê, não consegue sentir nada além de raiva. Você pode ser grande ou pequeno: o amor-próprio não é uma fada madrinha que entra voando pela janela de quem é magro e corre como uma fugitiva de quem é gordo. Não importa o seu tamanho... Amor-próprio é uma escolha, e não é uma escolha fácil. Ter amor-próprio dá trabalho, assim como ter qualquer relacionamento. Mas, nesse relacionamento, não importa quanto você odeie, despreze e insulte a outra pessoa... ela não vai embora. Sendo assim, você tem duas opções: escolher amar a si mesmo e propor um trabalho de equipe para realizar seus objetivos, ou escolher se odiar e passar a vida inteira na fracassada guerra do "eu vou me amar no dia em que acordar perfeito".

Caso tenha escolhido a segunda opção, fica o lembrete: essa é uma batalha sem fim. Ainda não inventaram um certificado de "perfeição". O amor-próprio não está à sua espera na linha de chegada. Se escolher esse caminho, nunca será bom o bastante para si mesmo. Mas será sempre bom o suficiente para si mesmo se optar por trabalhar em equipe e lutar para ser a melhor e mais saudável versão de si mesmo. Eu não sei quanto a você, mas eu prefiro viver minha vida de maneira plena e feliz a viver em agonia, esperando ser abençoada pelo milagre da "perfeição". Contudo, pode ser uma questão de gosto pessoal.

Mas, então, e agora? Como superar o ciclo de autoaversão, ódio e destruição? Bem, eu não tenho todas as respostas. Posso ter 26 anos e ser um poço de sabedoria (há, há!), mas a verdade é que não tenho todas as respostas. O que posso fazer é compartilhar o que funcionou para mim e lhe ensinar o método que usei nos dias em que socar o espelho parecia uma escolha "razoável". O que sugiro agora é escrever uma carta honesta para si mesmo, explicando por que está fazendo o que está fazendo, o motivo per que está lutando. E sugiro que guarde essa carta para os dias em que sentir que "se eu não valho nada mesmo, para que tanto esforço?".

Querida Sharee,

Respire fundo. Pense em até onde você chegou. Pense nas horas que dedicou à sua saúde. Você realmente acredita que é um fracasso? E se a balança não lhe der nenhuma boa notícia dessa vez? Ela é uma idiota que nunca esteve do seu lado! Mas você sabe quem está do seu lado? Eu.

Eu estou sempre aqui para o que der e vier. Conheço sua dor, sinto quando está triste, sinto quando está tão cansada que quer desistir de tudo. E não tem problema nenhum se sentir assim. Tudo bem estar cansada. Tire um dia de descanso. Ligue para sua mãe. Mas não ouse pensar nem por um momento que você é inútil e que não conquistou nada! Você começou uma mudança de VIDA, não uma mudança de roupa. E uma mudança de vida leva tempo! Quando começamos com isso, você sabia que não aconteceria da noite para o dia... Mas vai acontecer. Eu sei que vai.

Sharee, estou sempre aqui com você. Vou lutar ao seu lado, chorar ao seu lado, e também vou queimar algumas calorias ao seu lado. Mas, por favor, me prometa que vai cuidar de você e de mim. Não posso fazer isso sem você. Não quero te perder e nos perder nessa jornada. Não é uma questão de aparência (embora a ideia de usar blusinhas curtas algum dia seja maravilhosa). Isso é uma coisa importante para o resto de nossa vida: ser saudável. Sentir-se bem, não se preocupar com o peso.

Aperte os cintos, porque será uma longa jornada. Mas você não precisa fazer isso sozinha. Você tem a mim, a Deus, a sua família, Dre, amigos... Você não está sozinha. Você vai conseguir.

Ame-se e ame sempre,

Sharee

Escreva uma carta a si mesmo. Aproveite essa oportunidade para investigar quais são suas metas. Quais são seus objetivos? Que tipo de vida você quer construir? De que tipo de encorajamento vai precisar ao longo do caminho? Escreva tudo isso. E use depois. Use essa carta nos dias de tempestade, quando o carro atolar e você achar que só pode ser um sinal de que sua vida empacou para sempre. Porque, quando começarmos a percorrer a jornada, você verá que há dias exatamente assim, e que eles não dão as caras apenas uma vez. Ao longo deste livro, você terá a oportunidade de refletir sobre sua própria vida e a jornada que está empreendendo. Este livro conta minhas experiências e meus fracassos. Meu objetivo é fazer com que minha história consiga inspirá-lo a iniciar sua própria jornada.

1
Um Passeio pelo Fundo do Poço

Todo mundo tem um ponto de virada. Aquele momento na vida em que a gente percebe que quer mudar. Esse momento costuma chegar quando a dor de permanecermos os mesmos se torna maior do que a dor da mudança. Às vezes, é preciso mais do que um momento para entendermos a dor de nosso estado atual. Para algumas pessoas, o fundo do poço é ser humilhado em público por estranhos que comentam seu peso ou criticam o que você come. Para outros, o ponto mais baixo é sofrer um *bullying* implacável por parte dos colegas. Alguns chegam ao limite quando um namorado ou uma namorada resolve ir embora por já não aceitar seu peso. Problemas de saúde, articulações deterioradas, pressão familiar, "encorajamento" do cônjuge... Todo mundo tem seu ponto de virada. Aquele momento em que você decide que basta, chega, já deu. Aquele momento em que você está tão por baixo que a única saída é para cima.

Eu tive um momento assim na minha vida. No meu caso, atingir o fundo do poço depois de ter caído do precipício. Eu achava que o precipício seria meu ponto mais baixo, mas a vida tem um jeito engraçado de realmente lhe dar um safanão quando você precisa. Meu despertador cósmico, meu fundo do poço, meu martírio adolescente ocorreu depois de já ter começado minha jornada de perda de peso. Já havia começado a caminhada rumo ao Grande Monte de Perda de Peso quando me tornei excessivamente confiante, aproximei-me demais do precipício e dei com a cara nas pedras.

O primeiro dia de aula se aproximava feito um foguete. Aquele seria meu último ano do ensino médio. Não podia nem acreditar que em 180 dias estaria oficialmente formada! Uma das melhores coisas de iniciar um novo ano letivo é comprar roupas novas. Todo ano eu ia ao *shopping center* com minha mãe para comprar tênis, mochila, roupas e material escolar... Tudo novinho em folha. Naquele ano, minha mãe e eu chegamos animadas e começamos a explorar várias lojas. Aos poucos, foi se estabelecendo um padrão: as lojas que meus amigos frequentavam já não tinham roupa do meu tamanho. Eu tinha 17 anos e vestia manequim 54.

Depois de se frustrar em uma série de lojas, minha mãe viu uma vitrine que exibia manequins mais corpulentos. Chegando lá, encontramos uma loja inteira com roupas do meu tamanho – na verdade, essa loja não tinha nada menor do que 46. Minha mãe escolheu alguns jeans para mim, eu peguei algumas camisas e voltei para o provador. Vesti uma calça jeans, uma camisa e chamei minha mãe para me dizer o que achava.

Quando minha mãe entrou no provador, comecei a chorar. Ela também explodiu em lágrimas. Aquele dia inteiro fora emocionalmente desgastante para ambas. A saga de ir de loja em loja constatando que nada cabia... Eu tinha 17 anos e o único lugar com calças jeans grandes o bastante para mim era uma loja *plus size* para mulheres adultas.

Entre lágrimas, eu disse:

— Mãe, eu não quero comprar estas roupas de tia.

Nós duas nos sentamos e choramos no provador.

Foi nessa hora que eu levei um safanão da vida: chorando em um provador enquanto minha mãe tentava montar meu guarda-roupa para o último ano letivo. Esse momento não foi difícil apenas para mim, mas também para minha mãe. Ela ficou com o coração partido em me ver tão desolada e frustrada por causa do peso. Ver a filha que ela conhecia tão bem e que sabia ser adorável por dentro e por fora tão desanimada e arrasada... Dias depois, minha mãe veio com a ideia de entrarmos as duas em um programa de emagrecimento com reuniões semanais e vários materiais de apoio.

Antes de continuar, deixe-me falar um pouco sobre minha mãe. Ela usa manequim 38; é franzina e magra. Viciada em academia há anos, ela deu, inclusive, aulas de ginástica durante suas três gestações. Minha mãe é linda, extrovertida, inteligente e incrivelmente saudável. Meu pai é ativo, bonito e excepcionalmente inteligente. Ele é piloto, então, note que estamos falando de um desses caras com um QI de gênio. Tendo em vista essa curadoria genética, eu deveria estar com a vida assegurada. Essa herança genética explica minha irmã – loira platinada, alta, enormes olhos azuis, naturalmente magra. Também explica meu irmão – alto, bronzeado, bonito e abençoado com o típico metabolismo de adolescente. Eu era uma anomalia mesmo dentro da minha própria família.

Então minha mãe veio com essa ideia de "nós" fazermos esse programa de perda de peso. Havia um grupo que se reunia não muito longe de onde a gente morava. Eu não sabia muito sobre o programa, mas estava disposta a tentar qualquer coisa naquele momento. Minha mãe queria me apoiar e tinha uns "dois quilinhos teimosos que vinha tentando perder". E foi assim que adentramos a primeira reunião: eu com mais de 45 quilos de sobrepeso e ela com seus dois quilinhos teimosos.

Eu estava bem nervosa com aquela ideia. Não sabia o que esperar. Não sabia nem sobre o que gente que queria perder peso ficava conversando. Entramos, achamos dois assentos vagos e nos sentamos. Algumas pessoas se apresentaram e perguntaram como estávamos. Minutos depois, uma mulher esfuziante de alegria entrou na sala e começou a reunião.

O encontro começou com os participantes contando o que haviam feito de bom. Alguns tinham conseguido perder peso, outros falavam sobre os exercícios que haviam feito. A atmosfera era de apoio e boas vibrações. Conforme mais gente compartilhava seus relatos da semana, fui correndo o olhar pela sala e vi uma mulher muito magrinha sentada em uma das cadeiras. Ela tinha um cabelo muito comprido, que chegava à metade da coxa, e usava uma camiseta branca bastante folgada. Fiquei surpresa em ver uma moça tão pequena naquele lugar e pensei comigo mesma: *Como uma mulher tão pequenina pode precisar perder peso?*

Durante toda a reunião, continuei olhando e pensando no porquê de ela estar em uma reunião de um programa de emagrecimento. Ela era tão fininha. Quando faltavam 10 minutos para a reunião terminar, a mulher que liderava o encontro disse que naquele dia um membro receberia um prêmio muito especial. Essa pessoa tinha conquistado o título de membro vitalício, conferido àqueles que não apenas alcançam seu objetivo como conseguem manter o peso almejado por um período específico de tempo. Antes de anunciar o nome do premiado, a oradora disse que essa pessoa havia perdido mais de 45 quilos e que estava inclusive usando uma camiseta para mostrar sua foto de "antes". Ela anunciou o nome, e a mulher magra com o cabelo muito comprido caminhou até a frente para receber o prêmio.

Fiquei boquiaberta. Ela era tão pequena! Como poderia ter perdido 45 quilos?! A premiada foi convidada a contar como se sentia antes e depois da perda de peso e compartilhou uma história que eu jamais esquecerei. Aquele foi o seu ponto de virada, o seu fundo do poço.

Certa manhã ela estava em uma loja de *donuts* comprando guloseimas para dividir com os colegas de trabalho. Quando virou as costas, ouviu um grupo de homens dizendo: "Nossa, espero que tenha sobrado algum *donut* pra gente"; em seguida, tiraram sarro do peso dela. Esse foi seu ponto de virada. A partir disso, ela começou o processo que a levou a eliminar 45 quilos e a estar ali naquele dia com uma camiseta imensa com sua foto de "antes" estampada.

Quando a reunião terminou, estava admirada e sentindo que podia fazer o mesmo que ela. Perder peso já não parecia algo tão assustador depois de ter passado horas em uma sala cheia de gente que encarava aquele desafio todos os dias. Estava animada para participar. Depois do encontro, minha mãe e eu fomos direto para a mercearia. Quando concluímos nosso registro no programa, recebemos vários materiais de apoio com informações e dicas sobre o processo de perda de peso inicial. Usamos o modelo de lista de compras que nos ofereceram para guiar nossas escolhas e nos divertimos muito no mercadinho, provavelmente mais do que alguém deveria se divertir fazendo compras. Estávamos tão animadas. Pela primeira vez na vida, senti que podia perder peso, que seria capaz de alcançar meus objetivos. Poderia ficar parecida com minha mãe e minha irmã. Minha mãe também sentiu isso. Ela sentiu que talvez tivéssemos acabado de encontrar a chave para o meu sucesso; que talvez tivéssemos encontrado o programa certo que me ajudaria a perder o sobrepeso. Uma onda de energia positiva tomou conta do nosso passeio ao mercado. Enquanto procurávamos tudo o que estava na lista, a gente ria sem parar.

Ao chegar em casa, guardamos a comida em vasilhas separadas e etiquetadas com informações sobre o tamanho das porções que eu deveria comer. Parecia tão fácil. Eu sabia exatamente quanto precisava comer todos os dias e tudo estava pronto e acessível para que eu apenas pegasse e levasse comigo. Os tempos em que eu ficava me perguntando o que deveria comer e me sentindo culpada por acabar recorrendo ao *fast-food* haviam ficado para trás. Eu tinha tudo de que precisava: a comida certa, os materiais, as reuniões do grupo de apoio e pais maravilhosos. Frequentava as reuniões semanais e via meu peso diminuir lentamente. Dois meses depois, já tinha perdido quase cinco quilos. Sentia-me feliz, realizada, orgulhosa de mim. Tinha enfim desvendado a charada da perda de peso. Possuía as ferramentas, a confiança e a atitude adequadas para atingir meu objetivo final. Estava com cinco quilos a menos e me sentia incrível.

Nas semanas seguintes, minha frequência no grupo começou a diminuir e, no terceiro mês, eu já não participava das reuniões. Não precisava mais delas; tinha perdido cinco quilos. Com certeza já tinha dominado todos os truques do emagrecimento e estava no caminho certo para desfilar na praia de fio-dental. A perda de peso já era uma parte de mim, eu sabia exatamente o que fazer para chegar aonde queria. Os tempos de dúvida e desafio tinham acabado... Por isso, achei que já não precisava fazer o mesmo esforço. Meu corpo estava no "modo perda de peso" para que eu pudesse sentar, relaxar e aproveitar o processo como se fosse uma telespectadora daquilo tudo. Sabe essa história toda de perder peso? Eu tinha dominado o assunto.

A verdade é que eu estava na ponta dos pés e me aproximava cada vez mais do precipício que me enviaria diretamente para o fundo do poço. Chegava ao meu ponto mais baixo e não fazia ideia disso. É isso que um ego inflado provoca em você: obscurece seu discernimento e prejudica sua percepção. Cinco míseros quilos a menos e eu me sentia no topo do mundo. Não havia nada que pudesse fazer de errado. Podia alcançar todos os meus objetivos e destruir quaisquer obstáculos que aparecessem no caminho. Perder peso era fácil demais. Pelo menos, eu pensava que fosse.

Uma hora tive de enfrentar as consequências da minha imaturidade. Mas a extensão dessas consequências ainda era um mistério. Minha mãe e eu sentamos no carro em silêncio até que me virei para ela e disse:

— Mãe... Estou nervosa. Não quero encarar a balança; não quero encarar as pessoas nessa reunião.

— Eu sei, querida — disse ela. — Mas esse é o primeiro passo para voltar aos trilhos. Estou nervosa também.

Revirei os olhos. *Nervosa por quê?*, perguntei a mim mesma. *Você é magra, sempre foi magra e perde peso só de pensar em perder peso!* A frustração cresceu dentro de mim e fez par com uma ansiedade que se multiplicava a cada minuto. Sentia um nó no estômago e só queria chorar em posição fetal em algum lugar longe de tudo. Preferiria estar em qualquer outro lugar do mundo, em qualquer outra situação que não fosse esperando no estacionamento em frente ao prédio do programa de emagrecimento.

Estava frustrada comigo mesma. Como poderia estar naquela posição *de novo*? Com medo da balança, com medo de entrar em uma reunião, com medo de encarar as pessoas que sabiam que eu tentava emagrecer, que eu tinha um objetivo. Saí do carro, deixando minha mãe vários passos para trás, e enfim entramos na reunião do grupo.

Minha impressão era de que todos os olhos se voltavam para mim. Julgando-me. Que todos se perguntavam por que eu havia deixado de ir às reuniões quando era óbvio que eu tinha muito trabalho ainda pela frente. Que me esquadrinhavam tentando calcular quantos quilos eu teria ganhado. Fiquei de cabeça baixa e evitei qualquer tipo de contato visual. Sentia meu rosto queimando e sabia que ele estava vermelho de vergonha e constrangimento. Como eu odiava sentir aquilo. Como odiei aquele momento. Queria cavar um buraco na terra e me enfiar nele, humilhada.

Era a minha vez de subir na balança. Tirei a jaqueta, os sapatos, soltei o ar e pus os pés naquela geringonça terrível. A moça que estava encarregada de acompanhar a lista de participantes anotou o número e não disse nada. Entregou-me o folheto de medidas e nos desejou uma ótima reunião. Eu e minha mãe fomos até um lugar vazio e nos sentamos. Foi então que eu abri o meu caderno de medidas, e as lágrimas inundaram meus olhos. Fechei o folheto e abaixei a cabeça.

A reunião começou e, embora eu estivesse a poucos metros do orador, me sentia a quilômetros e quilômetros de todas aquelas pessoas. Olhava aquilo tudo como que em transe e por várias vezes tive de me esforçar para não cair no choro. Cerrei os dentes e respirei fundo para conter as lágrimas. Minha mãe colocou o braço em volta dos meus ombros. Acho que ela também não estava escutando uma só palavra. Nós duas sentamos ali e fingimos ouvir uma palestra sobre emagrecimento.

A reunião terminou e fomos em direção ao carro. Já não tinha mais por que esconder as lágrimas e nem tentei. O choro me veio aos soluços. Minha mãe também chorava. Um tempo depois, virei-me para ela e disse:

— Mãe, estou tão cansada de me desapontar, de decepcionar você e o papai! Estou cansada de ser gorda. Estou cansada de me sentir um fracasso! Não sei por que faço isso comigo mesma! Estava indo tão bem!

— Eu sei, querida — respondeu minha mãe. — Sei que é difícil. O que podemos fazer agora? Qual será nosso próximo passo? — Ela ficou em silêncio e olhou para mim.

— Eu não sei, mãe — respondi entre lágrimas. — Não quero desistir. Sei que posso fazer isso porque já fiz antes; já provei que consigo. Estou tão cansada da dificuldade toda, de perceber que emagrecer é muito difícil. Estou tão cansada de me sentir assim. E estou cansada de ter que me esforçar tanto por algo que parece impossível de alcançar. Não sei o que fazer, mãe.

Nossa conversa não terminou com uma fórmula mágica, com uma estratégia perfeita. Não saí daquele estacionamento com uma varinha de condão, pronta para o que desse e viesse. Enquanto voltávamos para casa, tudo o que se ouvia eram os sons dos meus soluços.

Chegando em casa, subi direto para quarto, deitei na cama e coloquei o caderno de medidas sobre a cômoda. De olhos fechados, ainda podia ver o número mais recente que havia sido preenchido naquele papel:

Peso anterior: 104 quilos... Peso atual: 116 quilos.

Todos nós passamos por momentos como este. Se você ainda não teve o seu é porque ou é muito sortudo ou ainda está tateando no precipício. O fundo do poço é uma merda. Ele faz você perder o controle e se sentir um completo fracasso. Você já chegou ao fundo do poço? Será que não está no fundo do poço agora mesmo, tentando decidir se começa a traçar um plano de fuga ou se monta um acampamento aconchegante para o resto da vida?

Chegar ao fundo do poço não é uma derrota e não o define como pessoa, mas ainda assim é uma experiência que vai mudar sua vida e deixá-lo com o coração na mão. Aquele barulhinho alertando que chegamos ao fundo do poço pode ser um despertador que vai fazê-lo acordar para a vida e mudar o rumo das coisas. Ao chegar ao fundo do poço você pode se sentir derrotado e fracassado, mas fracasso não é cair. Fracasso é escolher não se levantar de novo. Se está lendo este livro, meu palpite é de que você não está pronto para escolher o fracasso. Pode estar em um embate para alcançar seus objetivos, mas não escolheu o caminho do fracasso. Fracasso seria decidir que sua saúde já não importa. Fracasso seria não aceitar que emagrecer é difícil e que talvez seja uma das batalhas mais duras que você terá de enfrentar na vida.

Daqui para a frente, sua jornada terá muitos momentos de dificuldade. A chegada ao fundo do poço não é o único momento em que precisará se esforçar para manter uma atitude positiva. Mas é um momento incrivelmente poderoso, que pode ser usado tanto como ponto de largada para uma vida melhor quanto como ponto de chegada ao fracasso. Para que seu fundo do poço lhe sirva de maneira positiva, reflita sobre ele como algo de que possa tirar lições e aprendizagem. Use o fundo do poço para alimentar sua paixão e seu desejo de seguir em frente. Esse lugar é horrível; você não quer ficar nele para sempre. Quando se sentir por baixo ao longo de sua jornada, pense em onde estava antes de dar início a todo esse processo. Lembrar-se de onde você veio pode ajudá-lo a lembrar *por que* escolheu comer coisas saudáveis e suar a camisa na academia. Ao se lembrar disso, talvez não se sinta tão por baixo de novo. E talvez nunca volte a ver aquele número na balança novamente. E talvez já não precise se sentir emocional, física e psicologicamente destroçado pelo seu peso.

Infelizmente, não aprendi tudo o que precisava com o meu fundo do poço logo que cheguei a ele. Em vez disso, fiquei ali por um tempo. Escolhi ser uma pessoa negativa, chafurdei em autocomiseração. Precisei passar uma temporada no fundo do poço antes de adotar uma mentalidade mais positiva e decidir mudar. Por isso, antes de lhe pedir que reflita sobre seu próprio fundo do poço, continuarei contando a minha história. Porque o meu fundo do poço está só começando.

2
Reerguendo-se

Estava no ponto mais baixo da minha vida e no meu peso mais alto. Deixei meu ego me guiar e coloquei de lado as ferramentas que poderiam me ajudar a alcançar meus objetivos por achar que já sabia de tudo. Comia feito criança, agia feito criança, mas já não era uma criança. Estava prestes a completar 18 anos e tinha um sério problema de peso.

O baque causado pelo safanão que eu havia recebido durante a reunião do programa de emagrecimento continuava fresco na minha memória. Aqueles três dígitos piscando latejavam na minha cabeça. Cento e dezesseis. A todo momento, minha mente reprisava a sensação de derrota que foi pisar naquela balança. Fiquei mal-humorada por dias. Em algumas pessoas, a derrota tem um efeito motivador. Para elas, o fracasso é uma mola propulsora daquela típica história de retorno triunfal. Comigo não era bem assim. Sentia-me um lixo. Quando você atinge seu peso mais elevado, quando aquele número pisca para você, cuspido por uma balança, esse momento fica gravado em sua memória. É o tipo de coisa que a gente não esquece.

Estava triste. A questão não era meu peso, tampouco minha aparência, porque, sejamos honestos, eu estava acima do peso desde os 12 anos de idade. Estar acima do peso não era a coisa mais importante e com certeza não era nenhuma novidade. A tristeza vinha do fato de ter decidido fazer algo e não ter conseguido. Criei expectativas, estabeleci metas que ficava o tempo todo sonhando em alcançar. Saí de casa decidida a tocar a lua e sequer consegui deixar a estratosfera. Caí, mergulhei e me afoguei em um oceano de autopiedade. Queria provar aos meus pais que podia ser responsável e tomar as rédeas de minha própria saúde, mas o fato é que não consegui sequer passar alguns meses me alimentando feito gente grande. Queria provar para certas pessoas que elas estavam erradas; tinha uma lista de gente para a qual provar que estava errada, mas, em vez disso, só consegui um breve voo seguido de um mergulho em queda livre para o chão.

As pessoas duvidaram da minha força de vontade, duvidaram da minha capacidade. Houve, por exemplo, um médico que disse que eu nunca seria magra. Que eu "não tinha estrutura" para isso. É realmente um conselho muito saudável para se dar a uma menina de 14 anos que começa a encarar a adolescência e o ensino médio. Queria esfregar meu sucesso na cara daquelas garotas que sussurravam no corredor dizendo que eu seria bem mais bonita se emagrecesse. Que meu rosto era bonito, mas que eu era "meio grande demais". Isso foi na sétima série.

Queria ter alguma coisa para esfregar na cara daquele menino que achou superengraçado me dar um buquê de rosas no Dia dos Namorados. Um buquê que ele roubou de outra garota, que depois veio pedir as flores de volta na frente de uma multidão de amigos deles, todos caindo na risada. Aparentemente, a mensagem era a de que uma menina como eu só poderia receber flores no Dia dos Namorados se isso fosse uma brincadeira de mau gosto. Isso foi na oitava série.

E nada disso acabou no ensino médio. Nunca cheguei a sofrer diretamente *bullying* por conta do meu peso. Ninguém nunca chegou na minha cara e me insultou ou atirou objetos em mim. Mas você sabe. Sabe que é a gorda da escola. As pessoas não precisam dizer o que pensam de você. Você consegue perceber, ouve o burburinho nos corredores, sente os olhares quando se mexe ou faz o que quer que seja. Nunca me senti mal comigo mesma, nunca achei que fosse pior do que ninguém. Para ser honesta, tudo o que eu sentia era que estava incrivelmente deslocada.

Parecia mais velha do que era por conta do meu tamanho. Quando estava no ensino médio, passaria com facilidade por uma mulher de 25 anos. O peso dos alunos que competiam pela escola em algum esporte aparecia em um mural junto com sua biografia. Eu era mais pesada do que a maior parte dos meninos que jogavam futebol americano. Isso foi um soco no estômago. E, ao contrário deles, meus 104 quilos não eram compostos de massa muscular.

No meu último ano de escola, cheguei ao fundo do poço, e cheguei para ficar. Não elaborei um plano de ação, não me esforcei para reconquistar minha saúde nem para ficar em forma. Apenas fiz uma caminha entre os escombros da minha vida e resolvi ficar por ali. Fiz isso mesmo tendo a faca e o queijo na mão. Tinha um pai e uma mãe que me amavam, me apoiavam e estavam dispostos a fazer qualquer coisa para que eu conseguisse o que queria. Era membro de um programa de emagrecimento bem-sucedido e de eficácia comprovada. Tinha um plano em uma academia só para mulheres. Em suma, tinha tudo de que precisava para chegar lá, mas, em vez de levantar do fundo do poço e começar a escalada para sair de lá, limitei-me a montar meu acampamento de autocomiseração e fiquei emburrada com o mundo. Fiz beicinho para a vida, achando que ela era muito dura comigo e que me prendia a um dilema: as coisas eram difíceis para mim por causa do meu peso, mas perder peso também era difícil para mim. E eu não havia conseguido.

Fiquei remoendo isso de ser uma grande e inútil fracassada. Pensando em como nunca conseguiria provar para aquelas pessoas que estavam erradas a meu respeito. Pensando que nunca poderia entrar em uma loja, pegar a primeira peça que achasse bonita e ter certeza de que ia dar certo, de que caberia em mim. Mas eu queria poder fazer isso. Queria mais do que tudo! Ser magra. Estar em forma. Ser admirada pelo meu corpo. Ser parecida com as atrizes de cinema com as quais os caras todos fantasiam. Ser considerada um tipo "ideal". Parecer que pertencia à minha própria família.

Mas não estava fazendo nada a esse respeito. Eu sonhava alto, tinha grandes objetivos e um coração enorme. Tudo isso anulado por uma ambição pífia, um foco errático e nenhuma motivação. Com o tempo, desenvolvi uma ética de trabalho do tamanho de uma dessas mosquinhas que rondam as frutas. Queria um resultado de micro-ondas: com todos os efeitos, mas sem a causa. Eu era minha própria armadilha. Como você pode sair de uma situação dessas? Como ter uma conversa franca consigo mesma? Como eu poderia sentar comigo mesma e dizer: "Olha aqui, *eu mesma,* chega dessa história. A gente precisa parar com isso. Você está sabotando todos os meus sonhos. Vamos fazer as pazes?". Bem, não é assim que funciona. Você não pode se livrar de você mesmo. Sua única opção é crescer, amadurecer e se transformar na pessoa que pode ajudá-lo a alcançar seus objetivos. O fundo do poço é uma merda e, quanto mais tempo você se permitir ficar lá, mais fácil será montar um acampamento permanente. Quando chegar ao fundo, se dê um tempo para fazer beicinho, chorar e ficar com raiva. *Depois,* levante-se e saia dali. Não faça o que eu fiz. Eu fiz manha no fundo do poço durante todo o meu terceiro ano do ensino médio. Afogava-me em autopiedade e culpava tudo e todos ao meu redor. Choramingava que a vida não era justa e por que diabos eu não tinha nascido com um corpo igual ao da minha irmã.

Ficava frustrada com o fato de minha mãe ser tão miúda enquanto eu era tão alta e larga. Achava o maior dos pesadelos que meu irmão pudesse comer o que quisesse sem maiores consequências, continuando magro como sempre. Todas as minhas amigas eram admiradas pelos meninos e tinham namoradinhos, enquanto eu sequer fui chamada para dançar uma única vez em todo o ensino médio. No meu baile de formatura, fui com um grupo de amigos no qual todos tinham os próprios pares. Exceto eu. O problema é que em vez de pegar esses sentimentos e fazer algo de positivo com eles, deixei que se transformassem na mais pura negatividade. Deixei que tudo se resumisse ao meu peso, mesmo o que não tinha a ver com esse assunto. Tinha sonhos irreais e irracionais sobre como emagrecer me faria ter uma vida perfeita. Achava que nada estava disponível para mim enquanto eu pesasse o que pesava. Eu me permiti acreditar que tudo estava relacionado ao meu peso e que era incapaz de controlar o que quer que me acontecesse. É um ciclo vicioso para o qual você é sugado com facilidade. Você se sente impotente em relação ao seu peso, então se afoga em autocomiseração e se coloca para baixo, em vez de criar um plano para se ajudar a avançar rumo a seus objetivos.

O fundo do poço é um lugar difícil de se estar. É difícil emocional, física, mental e espiritualmente. Às vezes, quando você sabe que está no seu ponto mais baixo, pode ser incrivelmente difícil encontrar algum tipo de motivação para sair dali. Aquele sentimento de "pra que tentar?" se instala em seu âmago e você começa a se sentir esmagado pela própria autocompaixão, pela própria crença de que não é capaz. Mas o simples fato de sentir essas coisas não significa que você *seja* assim. Você não é um fracasso só porque está acima do peso. Você não é inútil só porque não usa um tamanho específico de roupa. Tem tanta coisa pior para se ser na vida do que ser gordo! Os centímetros quadrados que você ocupa no mundo não são uma medida de seu valor como pessoa. Mas é difícil se sentir bem consigo mesmo quando se está emocionalmente esgotado e desencorajado pelo seu peso. Eu sei disso, já passei por isso.

Quando você tem dezenas de quilos de sobrepeso, é difícil fazer do emagrecimento um objetivo viável. Quarenta quilos de gordura não vão embora quando você troca o pão francês pelo integral. A gente sempre ouve histórias de pessoas que perderam seus três quilinhos de pneus cortando o sorvetinho que costumavam tomar durante a semana. Quando você está lá, tentando perder dezenas de quilos extras, vai demorar muito para que uma mera mudança de hábito ou o simples fato de abrir mão de uma sobremesa durante a semana o faça perder o tanto que você precisa. E isso é frustrante. Você começa a achar que o mundo é cruel, que tudo é tão fácil para os outros e difícil para você. Sempre haverá aquela pessoa da classe que come *fast-food* todo dia e ainda assim parece uma modelo *fitness*. Ou aquele colega de trabalho que fica o tempo todo se gabando das competições de triatlo que faz no fim de semana e que parece flutuar pelo escritório com aquele corpo magro e definido todos os dias. Tudo isso enquanto você se senta na copa do escritório ou em uma sala de aula e morre por dentro porque naquela manhã nem sua maior calça cabia em você.

Ninguém que não tenha passado por isso sabe das berlindas invisíveis e silenciosas que você enfrenta no dia a dia. Dos olhares maldosos que recebe enquanto escolhe qualquer coisa em uma gôndola de mercado. Da expressão de "tome vergonha na cara" que alguém lhe faz sempre que decide pedir uma sobremesa em um restaurante. Do modo como você nunca recebe nenhuma investida amorosa ou sexual porque ninguém quer estar com alguém como você. Tudo é tãããão mais fácil para *todo mundo*! Você não consegue nem se sentar para comer seu salgadinho em paz sem se sentir culpado. A água o faz se engasgar e só de pensar em beber aquilo você já fica enjoado. Suco e refrigerante são os únicos líquidos que parecem descer. Você parece fisicamente incapaz de comer um único pedaço de bolo, enquanto o restante do mundo parece ser perfeitamente capaz de fazê-lo. A comida ronda seus pensamentos, e com certeza não é um tipo saudável de comida. Você se sente julgado e esquadrinhado pelo olhar alheio aonde quer que vá. Seu peso, sua gordura e seu tamanho consomem seus pensamentos, e você passa a achar que eles também não saem da cabeça das outras pessoas.

É tão tentador bancar a vítima em uma situação como essa. Você se torna amargo com o mundo porque "as pessoas não entendem como é difícil estar acima do peso". E o pior é que você está certo, isso tudo é verdade. Você de fato enfrenta um julgamento diário e injusto. Vergonha do peso e vergonha do corpo são fenômenos reais: as pessoas menosprezam de verdade os outros e os fazem se sentir mal em relação ao próprio corpo e à forma física. Mas isso significa que você não possa fazer nada a esse respeito? Não. Essa é a chave para entender o seu fundo do poço. O que você vai fazer agora? O que vai fazer com todos esses sentimentos negativos que rondam sua cabeça? Você tem toda essa raiva reprimida, essas emoções ruins e essas experiências de julgamento social que pairam sobre sua vida e pensamentos o tempo todo. Como usar tudo isso para seguir em frente e crescer? Você não pode mudar o que os outros pensam de você. E, para ser bem honesta, digo-lhe que me sinto tão julgada hoje em dia quanto quando era obesa. As pessoas são cruéis, não importa quanto você pese. Sendo assim, o jeito é parar de se importar com o que os outros pensam e passar a se concentrar no que *você* pensa. Quando conseguir fazer essa troca, será muito mais feliz.

Algumas pessoas que estão lendo este livro podem ter mais de quarenta quilos de sobrepeso. Talvez você esteja setenta quilos acima do peso. Ou cem. Talvez precise perder trinta, vinte ou dez quilos. Emagrecer é difícil, não importa quanto peso você precise perder. E sentar no fundo do poço observando a encosta da montanha que precisa escalar para chegar lá pode desestimulá-lo a sequer começar essa jornada. Portanto, antes de se concentrar em levantar, identifique com clareza onde você está e qual é a sua situação. Ninguém chega ao topo sem antes aceitar que já esteve ou que ainda está no fundo do poço.

Reflita sobre seu próprio fundo do poço. Para levantar, sacudir a poeira e dar a volta por cima é preciso antes de qualquer coisa reconhecer a queda. Mas tenha sempre em vista que você é, sim, capaz de sair dessa e seguir adiante. O fundo do poço não é uma morada fixa, a menos que decida ficar por ali. A grande questão é: você não precisa disso. Começar uma jornada de emagrecimento pode parecer assustador. Mas vale a pena. E o caminho se tornará mais fácil à medida que aprender mais sobre si mesmo e suas capacidades.

Como você chegou ao fundo do poço? Se está aí agora mesmo, quais foram as ações e escolhas que o levaram a se sentir do modo como você se sente neste momento? Se já não se sente no fundo do poço é porque talvez já tenha começado sua escalada rumo à superfície. Se é este o caso, como se sentiu quando estava em seu pior momento? Alguns podem estar no meio da jornada, usando este livro como motivação extra e inspiração. Outros ainda podem estar decidindo se querem ou não iniciar esse caminho. Não importa em que estágio você se encontra: todos podem se beneficiar de uma reflexão acerca de seu pior momento.

Quais foram as escolhas que o fizeram chegar ao fundo do poço? Eu dei de cara com o meu por ter me recusado a assumir a responsabilidade por minhas próprias ações e por ter continuado a comer (e a agir) feito criança. Recusei-me a reconhecer que meu peso era um problema. Existem pessoas para as quais os hábitos alimentares não implicam um ganho de peso significativo. Eu não sou uma dessas pessoas. O que eu como me afeta diretamente. Eu engordo só de pensar em certos tipos de alimento. Foi assim que Deus me fez. Diante desse fato, posso escolher ser amarga com a vida ou posso aceitar que meu organismo é bastante sensível a *junk food* (minha resposta alérgica é acumular gordura como se não houvesse amanhã) e me concentrar em uma alimentação balanceada. Você pode escolher se vai se ressentir das suas circunstâncias ou se vai aprender e crescer com elas. De um jeito ou de outro, a escolha será sua.

Por que este é o seu fundo do poço? O que fez desse momento seu ponto mais baixo? Para mim, minha grande derrocada foi um choque no ego e o momento em que atingi meu maior peso. Eu vi um 116 piscando pra mim na balança. Recuperei o peso que já tinha perdido e ganhei mais um pouco. Foi uma experiência emocionalmente esmagadora, algo de que nunca vou me esquecer. Fiquei desapontada comigo mesma. Sabia tudo o que deveria fazer para alcançar meus objetivos e mesmo assim me sabotei. Isso foi difícil de engolir. Não podia culpar ninguém além de mim mesma e odiei estar naquela situação.

Aproveite este momento para refletir sobre o seu fundo do poço. Lembre-se: é importante identificar onde você está e onde já esteve para que possa começar a planejar para onde deseja ir.

- Você já atingiu o fundo do poço?
  _____
  _____
  _____

- Por que este é o seu fundo do poço? O que o levou a esse momento? Há quanto tempo está no fundo do poço? Você planeja sair daí ou vai construir um acampamento permanente?
  _____
  _____
  _____

- O que o prende a essa situação (tempo, dinheiro, complacência, família, amigos, pessoas negativas, medo, você mesmo)?
  _____
  _____
  _____

3

Em Busca do Exercício Perfeito

À s seis e meia da manhã de um sábado, o alarme do despertador interrompeu meu sono de beleza. Rolei para o lado da cama onde ficava a mesinha de cabeceira e ativei o modo soneca. Naquele minuto, odiei a vida, o mundo e, sobretudo, a *personal trainer* que havia agendado meu treino para as sete da manhã de um sábado. Arrastei-me para fora da cama e comecei a revirar meu armário em busca de algo para vestir. Nem sabia como tinha me metido naquela encrenca que a academia estava promovendo: eles ofereciam aulas especiais com um *personal*. Devia ter desistido quando me pediram para ficar de biquíni na frente de um completo estranho para fazer a foto do "antes" que a promoção exigia.

Eu não tinha nenhuma *legging* bonita, nenhuma roupinha estilosa de academia. Elas nunca ficavam boas em mim. As calças saíam do lugar assim que eu me movimentava e as camisetas marcavam meus pontos mais problemáticos. Continuei vasculhando as gavetas até encontrar uma calça de moletom menos limpa do que devia estar e uma camiseta velha de um acampamento de anos atrás. Vesti-me de qualquer jeito e encarei o espelho. Não sei o que esperava ver, mas o que vi não foi nada agradável. Eu parecia uma pessoa que nunca tinha pisado em uma academia na vida, o que era frustrante, considerando que eu frequentava uma academia só para mulheres havia meses, embora continuasse me sentindo como um botijão de gás.

Bem, duvido que tenha alguém lá, disse a mim mesma. *São sete da manhã de um sábado. Nem Deus está acordado a essa hora.*

Desci as escadas, fui até a cozinha e me sentei ao balcão. Meu estômago revirava só de pensar em tomar café. Olhei o relógio e vi que tinha 10 minutos para chegar à academia. Suspirei, peguei a chave do carro e saí de casa sentindo um misto de fome e expectativa.

Parei no estacionamento com alguns minutos de folga, os quais aproveitei para ficar sentada no carro resmungando. Odiava acordar cedo. Estava cansada. Sentia-me uma baleia. Estava desconfortável comigo mesma e com aquelas roupas de "ginástica". A última coisa que eu queria fazer era malhar com alguém que parecia ter acabado de sair na capa de uma revista *fitness*.

Avistei Jessica, minha treinadora, zanzando pela recepção da academia e vi que era hora de entrar. Assim que abri a porta, Jessica me cumprimentou com um sorriso largo no rosto. Ela me perguntou como eu estava. Dei risada e disse que eram sete da manhã de um sábado, portanto já tinha estado melhor. Ela era uma pessoa solar, que adorava as manhãs. Eu era (e ainda sou) alguém que só começava a funcionar de verdade ao meio-dia.

Jessica era a treinadora perfeita. Ela tinha um corpo incrível e as melhores roupas de ginástica. Seus braços eram magros e tonificados, e dava para ver os músculos de seu abdômen mesmo quando ela usava uma camisetinha larga. Eu queria ficar como ela. Pensei comigo mesma que aquele seria o único ponto positivo de malhar com uma pessoa como Jessica. Ela era uma constante motivação bem diante do meu nariz. Era como ter um pôster motivacional ambulante e falante bem na sua cara.

Antes de começarmos o treino, ela pediu para ver o diário nutricional que todos os participantes da promoção haviam concordado em preencher. Examinou meu diário, depois olhou para mim e perguntou:

— Por que você fica comendo massa de *cookie*?

Fiquei chocada com a pergunta e logo me coloquei em posição defensiva, argumentando que a massa que eu comprava era vegana e, portanto, saudável. Ela balançou a cabeça em um misto de bom humor e descrença, e esclareceu que não, não era saudável, que não fazia a menor diferença ser ou não vegana. Massa de biscoito era massa de biscoito. E isso não me ajudaria a alcançar meus objetivos. Fiquei chateada.

Quem essa garota pensa que é?, me perguntei mentalmente. *A massa é vegana!* Não tinha nenhum produto de origem animal ali, o que significava que era saudável. Todo o meu estilo de vida vegano se baseava nesse conceito. Mas Jessica não concordava nem um pouco com a minha filosofia. Era óbvio que aquela massinha de biscoito não tinha sido a única coisa de qualidade questionável que ela havia encontrado no meu diário. O próximo item sobre o qual fui questionada foi o saco de batatinhas que eu havia comido. Senti que meu rosto corava enquanto ela me perguntava de novo por que eu estava ingerindo aquele tipo de comida. Disse a ela que restringia as porções e que contava as batatinhas para me manter "sob controle". De novo, era a resposta errada. Ela me deu uma aula sobre como tudo aquilo era lixo e devia ser descartado da minha dieta; eu não podia comer aquelas coisas. Odiava ouvir a frase "não pode". Fazia me sentir instantaneamente como criança. *Como assim, não posso fazer algo?* — era tudo o que meu cérebro pensava enquanto ela falava. *Tenho 18 anos. Se já sou grandinha o bastante para votar, com certeza já sou grandinha o bastante para fazer minhas próprias escolhas alimentares e decidir o que eu posso ou não comer!*

Você vê que tipo de mentalidade eu tinha naquele momento da minha vida? Eu era uma criança. Idade é só um número. Você pode ter 27 anos e continuar com os mesmos hábitos alimentares de uma criança de 7 e com a mentalidade de que "eu como o que quiser, porque posso e acabou". É óbvio que você pode e vai comer o que quiser. Você pode comer quinze fatias de bolo no café da manhã, se quiser! Mas o que você não pode controlar são as consequências dos seus hábitos alimentares. Você não pode dizer a seu corpo para desconsiderar aquelas 1.500 calorias extras de batata frita que você acabou de mandar para dentro. Não pode dizer ao seu corpo para não estocar as batatas fritas que comeu. Sim, você pode comer o que quiser! Mas não tem nenhum controle sobre o que seu organismo decide fazer com os alimentos que você ingere. Você não pode selecionar o que será armazenado como gordura e o que será queimado como combustível em suas atividades. Quando se trata de definir o que ele fará com as calorias que você ingeriu, seu organismo não pede sua opinião. Isso está fora de seu escopo. Você controla o que coloca na boca... mas não o que seu corpo faz com o que entra nele.

Era isso que Jessica se esforçava para me fazer entender e que eu relutava tanto em aceitar. Não estava pronta para aceitar que, com a idade, vinha a responsabilidade sobre a minha própria saúde, incluindo meus hábitos alimentares. Nunca alcançaria meus objetivos se continuasse negando os impactos que minhas escolhas alimentares tinham sobre a minha vida. Ela tentava me fazer compreender que ser vegana não era sinônimo de ser saudável e que esse tipo de comida não necessariamente me faria perder peso. E era isso que eu me recusava a aceitar.

Ela me colocou na esteira para aquecer enquanto buscava todo o equipamento de que precisávamos. Como era de esperar, a academia estava vazia. Isso me deixou aliviada, porque o lugar era repleto de espelhos e eu estava exatamente como me sentia: cansada e deslocada. "Argh, por que as academias precisam de tantos espelhos?", resmunguei para mim mesma. "As pessoas por acaso se esquecem de como elas mesmas são e precisam ser lembradas disso? Por que alguém iria querer se ver todo suado e nojento?"

Eu odiava a academia. Odiava a esteira. A cada passo naquela geringonça eu podia sentir meu corpo todo ondulando, desajeitado. Há pessoas que parecem ter uma graça natural para correr; que parecem criaturas divinas galopando por entre campos repletos de flores. Esse sem dúvida não era o meu caso. Eu parecia um ogro espremido em roupas de ginástica, tentando freneticamente escapar da selva. Enquanto lutava com a esteira, minha memória reprisava a conversa que tivera com Jessica.

Quem se importa se é massa de cookie! Não tem ovos nem laticínios. É um produto basicamente feito de plantas!, eu gritava em meu íntimo. *Só porque ela é* personal trainer *não significa que saiba de tudo! Nem vegana ela é!* Parecia que a esteira aquecia sobretudo a minha raiva. Eu sabia que parte da minha indignação era uma resposta ao constrangimento que sentia quando alguém questionava meus hábitos alimentares. Eu era uma pessoa naturalmente defensiva e tinha consciência disso. Mesmo assim, sentia que minha reação era de algum modo justificável. Ainda que eu estivesse errada.

Jessica pediu que eu saísse da esteira e fosse até um equipamento que tinha um banco e uma porção de cabos atrelados a pesinhos. Ela me fez começar com flexões com os braços apoiados no banco. Um, dois, três e lá foi ela, iniciando uma contagem regressiva de dez movimentos. A partir daí, eu só queria desistir. Ela me arrastou por várias e várias rodadas de exercícios em todo tipo de máquina estranha. Exercícios que eu nunca tinha feito e que *não* tinha gostado nem um pouco de fazer. Minha vontade era de desmaiar.

Em algum ponto da terceira série de exercícios, a sala começou a girar. Avisei que ia vomitar. E ela respondeu:

— Sharee, você não vai vomitar, mas, se precisar vomitar, tudo bem. Seu corpo está trabalhando duro e não está acostumado a isso. Mas você consegue, confie em mim.

Eu odiei aquele treino, odiei me sentir daquele jeito. Mas adorei Jessica. Ela me ensinou que se sentir desconfortável era algo normal: seu corpo pode lidar com isso. Querer desistir não é um problema... é só não desistir. Esforce-se, empurre seus limites um pouco além, porque é fora da zona de conforto que a mudança acontece. Ela também me ensinou a celebrar cada vitória, mesmo as mais diminutas. Antes de uma das minhas sessões de *personal*, estava reclamando com minha mãe que só tinha perdido dois quilos. Achei que era esforço demais para perder apenas dois quilos. Bem, minha mãe contou aquilo para Jessica, e ela me fez realizar todo o treino com dois quilos a mais em cada braço. Depois de uma hora de treino, dois quilos não pareciam tão insignificantes assim!

Jessica e eu continuamos com aquelas sessões por oito semanas. Nesse período, perdi alguns treinos, e ela sempre insistia para que eu melhorasse minha dieta, lembrando-me de que massa de *cookie* era massa de *cookie*, não importando se fosse ou não vegana. Eu dizia que ela era uma nazista da malhação. Ela pegava muito pesado comigo. Não saía dos treinos me sentindo poderosa nem viciada em academia. Pelo contrário: eu odiava cada minuto que passava ali dentro. Mesmo assim, foi com ela que aprendi que meu corpo podia fazer muito mais do que eu achava que ele era capaz. Eu me subestimava e me boicotava tanto na academia quanto na cozinha.

Eu malhava com Jessica duas vezes na semana e tinha de ir mais três vezes sozinha à academia. Escolhia os horários menos movimentados porque odiava ser vista naquele lugar. Nos meus dias sem Jessica, eu levava o treino em banho-maria; não conseguia me obrigar a pegar tão pesado quanto quando ela estava ali comigo, me guiando. Fazia mais pausas, rendia menos, e isso, é claro, tinha consequências nos resultados. Sozinha, eu me sentia perdida e irritada o tempo inteiro.

Eu tinha algumas amigas que de vez em quando faziam o circuito comigo, e isso era bem divertido! Mas eu não tinha uma frequência consistente o bastante para ter uma amiga de academia que fosse sempre comigo. A academia com certeza não era meu lugar favorito no mundo. E a cozinha continuava sendo a minha ruína.

Penei durante aquelas oito semanas. Meus hábitos alimentares nunca chegaram a melhorar e minha frequência na academia foi caindo, até eu começar a ir só nos dias em que Jessica estava comigo. Durante todo aquele período de dois meses, acho que só perdi uns dois quilos e meio.

Cada quilinho é uma vitória. Cada centímetro que o ponteiro da balança corre para o lado certo é algo a ser comemorado. É muito fácil cair no erro de nos colocarmos para baixo e menosprezarmos nossas vitórias. Jessica me ensinou a celebrar cada conquista! Com ela, aprendi a importância de focar na direção em que a escala da balança está se movendo, não no quanto ela se moveu. E isso me ajudou a me manter atenta ao que era importante.

Minha mãe, no entanto, se saiu muito bem e venceu a competição da academia de melhor transformação. É a história da minha vida: minha mãe sempre foi e continua sendo incrível. Para mim, a sessão de fotos do "depois" foi tão desconfortável quanto a do "antes". De novo, tive de ficar de *top* e shortinho de malhar na frente de um estranho qualquer. Odiava aquilo tudo. E não havia diferença alguma entre uma foto e outra. Eu continuava tão amarga quanto antes em relação àquela história toda de ter que ir à academia. Mas eu era vegana e, portanto, saudável... certo?

Talvez minha experiência na academia e com essa coisa toda de condicionamento físico seja parecida com a sua. Ou talvez seja completamente diferente. Para aqueles que tiveram uma experiência totalmente oposta, fica uma história que vou lhes contar...

É sobre uma garota chamada Sarah. Sarah, como quase todos nós, queria emagrecer, conquistar o guarda-roupa dos sonhos e se olhar no espelho sentindo-se bem consigo mesma. Sarah estava cansada de se sentir desconfortável e queria realizar seu sonho de exibir um corpo magro e bem definido. Antes de ir para a cama, ela passou um tempo buscando por inspirações *fitness* na internet e se sentiu estimulada a iniciar a própria jornada para ficar "gostosa". Aquela busca na internet alimentou sua ânsia por carregar todos os pesinhos, bater todos os recordes de corrida, comer todos os pés de alface que encontrasse pelo caminho. Ela adormeceu sonhando com aulas de yoga em uma sala a cinquenta graus de temperatura e com receitas de mingau de aveia.

Quando Sarah acordou na manhã seguinte, se sentia pronta para enfrentar o desafio Conquiste um Corpo Perfeito. Correu até a cozinha e abriu o armário, ávida para conferir quais opções saudáveis haveria ali. Como a decisão de conquistar um corpo perfeito fora tomada na véspera, ela ainda não tinha tido tempo de passar no mercado e completar o Desafio da Despensa Saudável sobre o qual havia lido na internet. Vasculhando o armário, encontrou uma caixa velha de aveia. *Perfeito*, pensou Sarah. *Posso fazer um mingau de aveia, complementar com meia laranja, e já tenho meu cardápio do dia!*

Sarah tinha lido na internet que "fruta engorda", então, não queria exagerar na dose. Ainda assim, precisava comer um pouco de fruta, já que um outro artigo jurava que elas deveriam fazer parte de qualquer dieta saudável. Sarah sentou-se à mesa com sua meia xícara de aveia cozida na água e meia laranja. Sentia-se tão saudável. Estava pronta para enfrentar o dia! Enquanto tomava seu café da manhã, Sarah atualizou seu *status* nas redes sociais para "indo à academia de manhã e depois do trabalho #queméessapessoa #tenhoobjetivosacumprir". Sarah sabia que não havia nada oficialmente finalizado até ser documentado nas mídias sociais. Também tirou uma foto de seu café da manhã e postou com as *hashtags* #cafédoscampeões e #operaçãobiquíni.

Depois do café, Sarah se arrumou para o trabalho e decidiu estacionar o carro um pouco mais longe do escritório, para acrescentar uma pequena caminhada ao seu dia. Ela havia lido alguns comentários elogiosos a respeito de uma pulseira que contava passos e quanto você havia se exercitado, e estava ansiosa para comprar uma daquelas. Ao entrar no escritório, seu rosto resplandecia de orgulho por não ter caído na tentação diária de passar no café da entrada para buscar aquele *muffin* de mirtilo com um *mocha* duplo com pedaços de chocolate e chantili extra. Em vez disso, tinha tomado um café simples com leite desnatado. Na hora, ficara na dúvida sobre se devia trocar o leite de vaca pelo de soja, mas logo se lembrou de artigos recentes que relacionavam esse grão a possíveis riscos à saúde e deixou para lá. Não queria se arriscar a estragar seu primeiro dia de alimentação saudável. Na hora do almoço, Sarah pediu uma salada salpicada de cenoura desfiada e sem molho, por conta do sódio encontrado na maioria deles. Para acompanhar, foi de bolinho de arroz integral. Olhando em volta, ela buscava olhares de aprovação dos colegas, mas todo mundo estava com o nariz grudado na tela do celular, colocando as fofocas em dia. Em geral, ela comia qualquer coisa bem gordurosa atolada no molho e coberta por queijo. Hoje, estava orgulhosa de seu prato!

Essa era a hora perfeita para ler aquela edição especial da revista de dieta que havia comprado no caminho para o trabalho. Na capa, uma modelo lindíssima com uma barriga inacreditável dizia que contaria todos os detalhes de sua rotina de exercícios. Como Sarah planejava ir à academia depois do trabalho, pensou que essa matéria seria ótima para lhe dar algumas ideias do que fazer! Folheava a revista com avidez, marcando as páginas que tinham receitas que ela achava que conseguiria fazer em casa.

No fim do expediente, o estômago de nossa amiga Sarah roncava. Longe de se incomodar com isso, ela ficou com um sorriso bobo no rosto só de pensar em como seu dia tinha sido saudável; em como ela perderia peso loucamente naquele dia; em como seria maravilhoso subir na balança na manhã seguinte! Calculou que, mantendo aquela rotina, poderia perder uns dois quilos até o fim da semana. Seu estômago continuava a roncar, mas Sarah bebeu uma aguinha morna com limão e mascou um chiclete sem açúcar para manter a vontade de comer doces sob controle.

Depois do trabalho, ingeriu um punhado de amêndoas cruas enquanto se dirigia para a academia na qual se inscrevera pela internet durante seu horário de almoço. Pelo que tinha visto no site, as pessoas pareciam gostar daquela academia e a mensalidade era razoável. Sarah entrou no estacionamento e, antes de sair do carro, aproveitou para fazer uma *selfie* com a legenda #horademalhar. Assim que colocou os pés dentro da academia, Sarah percebeu que não fazia ideia de por onde começar. Desde que tinha largado a revista de dieta para procurar uma academia na internet, esquecera de anotar os tais segredos de treino da modelo. Sem saber o que fazer, resolveu começar pela esteira, com base no simples fato de que todo mundo que estava na esteira naquele momento era magro e ela também queria ser magra.

Assim que subiu na esteira, Sarah começou a aumentar aos poucos a velocidade da caminhada. Estava bem feliz com a rapidez com que andava, até que uma menina linda, alta e magra chegou na esteira ao lado e começou a correr tão rápido que ficou óbvio se tratar de uma modelo que competia nas Olimpíadas entre um desfile e outro. Inspirada pela colega, Sarah aumentou sua velocidade e correu até ficar de perna bamba e completamente sem ar.

Sarah saiu da esteira se sentindo vitoriosa por ter corrido 10 segundos a mais do que a modelo. Encarou os pesos à disposição em um canto da academia e avistou um banco para se sentar. Não fazia a menor ideia do que estava fazendo, mas não queria que ninguém reparasse. Por isso, apenas pegou um par de halteres aleatório, como se fizesse aquilo havia anos, e tentou imitar o que as pessoas ao redor faziam. Lembrava-se de alguns movimentos de braço que tinha visto em um comercial de equipamentos de ginástica uma vez e resolveu imitá-los. Em dado momento, nossa amiga não conseguia mais sentir os próprios braços e achou que era hora de parar.

Na volta para casa, praticamente teve de se arrastar até o carro. Ao chegar, estava *morrendo de fome*, então, fez umas cenouras cozidas no vapor, uns bolinhos de arroz integral sem tempero e bebeu dois copos de chá verde. Naquele dia, Sarah foi para a cama dolorida, faminta e se sentindo "supersaudável".

Agora, sejamos realistas: por quanto tempo você acha que nossa amiga Sarah conseguiria manter essa rotina de dieta e exercícios? Ela estava seguindo à risca tudo o que as revistas de dieta diziam que as pessoas "saudáveis" faziam... Mas o que estava fazendo não era saudável, tampouco sustentável em médio e longo prazos. Embora suas intenções fossem positivas – ela queria ter uma vida saudável e estava empenhada nisso –, seus métodos e abordagem não levavam em conta o tipo de pessoa que ela era, o tipo de vida que tinha. Boas intenções não se refletem de modo automático em boas escolhas ou atitudes saudáveis. Quantos de nós não acabam bancando Sarah ao copiarmos sem senso crítico o que outras pessoas muito diferentes de nós dizem fazer para serem saudáveis?

Em última análise, uma dieta restritiva e de baixíssima caloria combinada a uma rotina de exercícios digna de treinamento militar não é uma coisa saudável. Talvez você não seja do tipo que sai compartilhando tudo nas redes sociais, mas a grande questão dessa história é que Sarah era muito radical em suas escolhas. Embora estivesse cheia de boas intenções e tentando de coração mudar seus hábitos, seu método não levava a vida, o corpo e a personalidade dela em consideração, sendo muito distante do tipo de rotina que a maioria de nós conseguiria manter por um período mais longo.

É fácil cair na armadilha de Sarah. Um belo dia você acorda cheio de motivação para começar sua jornada e passa a traçar planos grandiosos de rotinas perfeitas, sem parar um segundo para se perguntar se aquilo tudo cabe mesmo na sua vida; para se questionar: *será que eu consigo fazer tudo isso no meu dia a dia?*

Eu já fiz isso! Já perdi as contas de quantas vezes decidi que treinaria para uma maratona e já comecei me impondo percursos de onze quilômetros por dia. Em termos de resistência, até consigo correr onze quilômetros em um dia. Já fiz isso para participar de corridas beneficentes, por exemplo. Mas meu corpo não está devidamente condicionado nem treinado o bastante para aguentar o impacto elevado que é correr todos os dias. Se quiser participar de uma maratona, preciso treinar. Preciso ser realista e dar tempo para que meu corpo construa os músculos necessários para suportar os solavancos constantes da corrida.

Isso para mostrar que mesmo eu, que tenho experiência e anos de estrada nesse mundo *fitness*, posso ter boas intenções que terminam em um esgotamento desnecessário. Acontece nas melhores famílias. Embora aos poucos eu tenha aceitado que a corrida nunca será parte da minha vida, de vez em quando ainda me pego sonhando com o dia em que acordarei com a disciplina necessária para treinar para uma maratona. Esse é um sonho bastante improvável, considerando que eu gosto demais de dar aquelas disparadas, para conseguir me conter e controlar meu ritmo. Mas sonhar não custa nada! Ter esse tipo de sonho não é um problema em si. A questão é que é preciso ser realista e aceitar que correr não pode ser minha única modalidade de exercício. Simplesmente não é para mim.

Não seja uma Sarah. Não imite o que outras pessoas fizeram apenas porque funcionou para elas. A jornada para descobrir e despertar a versão saudável de você mesmo que encontra-se adormecida é uma jornada longa e íntima. Se não gostar da sua jornada, se odiar cada segundo da caminhada, é provável que a abandone de forma abrupta. Esse é um caminho que precisa ser construído sob medida para e por você. Não estou dizendo que o caminho será um mar de rosas e que você levitará sobre ele sem maiores esforços; isso não seria realista. O que estou dizendo é que, ao trilhar um caminho seu, feito por e para você, vai ser mais fácil vencer os obstáculos quando eles aparecerem. Quando as pedras surgirem pelo caminho, você terá mais chances de superá-las sem sair pisoteado e vencido pelas próprias expectativas.

Mas como fazer isso? Como traçar o próprio caminho? Bem, eu já contei sobre minha experiência ao malhar com uma *personal trainer*: embora eu ame minha *personal* e a lembrança daquele tempo que passamos juntas, na época aquela experiência não era o que eu precisava, porque não conseguiu motivar minha paixão por exercícios e com certeza não conseguiu me estimular a de fato querer me exercitar. Quer saber o que funcionou para mim? Zumba. Fiz uma aula com minha mãe alguns meses depois desse período de teste que tive com a *personal* e fiquei viciada. Eu ia a mais de uma aula por dia, cinco ou seis vezes por semana! As aulas eram tão legais que eu não apenas conseguia fazê-las como tinha vontade de voltar! E é justamente dessa vontade que precisamos para construir uma jornada de sucesso no campo do condicionamento físico: é preciso encontrar o tipo de exercício que você não apenas suporte como até mesmo goste. É claro que não precisa ser zumba. Para mim, correr é uma tarefa muito difícil, mas tem gosto para tudo e algumas pessoas realmente gostam de correr, por exemplo.

Foi quando eu me apaixonei pela zumba que consegui ter confiança suficiente para experimentar outras aulas coletivas. Hoje em dia sou completamente viciada em aulas coletivas e até me tornei instrutora desse tipo de aula. Mas, de novo, nada disso aconteceu da noite para o dia; foi tudo um processo. Eu encontrei o tipo de exercício que me agradava e que me deixava feliz em ir para a academia. Encontrar o seu tipo de exercício é muito importante. Quando encontrar algo de que gosta, se exercitar não será um martírio e você vai parar de ficar procurando desculpas para não malhar. O exercício se tornará algo importante para você; será o seu momento.

Foi naquele verão em que minha mãe e eu começamos a frequentar as aulas de zumba que o exercício começou a fazer parte da minha vida. No outono daquele ano, quando entrei na universidade, vi que o centro de esportes da própria universidade tinha aulas de zumba, entre outras aulas de ginástica coletivas. Comecei a frequentar as aulas duas vezes por semana, que era tudo o que a universidade oferecia. Mas aquilo não me bastava. Nas férias de verão, eu tinha me acostumado a fazer zumba cinco ou seis aulas por semana, às vezes duas aulas no mesmo dia! Sendo assim, duas aulinhas por semana não matavam minha vontade e comecei a procurar outras modalidades coletivas que eu pudesse fazer. Era meu primeiro ano na faculdade e eu dividia o apartamento com uma garota mais velha, que tinha uma vida adulta consolidada. Isso era bem diferente da experiência americana convencional de morar em uma residência universitária cheia de colegas da sua idade. E eu não tinha amigos para me acompanharem à academia.

Podia ter deixado isso me desestimular. Podia ter justificado para mim mesma que não ia dar para experimentar outras aulas porque infelizmente não tinha ninguém para ir comigo. Ir sozinho a um lugar novo, fazer uma coisa nova é um medo comum para muita gente. Eu já tive esse medo! Mas, embora não quisesse ir sozinha, realmente queria experimentar outras aulas. Então, comecei com as aulas de *spinning* pela manhã. Como aquelas aulas eram dadas em um horário inconveniente, supus que seriam menos cheias e que eu me sentiria menos intimidada. Andar de bicicleta era um sufoco! Quem diria que aqueles assentos aparentemente inofensivos pudessem causar tanta dor na bunda? Embora eu não ficasse radiante com a ideia de acordar às seis e meia da manhã para fazer aquela aula, aos poucos fui entendendo que gostava mesmo de frequentar aulas bem estruturadas e programadas nas quais eu poderia apenas aparecer e suar a camisa, sem ter de ficar pensando no grupo muscular que seria trabalhado e em como faria isso. Minha preferência era por aulas em que era só chegar e seguir as instruções.

Achei as aulas de *spinning* maravilhosas. Saía da aula me sentindo super em forma, como se, de algum modo, ter sido uma das pessoinhas que apareceram ali às seis e meia da manhã me tornasse mais *fitness* do que o pessoal que fez a mesma aula em horários mais convenientes do dia. Aquelas aulas deram um belo empurrão na minha autoconfiança em relação à capacidade de me exercitar, então, passei um tempo frequentando as aulas de *spinning* às terças e quintas de manhã e as de zumba, às segundas e quartas à noite. Aquela era uma boa rotina de exercícios, mas eu sentia que podia dar um passo além. Havia uma instrutora por quem eu tinha uma quedinha (isso acontece quando surge um professor de ginástica na sua academia, seja homem ou mulher, com quem você estabelece uma relação de admiração e que acaba sendo uma inspiração e uma motivação para você se exercitar). Ela era magra, tinha um corpo que era sem dúvida fruto de muito agachamento e um astral incrível. Eu queria ser daquele jeito, então comecei a frequentar as aulas dela. Ela dava aulas de *boot camp*. Nunca tinha ido a uma aula desse tipo. Na minha primeira tentativa, fui lá para o fundão da sala e fiquei supernervosa. Então comecei a observar o que os outros alunos faziam e a pegar os mesmos equipamentos que eles pegavam.

Não fazia a menor ideia do que estava acontecendo naquela sala, mas mesmo assim peguei as mesmas coisas que as outras pessoas pegaram e me posicionei de modo estratégico em um canto no fundo da sala, embora não seja possível se esconder em uma sala de ginástica justamente por causa daquele bando de espelhos. A sala foi lotando à medida que mais e mais alunos chegavam. A instrutora recebia cada um deles com um sorriso simpático. Eu estava bem nervosa. Não sabia o que esperar. Alguém ligou a música e a aula começou. Nela, saltamos em pequenas camas elásticas, fizemos flexões apoiados em bancos, agachamentos com pesinhos, que deixavam a coisa bem difícil, e, no fim, fizemos uma infinidade de abdominais deitados em esteiras no chão. Quando aqueles 45 minutos de aula terminaram, eu me sentia surpreendentemente bem. Tinha sobrevivido à minha primeira aula de *boot camp* e ouvi até um "boa, garota" da instrutora durante a aula! Eu me sentia tãããooo *fitness*. Ter conseguido fazer aquela aula até o fim foi mais um empurrão na minha autoconfiança e, a partir daquele dia, o *boot camp* foi oficialmente incorporado ao meu cronograma semanal de treinos.

Aulas em grupo foram o meu chamado para o mundo dos exercícios físicos. Foi isso que acendeu minha paixão pela academia. A atmosfera positiva, o fato de ter alguém ali para me instruir, o treino de eficácia garantida... Pronto, eu estava entregue! Tão entregue que no ano seguinte me tornei instrutora de aulas desse tipo.

Minha atitude em relação ao exercício físico passou de uma ojeriza completa às academias a um amor verdadeiro por aulas coletivas. Foi assim que encontrei algo que funciona para mim. E essa é a chave para uma vida saudável e plena que inclua exercícios: encontre algo que o faça feliz e arranje um jeito de suar enquanto faz essa atividade. Você não será saudável bancando a Sarah. A atividade física precisa ser sustentável, realista e realizável. Você está prestando atenção e garantindo que sua jornada seja focada em você mesmo? Desenvolveu uma rotina de exercícios que reflita seus gostos pessoais? Já começou a se exercitar? Seu foco agora está na alimentação e em "um dia, quem sabe" começar a malhar? Bem, esse "dia" é agora – sua saúde depende disso. Essa é a hora de explorar as possibilidades de exercícios e de ser honesto consigo mesmo.

Encontre sua paixão. Encontre algo que vai deixá-lo animado para malhar. Nem todo mundo é um viciado inveterado em *fitness* – eu sei disso. Mas você não precisa ser um rato de academia para ficar em forma. Exercitar-se é um componente fundamental em qualquer estilo de vida que possamos classificar como saudável. Você precisa ter um coração saudável. Para isso, é preciso fazer alguma atividade diária, encontrar um jeito de se movimentar.

Use a lista a seguir para elencar as atividades que você se aventuraria a experimentar e aquelas em que prefere nem pensar. Seja honesto consigo mesmo em relação às coisas com as quais pode ou não se comprometer. Minha lista de "nãos" inclui corrida e elíptico: não suporto nenhum dos dois. E você? O que entra na sua lista de exercícios para os quais prefere mandar um "não, obrigado" e o que entra na lista "estou disposto a experimentar"? Fazer essa listagem vai ajudá-lo a se concentrar em *você* mesmo e na sua jornada.

Não, obrigado	Estou disposto a experimentar

- Quantos dias por semana você está disposto a dedicar à sua jornada *fitness*?

_____
_____
_____

- Que hora do dia funciona melhor para você?

_____
_____
_____

- O que o impede de se comprometer com a sua jornada de condicionamento físico (o problema seria falta de motivação? Falta de conhecimento? Está tentando seguir os passos de Sarah? Não sabe por onde começar? Não tem ninguém para malhar com você? etc.)?

_____
_____
_____

- O que você pode fazer para superar esses empecilhos e começar a se exercitar?
  _____
  _____
  _____

- Sua jornada tem sido focada em *você* mesmo?
  _____
  _____
  _____

4
Chiliques no Supermercado

O taxista me ajudou a descarregar toda a minha bagagem. Estou certa de que ele estava emocionado com a ideia de ser visto na rua com malas nas quais se via escrito "AMO ROSA" em letras metálicas um tanto cafonas. Ele pôs minhas coisas na calçada e me desejou um ótimo dia. Depois disso, fiquei ali, no frio, encarando as escadas do meu novo prédio. Nisso uma menina saiu de uma das portas do edifício e perguntou:

— Você não é do apartamento 5, quarto E?

Sorri em resposta e disse:

— Sim, sou eu mesma!

A aventura de morar e estudar em Edimburgo, na Escócia, com quatro das melhores colegas de apartamento do mundo (Jessica, Kristine, Megan e Clarissa) estava prestes a começar.

Depois que a adrenalina de ter cruzado quase a metade do globo terrestre, ter visto uma cidade incrível, repleta de história e de castelos pelo caminho, e de ser "a pessoa com um sotaque estranho" baixou, logo comecei a me indagar que diabos as pessoas veganas da Escócia deviam comer. Nenhum dos supermercados aos quais fui tinham aquelas comidinhas veganas congeladas que eu costumava comprar nos Estados Unidos. Até o biscoito Oreo, que no meu país era vegano, aqui continha laticínio!

Para completar o quadro, a versão escocesa da manteiga de amendoim era doce demais. Estava mais para doce de amendoim do que para pasta de amendoim, o que pode parecer uma boa ideia, mas, quando você está ali, ansiando pelo gostinho salgado e pegajoso da verdadeira pasta de amendoim, essa doçura toda não combina. Minha impressão era de que a versão deles era bem menos gostosa e bem mais doce.

A janela do meu quarto dava para um parque pitoresco e um campo de golfe. O parque tinha uma área verde gigantesca e muito bem conservada, cercada de prédios residenciais com fachadas de pedra ornamentadas. Aquela vista parecia ter saído de um livro de contos de fadas. De uma das janelas do apartamento dava até para ver um castelo. Não é o tipo de coisa que você acorda e vê todos os dias! Morar perto de um parque desses fez com que eu achasse mais agradável sair para caminhar. Isso de andar também era algo novo para mim: sempre tive carro. Agora, tudo o que tinha eram minhas próprias pernas. Quando você mora em um desses subúrbios norte-americanos, não vai a lugar algum a pé. As pessoas saem para caminhar como forma de exercício, mas não andam até o mercado ou para resolver algo do dia a dia. Nos Estados Unidos, a não ser que você viva no centro de uma cidade grande, a verdade é que você basicamente não anda.

Nas minhas primeiras duas semanas na Escócia, estava tão entusiasmada que até meu apetite, que em geral é voraz, diminuiu. Comprei uma caixa de cereal do tipo mais simples, uma caixa de leite de soja e comi isso em todas as refeições. Depois de uma semana à base de cereal com leite de soja, comecei a sentir muita vontade de comer algo diferente. Sentia falta do café da manhã americano. Sentia falta de comer torrada, uma tigelona de cereal com *marshmallow* e um copo de leite de soja com achocolatado para acompanhar. Meu desejo por cereais matinais bem doces, de preferência com *marshmallow*, foi crescendo à medida que mais e mais estudantes irlandeses se mudavam para o mesmo prédio em que eu morava. Eu seria capaz de *matar* por um bolinho de chocolate vegano! Ou por um daqueles biscoitos elaborados que a gente come no café da manhã americano com calda de pasta de amendoim por cima. Sempre me empanturrei de biscoitos no café da manhã em casa – são tão deliciosos! E quem não gostaria de começar o dia com um biscoito bem gostoso?

À noite, minha vontade de fazer um lanchinho vinha com força total, e eu me via sonhando com minha amada tigelona de batata frita com pimenta-jalapenho. Só de pensar nos rolinhos primavera fritos e crocantes com aquele arrozinho igualmente frito servido pelo melhor restaurante da minha cidade, já começava a salivar. O que eu sentia era um choque cultural alimentício. Até o café tipo "internacional", onde eu ia tomar o café da manhã, era diferente de casa. Como toda a Escócia, e, na verdade, toda a Europa, insistia em não usar leite de soja com sabor de baunilha?! Que loucura. Sentia falta de entrar em um daqueles supermercados norte-americanos com um corredor enorme só de comida vegana congelada. O corredor que tinha versões veganas para tudo aquilo de que abri mão quando parei de consumir produtos de origem vegetal: *waffles*, pizzas, sorvetes, "frango" frito, hambúrgueres, macarrão com queijo etc. Na Escócia, essa coisa de ser vegana e ainda por cima comer de modo saudável era um desafio. E agora? O que eu deveria comer?! Como poderia manter uma dieta vegana saudável sem uma seção inteira de alternativas congeladas veganas a meu dispor no supermercado?

Eu pegava pacote por pacote na seção de congelados examinando a tabela de ingredientes para ver se continha ovos ou laticínios. À medida que o corredor avançava e meu carrinho permanecia vazio, minha esperança de conseguir qualquer coisa vegana naquele lugar foi definhando com rapidez.

Argh!, gritei comigo mentalmente. *Só quero ingerir comida de verdade! É tão difícil assim fazer um burrito sem adicionar queijo?* Minha frustração aumentava conforme minha fome por comida vegana "de verdade" crescia. Megan, minha colega de apartamento, fazia compras junto comigo. Ela era vegetariana e eu invejava a quantidade de opções que ela tinha à sua disposição. Ela podia comer quase tudo que havia no mercado. Tinha mil possibilidades, e eu não tinha nenhuma. Nenhuma alternativa vegana. Minha única opção era um jejum forçado. Estava no meio de um supermercado enorme e ia morrer de fome.

Enquanto Megan pegava o que queria, eu encarava a porta do *freezer* em desespero. Fiquei pensando como seria bizarro jogar um monte de coisas no chão só por não serem veganas. Sabia que aquele não era um comportamento social aceitável, mas talvez pudesse justificar minha atitude pelo fato de estar realmente faminta e com muita raiva daquilo tudo. O que eu iria comer? Todas as comidas congeladas eram feitas com ovos e/ou laticínios. Estava em um mercado razoavelmente grande e bem abastecido, e não tinha nada que pudesse colocar na boca para matar minha fome. A pior parte era que... o mercado ficava a quase dois quilômetros de nossa casa. Fomos embora para casa. Fiquei emburrada durante todo o caminho. Megan tinha um monte de mantimentos que inclusive ajudei a carregar, já que eu mesma não tinha nada. *Deve ser bom ter o que comer*, pensei comigo mesma. Claro que eu não estava com raiva de Megan, mas estava com inveja. Estava cansada de andar e mais cansada ainda de comer cereal com leite de soja.

Naquela noite, liguei para meus pais e para o Dre, meu namorado, e contei como me sentia sozinha. Estava feliz de ter ido estudar no exterior, mas sentia falta de casa. Estava irritada e de mau humor por não ter nada para comer. Juro que, se alguém passasse com uma caixa de cereal na minha frente naquela hora, eu daria um soco nessa pessoa! Meus pais me disseram palavras de consolo e me fizeram recordar de como era incrível ter essa chance de estudar no exterior. Já Dre não queria ouvir reclamações. Eu tinha largado ele por um ano, e ele me disse carinhosamente para engolir o choro.

Alguns dias depois eu experimentava uma nova sessão de tortura e manha no supermercado, quando encontrei um item precioso: *homus*. Comprei um pote enorme daquilo e uma sacola de *pretzels*. Naquela noite, todo mundo lá em casa teve uma experiência quase religiosa dividindo aqueles *pretzels* com *homus*. Foi tão bom! Ficamos tão chocadas com quanto aquilo era gostoso que começamos a passar aquela pasta em tudo o que havia disponível na cozinha: pão, brócolis, azeitonas, bolachas e qualquer outra coisa que parecesse combinar minimamente com aquilo. Naquela noite, iniciei um relacionamento sério com o *homus*, e isso abriu meus olhos para um novo mundo de possibilidades gastronômicas na Escócia. *Homus* era servido até em restaurantes! Os cardápios dos cafés e restaurantes eram cheios de pratos que continham *homus*: sanduíches com *homus* e molho pesto, hambúrgueres vegetarianos de *homus*... Tudo de *homus*.

Embora eu já fosse vegana havia quase dois anos quando fui morar na Escócia, não era de modo algum uma vegana saudável. Vivia à base de comida processada. Estava cercada de vegetais, frutas e grãos integrais, mas só olhava para os alimentos industrializados e vendidos prontos em embalagens. Eu era o melhor exemplo do que podemos chamar de vegana da *junk food*. Isso até eu deixar de ter acesso a comida vegana que fosse *junk food*. Quando saí dos Estados Unidos rumo à minha aventura estudantil na Universidade de Napier, em Edimburgo, na Escócia, eu pesava cem quilos. Quando voltei para casa, estava com 88.

Perdi doze quilos apenas andando e não tendo acesso a *junk food* vegana. Em termos de exercícios, meu nível de atividade dirigida foi reduzido enquanto eu estava na Escócia. Lá eu não tinha acesso às incríveis aulas de ginástica em grupo que minha universidade norte-americana oferecia. Continuava apaixonada por zumba, então, antes de viajar, fiz um curso de certificação para dar aulas de zumba, pensando na possibilidade de ministrar aulas de dança enquanto estivesse no exterior. Mas na universidade em que eu estudava na Escócia não havia propriamente um centro de esportes para os alunos, e não me senti à vontade para tentar dar aula em uma academia convencional. Como prêmio de consolação a mim mesma, eu dava aulas de zumba na cozinha de casa, para minhas colegas, uma vez por semana. De vez em quando surgia uma ou outra oportunidade de fazer algum outro tipo de exercício. Jessica, Megan e eu corríamos pelos prados e uma vez chegamos até a subir em um vulcão inativo chamado O Assento de Artur. Mas a verdade é que não havia muito exercício formal no meu dia a dia. Apenas fazia as coisas andando e era "obrigada" a comer alimentos integrais, não processados. Quem diria que maçãs fossem veganas? E que você podia fazer uma refeição completa só com legumes?

Com o tempo, comecei a cozinhar outras coisas: arroz com tofu e vegetais, brócolis cozidos no vapor com batata assada, torrada integral com sopa caseira de vegetais. Aprendi a fazer minha própria comida e parei de depender da seção de congelados do supermercado. Jessica sabia fazer sopas maravilhosas e me ensinou como deixar uma sopa saborosa. Ela também foi a primeira pessoa no mundo a me apresentar à quinoa. Meus olhos se abriram para um novo universo gastronômico! Mas não me entendam mal: eu não era nenhum exemplo de alimentação saudável.

Da primeira vez que meus pais me enviaram uma caixa com mantimentos, ele veio recheado de todas as minhas comidas favoritas. Eu e as meninas que dividiam o apartamento comigo comemos tanto Oreo e batata frita com pimenta-jalapenho que passamos mal por uma semana inteira. Mesmo assim, a lição que tirei dessa minha estadia na Escócia foi a de que não precisava dos alimentos que achava que precisava. Aprendi que eu não era uma pessoa saudável; era apenas vegana. E foi por isso que meu processo de emagrecimento havia atingido um platô antes de eu me mudar para a Escócia. Eu achava que o simples fato de ser vegana fazia de mim uma pessoa saudável. Não estava sendo honesta comigo mesma em relação aos meus hábitos alimentares. Escondia-me atrás de um rótulo de veganismo no qual eu mesma havia me embalado alguns anos atrás. E tinha feito isso por ter achado legal. Não virei vegana pelos animais, pelo meio ambiente ou para ficar saudável. Tomei essa decisão porque achei que ela me tornaria instantaneamente magra e também porque parecia uma coisa legal de sair dizendo por aí. "Desculpe, não como isso, sou vegana." Uau, mais um ponto para mim. Pelo menos era assim que eu pensava. Eu era vegana para ganhar uma medalha. E por achar que ser vegana era quase sinônimo de ser magra.

Para ser bem honesta, meus hábitos alimentares veganos pareciam os de uma criança mimada. Eu podia ter idade suficiente para ser considerada uma pessoa adulta, mas minha alimentação não era nem um pouco adulta. Ter me tornado vegana não acabou com o meu vício em *junk food*. Continuava comendo batata frita, hambúrguer, bolo, pizza, sorvete, fritura, biscoito, *brownie*. Só tinha trocado tudo isso por versões sem ovos nem lactose, mas que continuavam tendo todo o açúcar e gordura do mundo. Todo esse lixo continuava fazendo parte da minha vida. Dre e eu tínhamos péssimos hábitos alimentares. A gente comprava dois sacos de *tortillas* industrializadas, duas latas de feijão frito e chamava isso de jantar. Eu comia um saco inteiro de batata frita de uma tacada só! Vivia à base de batata frita congelada e *delivery* de comida chinesa. O simples fato de conter vegetais não faz com que um prato seja saudável. Mas essa era a minha mentalidade! E ainda por cima ia à academia e malhava!

Quando conheci Dre, eu pesava cerca de 105 quilos, onze a menos do máximo que já pesei. Nós nos conhecemos na biblioteca da faculdade. Estava esperando meus colegas para estudar para uma prova enquanto ele trabalhava com um amigo no computador. Achei a cena deles dois estudando simpática e por isso sorri. Minutos depois, o amigo dele veio até mim e disse:

— Meu amigo gostou de você. Por que não liga para ele uma hora dessas?

Ele me entregou um papelzinho com o telefone de Dre anotado e, embora eu tenha achado cafona isso de o garoto não ter se apresentado diretamente a mim, algo pareceu ter dado certo entre nós porque estamos juntos há seis anos e casados há dois.

Quando nos conhecemos, Dre cursava Educação Física. Ele queria ser professor e era naturalmente atlético. Logo se tornou meu parceiro de academia. Nós dois acordávamos cedo e batíamos ponto na minha aula de *bike* às seis e meia da manhã. Enquanto eu pedalava, ele fazia musculação. Eu adorava ter companhia para ir à academia. Ainda que a gente não gostasse de fazer as mesmas atividades, era ótimo ter alguém para me incentivar nos dias em que eu não tinha a menor vontade de estar ali. Mas, embora a gente fizesse bastante exercício, nós dois tínhamos uma dieta medonha. Amávamos comer. E amávamos comer demais.

Desde a infância, sempre fui glutona. Meus pais me ofereciam opções saudáveis de lanches, mas, quando cheguei ao ensino médio, comecei a fazer minhas próprias escolhas alimentares. Chegava à escola logo cedo e comprava bolinhos, leite com achocolatado e burrito congelado para o café da manhã. Acho que foi isso que comi de café da manhã durante dois anos inteiros. Meus amigos e eu comíamos as mesmas coisas todos os dias, sentados em volta de uma mesa de refeitório, discutindo todos aqueles dramas típicos do colegial. Era bem ciente do meu peso naquela época: já na sétima série eu pesava mais de noventa quilos, o dobro de uma menina comum da mesma idade. Mas não estabelecia nenhuma relação entre a comida que eu ingeria e o meu peso. Meus pais me incentivavam a fazer atividades esportivas e extracurriculares, mas nunca a fazer "dieta".

Quando eu tinha cerca de 11 anos, andava de bicicleta com meu pai enquanto ele corria pelo bairro. Minha mãe estava sempre inventando novas maneiras divertidas de fazer com que eu me exercitasse e me chamava para ir à academia com ela. Eu e ela temos algumas histórias engraçadas das quais rimos até hoje, a exemplo do nosso primeiro dia no programa de *kickboxing* Tae Bo. E do dia em que eu tropecei e levei um tombo na aula de *step*. Olhando em retrospectiva, vejo com clareza que os esforços dos meus pais para me incentivarem a ter um estilo de vida e, em especial, uma alimentação saudável esbarraram no fato de que eu era e ainda sou extremamente cabeça-dura.

Quando eu tinha entre 12 e 13 anos, meus pais já não precisavam fazer todo aquele malabarismo com a agenda deles para garantir que sempre tivesse um adulto em casa quando eu e meus irmãos chegássemos da escola. Isso deixava o terreno livre para que eu comesse o que bem quisesse: tortas de cereja, biscoitos, batata frita e burritos congelados. Coisas que na gestão dos meus pais eram lanches e sobremesas, na minha viravam refeições que eu devorava assim que eles viravam as costas. A pegadinha é que eu sabia muito bem que estava me empanturrando. Eu mentia sobre o que comia. Meu relacionamento doentio com a comida foi se formando com base no fato de que eu adorava comer demais. Não sofri nenhum trauma, não tive depressão nem nenhuma outra circunstância que costuma levar as pessoas a desenvolverem um vício alimentar e uma relação doentia com a comida. Apenas gostava de me empanturrar de comida e não comia as coisas certas.

Quanto mais independente eu ficava, piores se tornavam meus hábitos alimentares. Quando completei 16 anos, arranjei um emprego no restaurante de uma casa de repouso para idosos. A cada momento de folga que eu tinha, fazia um pratão com tudo o que parecesse gostoso, pegava duas ou três sobremesas e me encaminhava até a seção de sucos. Na hora do almoço, tornei-me *habitué* de todos os *fast-foods* da região. Dormir na casa das amigas costumava significar um assalto à geladeira atrás de sorvete e guloseimas no meio da madrugada. Foi assim até o último ano da escola, quando atingi os fatídicos 104 quilos.

A ficha de como meus hábitos alimentares eram imaturos só caiu quando eu me vi em um país estrangeiro, dando chilique no supermercado porque minhas opções de *junk food* vegana já não estavam disponíveis. A cultura da dieta na qual estamos inseridos é basicamente a mesma coisa: sempre vai existir uma versão da sua comida favorita. Pizza, por exemplo. Se você for até a seção de congelados do supermercado, encontrará mil versões da sua pizza favorita. A versão *"light"*, a "sem gordura". Há uma versão *"diet"* e isenta de gordura para tudo. E essas são ótimas escolhas, porque são saudáveis, certo? Negativo. Pizza é pizza. *Cookie* é *cookie*. Bolo é bolo. Pão transbordando de queijo é pão transbordando de queijo. Você entendeu o espírito da coisa.

Frutas, legumes, trigo integral e fontes saudáveis de proteína... Eu não tinha sido formalmente apresentada a nada disso! Se era para comer frango, o meu com certeza seria frito e acompanhado de batata frita. Eu achava que a única forma de comer vegetais era afogando os pobres coitados em um molho bem gorduroso. Torta de maçã contava como fruta, certo? Quando comecei a participar do programa de emagrecimento, eu continuava comendo *junk food*, mas em porções limitadas. Sabia quantos pontos havia em um pacote de balas e quantos salgadinhos de queijo eu podia mandar pra dentro sem exceder minha pontuação diária. Ia experimentando cada uma das dietas da moda, cada novidade que parecesse legal. Meu pai gosta de fazer dieta de baixo carboidrato; é algo que funciona para ele, então, lembro de ter ido na onda dele algumas vezes e comido uma tonelada de atum e queijo.

Eu e Kari Anne, uma das minhas melhores amigas (na verdade, ela é minha prima, então, não teve outra escolha senão ser minha amiga!), decidimos nos tornar vegetarianas por alguns meses. Isso fez com que eu me sentisse "saudável" por já não comer mais frango frito ou hambúrguer. Assim, quando nosso desafio vegetariano terminou, resolvi permanecer vegetariana. Vegetarianos são saudáveis, certo? Não se você for um vegetariano da minha estirpe! Tudo o que eu comia eram toneladas de queijo com biscoito salgado, pão na chapa com queijo e batata frita, lasanha vegetariana congelada, pizza de queijo com recheio de queijo e cobertura de queijo. Tudo era pão e queijo, pão e queijo, 24 horas por dia, sete dias por semana. Isso e uns quatro copos de leite por dia. Imagino que eu não tenha sido a única vegetariana a passar por uma fase de vício completo em queijo.

Foi durante essa fase vegetariana "saudável" que me deparei com o livro *Skinny Bitch*, uma espécie de guia culinário da megera magra, como o título sugere. Trata-se de um livro provocativo, politicamente incorreto e muito direto para quem quer se tornar vegano. Ele me pegou de jeito. Isso! Eu quero ser magra! Ler esse livro me fez pensar que eu poderia alcançar meu objetivo de perder peso me tornando vegana. Li o livro inteiro de uma só tacada, desci as escadas de casa e anunciei à família:

— Mãe, pai: eu sou vegana.

Dito isso, apanhei minha chave do carro e fui comprar meus alimentos veganos.

Estou certa de que, assim que virei as costas, meus pais concordaram que essa provavelmente era só mais uma dieta que eu tinha visto por aí. Mesmo assim, sempre me deram todo o apoio. E hoje, sete anos depois, posso dizer com confiança que ter me tornado vegana foi a melhor escolha que já fiz para a minha saúde. É claro que isso não mudou meus maus hábitos do dia para a noite, como fica atestado pelo meu chilique no supermercado logo que me mudei para a Escócia, mas aos poucos essa escolha fez com que eu desenvolvesse hábitos alimentares mais saudáveis, que explicarei adiante — então, aguente firme.

Antes de continuar, quero que você tenha em mente que pode concordar ou discordar de mim, mas lembre-se sempre de que eu não tinha um relacionamento saudável com a comida. Escondia o que eu mesma comia. Eu tinha 116 quilos quando me formei no ensino médio. Definitivamente, não tinha uma postura adequada diante da comida. Aos poucos, o que eu fazia era cavar minha própria cova com o garfo.

Essa coisa de moderação era difícil para mim. Ainda é difícil para mim. Não consigo olhar para uma comida que eu amo e comer apenas uma porção. "Um é demais e mil nunca é o bastante" – eis um bordão que os viciados costumam repetir. Eu era e ainda sou viciada em comida. Moderação e vício em comida são coisas que não se misturam. Não consigo comer um só! Claro que aprendi a desenvolver hábitos alimentares saudáveis e já não sou controlada pela minha ânsia de me empanturrar, mas isso não significa que a comida não continue sendo um desafio constante para mim. Sempre terei vontade de comer muito mais se comparada a uma pessoa comum. É esse entendimento, a compreensão e a aceitação de que seus hábitos alimentares não são "normais" e de que você tem um problema alimentar que o ajudarão a construir a vida saudável que você tanto deseja e merece viver.

Talvez você esteja pensando agora mesmo que é muito esquisito alguém dizer que a moderação não seja uma estratégia eficaz. Isso significa que você nunca mais vai poder comer aquilo de que mais gosta? Achar que tudo tem de ser saudável o tempo todo não é em si um problema? Uma outra forma de transtorno alimentar?

Antes de qualquer coisa, é preciso dizer que a moderação é uma ótima ferramenta! E que ela funciona com perfeição para quem nunca teve um problema real de compulsão alimentar. Mas deixe-me explicar por que a moderação não funciona tão bem para pessoas que, como eu, não têm um relacionamento saudável com a comida. Digamos que eu tenha feito *cookies* para uma festinha e que, depois da festinha, todos os *cookies* que sobraram estejam na bancada da minha cozinha. Eu olho para eles e penso que são deliciosos, mas logo me recordo de que já comi alguns durante a festa. Então sigo com a minha vida e vou arrumar a bagunça do pós-festa. Acontece que esses *cookies* continuam lá, clamando por mim. Meus pensamentos continuam focados naqueles malditos *cookies*. Então, casualmente passo pela bancada da cozinha e pego mais um. Aquela foi a minha festa de aniversário; não é possível que não esteja autorizada a aproveitar um pouco mais, certo?

Na manhã seguinte, os *cookies* que sobraram continuam na mesa. Eu os encaro enquanto tento tomar meu café da manhã saudável. Os *cookies* parecem deliciosos, muito melhores do que o meu mingau de aveia com mirtilos. Então, decido pegar só mais um. Além do mais, aqueles *cookies* foram feitos com farinha de aveia; são quase tão saudáveis quanto o mingau, correto?

Bem, agora, não quero desperdiçar esses *cookies*. Eles já passaram a noite na bancada; se eu deixá-los ali por mais tempo, vão estragar. Então, como todos os *cookies* que sobraram. Depois, frustrada por ter comido todos, começo a pensar que, já que eu comi os *cookies*, devia fazer o mesmo com o resto de batata frita e molhos e acompanhamentos que estão espalhados pela casa. Desse modo, consigo me livrar de toda a tranqueira não saudável em um só dia e evito o desperdício. Como meu dia saudável já foi para o brejo, posso comer tudo logo de uma vez e recomeçar minha rotina saudável amanhã. É isso; que venham todas as batatas fritas e todos os molhos que encontrar por aí.

É por isso que moderação não funciona para alguém que tem uma relação doentia com a comida. Se você tem uma postura insalubre em relação à comida, não pode apenas "modificar" seu comportamento. Se eu pudesse ter modificado meus hábitos alimentares, não teria atingido os 116 quilos. Virar para uma pessoa com hábitos alimentares extremamente insalubres e dizer para ela comer "com moderação" é como virar para um alcoólatra e dizer para ele aprender a hora de parar... Não funciona. A gente não consegue controlar um vício. O que a gente pode fazer é superar um vício. Mas isso não é feito por um processo de alteração ou equilíbrio. Para uma pessoa compulsiva, falar em moderação é como colocar um bandeide em um braço quebrado. Embora seja uma forma de tratamento médico, por certo não foi considerada a gravidade da situação. Não se cura uma fratura exposta com um bandeide. Do mesmo modo como não se cura uma dependência alimentar e uma relação extrema com comida usando um discurso sobre moderação.

Talvez você esteja pensando: "Legal. Mas se você não acredita que moderação funcione para todo mundo, então o que você acha que funciona?". Espere um pouco, eu vou chegar lá. Moderação não funciona para alcoólatras. Você não diz para um alcoólatra: "Tudo bem, uma dosezinha não vai fazer mal". Você não vira para um viciado em drogas e diz: "Um pouco não vai fazer diferença; depois você volta a ficar limpo". Moderação funciona para quem nunca teve um problema sério. Se você sente que precisa mentir sobre o que comeu ou deixou de comer por temer o julgamento das pessoas, então você tem um problema. Identificar esse problema é o primeiro passo para superá-lo. Assim como para superar qualquer dependência ou relacionamento doentio.

Eu tinha um problema com comida. Não conseguia me controlar diante das minhas comidas favoritas; só queria mais e mais. Quando percebi que as coisas eram assim, parei de me culpar pela minha falta de autocontrole e decidi que elaboraria um plano para conseguir contornar aquilo. Isso faz de mim uma pessoa fraca? Eu não penso assim. Minha força se baseia em um planejamento, não na minha capacidade de autocontenção, de olhar um bolo maravilhoso e só comer uma fatia. Dediquei meu tempo e minha energia para construir um ambiente saudável ao meu redor. Não me deixei derrotar pela constatação de que meu autocontrole diante da comida é cambaleante. E daí? Cada um tem o seu problema; tudo bem ser fraco diante da comida. O que não podemos é permitir que essa fraqueza seja uma barreira em seu caminho quando existem formas de contorná-la.

Sendo assim, como foi que superei minha falta de controle alimentar sem depender de um discurso de moderação? Parei de comprar alimentos para os quais não conseguia dizer não. Você não vai encontrar um pacote de batata frita na minha despensa. Não há nenhum pote de sorvete no meu *freezer*. A cozinha lá de casa não tem uma vasilha de *cookies*, nem um baleiro. Se não compro, não como. Só como sobremesas em restaurantes, onde existe uma porção controlada, definida por outra pessoa. Com o passar do tempo, minha força de vontade para dizer não a determinados alimentos aumentou porque, à medida que você desenvolve hábitos saudáveis, os hábitos não saudáveis se tornam menos acentuados. Mas, até você sentir essa mudança na correlação de forças, é melhor barrar seu acesso a determinados alimentos que ativem sua compulsão. Pare de comprar *junk food*. Vá ao mercado com uma lista de compras preparada (ao final deste livro, há um modelo de lista de compras para você se guiar). E se determinado item não estiver na sua lista... ele não entra no carrinho. Você vai se sentir muito mais bem-sucedido quando bater aquela fome da madrugada e você conseguir pegar um saco de cenouras em vez de um pacote de biscoitos de chocolate.

Seja adulto. Tome as rédeas da própria saúde. Existem muitas coisas na vida que você não pode controlar. Sua capacidade de desenvolver e fortalecer hábitos saudáveis não é uma delas. Você controla a quantidade de esforço que vai colocar para conseguir criar esses hábitos. Comece já. Quanto mais você se esforçar nesse sentido, mais forte se tornará. Cada vez que conseguir escolher uma maçã em vez de um pacote de batata frita, essa atitude se tornará menos difícil. Alimente seu lado saudável, não seus hábitos alimentares pouco saudáveis.

Calorias? O que posso comer? Quando devo comer? Carboidratos são do bem ou do mal? Embora o objetivo deste livro não seja oferecer um guia detalhado acerca dessas questões, vou explicar o que penso a respeito desses tópicos mais adiante. Antes de qualquer coisa, é importante identificar quais são os hábitos alimentares pouco saudáveis que estão barrando seu avanço. Dessa forma, quando estiver construindo seu novo estilo de vida, aquele que foi feito sob medida para você, poderá garantir que ele leve em conta tudo aquilo que o fez engordar da primeira vez. É como se um pai fizesse o dever de casa do filho todas as noites. Sim, isso pode fazer com que a criança tire boas notas, mas, quando chegar o momento de testar o que a criança sabe sobre o assunto das tarefas e o pai não estiver ali para responder por ela, ela não vai conseguir.

Se eu entregar de mão beijada um plano de dieta e uma lista do que você pode ou não fazer, o que isso lhe ensinaria sobre você mesmo? Como você desenvolveria a própria habilidade de controlar seu peso? Seguir sem senso crítico um guia de refeições preparado por outra pessoa não vai lhe ensinar nada. O nome disso é dieta. E fazer dieta não ajuda a construir hábitos saudáveis, sustentáveis e duradouros. Só leva a efeito rebote e a fases de dieta radical. Você pode ser uma enciclopédia ambulante de nutrição, mas, se não entender quais são seus hábitos alimentares pouco saudáveis e não se concentrar em substitui-los por hábitos saudáveis, todo o conhecimento do mundo não vai servir para quase nada. Você precisa conhecer a si mesmo e aos seus hábitos se quiser manter seu peso ideal quando atingir o cume do Monte de Perda de Peso. Não dá para manter o peso ideal ou mesmo uma faixa de peso saudável sem parar para investigar o que significa ser saudável e como isso pode ser encaixado em sua vida real. Seus maus hábitos alimentares resultam em um problema de peso; conter esses hábitos por uns meses não os fará desaparecer. Você precisa reconhecê-los e substitui-los por hábitos saudáveis.

Lista de verificação de alimentos

Quais são os maus hábitos alimentares que estão impedindo seu progresso? Eis aqui uma lista dos maus hábitos mais comuns. Quais deles têm sido uma armadilha para você?

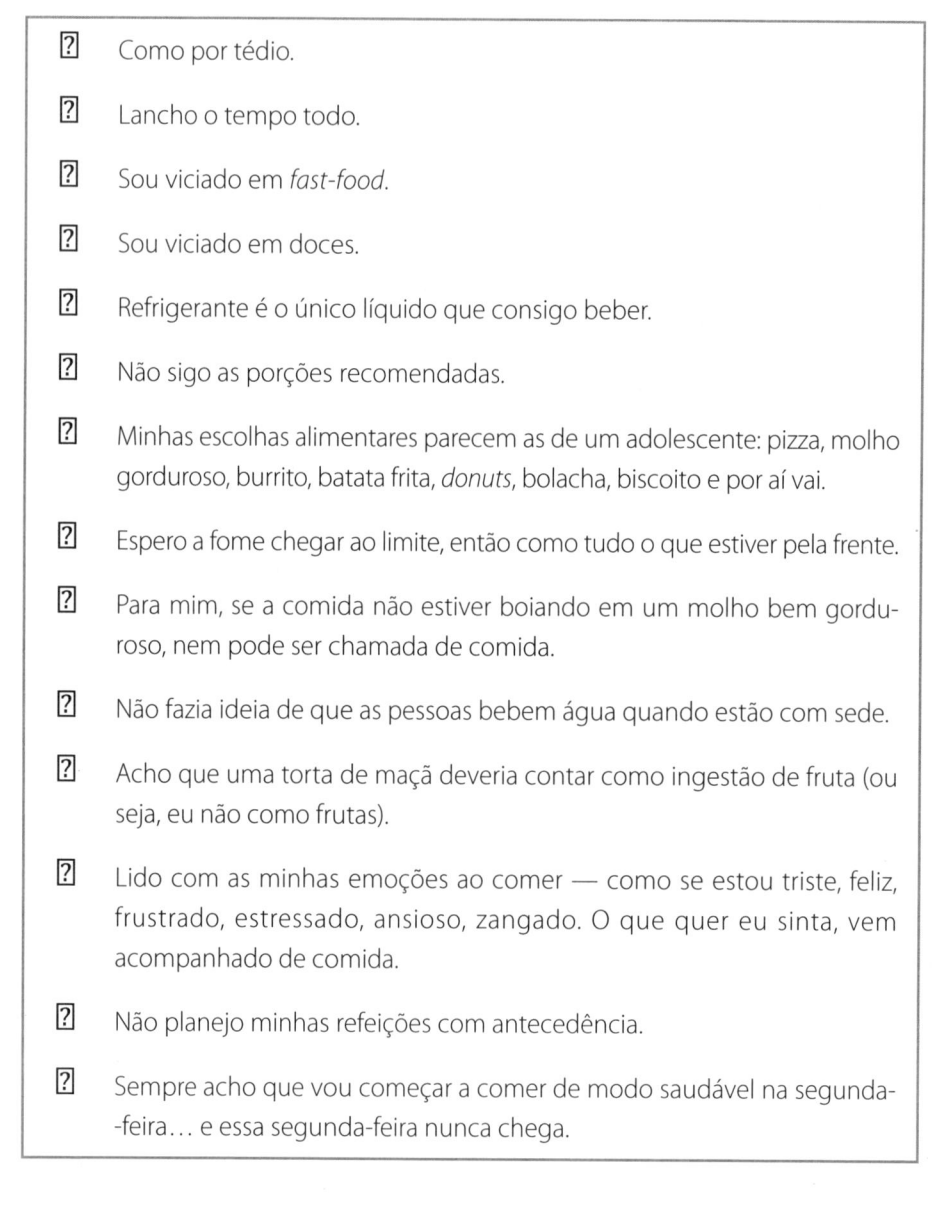

- [ ] Como por tédio.
- [ ] Lancho o tempo todo.
- [ ] Sou viciado em *fast-food*.
- [ ] Sou viciado em doces.
- [ ] Refrigerante é o único líquido que consigo beber.
- [ ] Não sigo as porções recomendadas.
- [ ] Minhas escolhas alimentares parecem as de um adolescente: pizza, molho gorduroso, burrito, batata frita, *donuts*, bolacha, biscoito e por aí vai.
- [ ] Espero a fome chegar ao limite, então como tudo o que estiver pela frente.
- [ ] Para mim, se a comida não estiver boiando em um molho bem gorduroso, nem pode ser chamada de comida.
- [ ] Não fazia ideia de que as pessoas bebem água quando estão com sede.
- [ ] Acho que uma torta de maçã deveria contar como ingestão de fruta (ou seja, eu não como frutas).
- [ ] Lido com as minhas emoções ao comer — como se estou triste, feliz, frustrado, estressado, ansioso, zangado. O que quer eu sinta, vem acompanhado de comida.
- [ ] Não planejo minhas refeições com antecedência.
- [ ] Sempre acho que vou começar a comer de modo saudável na segunda-feira... e essa segunda-feira nunca chega.

5

Em Busca da Motivação

Meus pés começavam a doer e minhas pernas estavam à beira do colapso. *Vamos, Sharee, você consegue!*, gritei internamente para mim mesma. Meu ritmo de corrida era tão lento que andando eu seria mais rápida do que aquilo. Mas eu sabia que, se começasse a caminhar, entraria em colapso e não conseguiria continuar. Comecei a ofegar conforme a inclinação da colina aumentava. Suava em bicas, e a roupa se agarrava a minha pele nos piores lugares possíveis. Mas eu não estava nem aí para como parecia ridícula e deslocada sob os olhares alheios. Ia terminar aqueles oito quilômetros de corrida custasse o que custasse!

Os carros passavam raspando por mim. Eu estava focada demais no meu próprio ritmo para sequer prestar atenção aos motoristas, mas não pude deixar de sentir os olhares me perscrutando. Era a idiota correndo no meio da rua sob o sol quente em uma estrada do interior sem acostamento. Ao longe, podia ver minha prima, Kari Anne. A distância entre nós ia aumentando, mas eu não permitiria que isso me desmotivasse. Contanto que eu seguisse em frente... daria tudo certo. *Basta não parar. Basta não desistir. Não pare, não pare*, eu entoava como um mantra em minha cabeça. Aquela sensação de estar no limite das minhas forças, aquele eco de eu vou morrer, eu vou morrer corria em cada uma das minhas veias, por entre os músculos. Mas me recusei a permitir que isso me detivesse.

Você consegue, Sharee, apenas... continue... Não pare. Por favor, não pare, implorava a mim mesma.

Meu cérebro era a única parte de mim que me incentivava a seguir em frente. Se dependesse do meu corpo... teria parado havia vários quilômetros. Agora eu estava na reta final. Sabia que bastava vencer aquela última subida e o restante da corrida seria em um terreno plano e simples. A única coisa que me separava daquela estrada plana e maravilhosa era um trecho de menos de um quilômetro de subida constante. O calor era implacável e a estrada não tinha nenhum tipo de amortecimento. A cada passo, sentia minha lombar chacoalhar. Minhas canelas doíam e os pulmões queimavam.

Por que concordei em fazer isso?, gritei para mim mesma. *Kari Anne gosta de correr, isso é o que ela faz. Eu gosto de sentar a bunda no sofá e comer... É disso que eu gosto!* Acontece que eu não queria mais ser aquela pessoa. Queria ser como Kari Anne. Queria acordar lindíssima e ir para uma corrida de oito quilômetros apenas porque, sei lá, devia ser legal. Queria ter aquele corpo que você olha na rua e sabe que a pessoa corre porque ela é magra, esguia e tem pernas incríveis. Queria ter bracinhos finos e uma barriga lisinha. Correr parecia algo tão natural para Kari Anne; ela não parecia sequer se esforçar muito para fazer aquilo. E ali estava eu, morrendo e me apegando a qualquer centelha de vida remanescente que me permitisse subir aquela colina.

Tudo que eu queria na vida era parar. Parar de correr e sentar no chão. Mas uma parte de mim continuava me empurrando para que eu seguisse em frente. Era como se uma única fibra do meu ser quisesse muito terminar aquela corrida de oito quilômetros sem interrupções. Mesmo assim, eu estava desapontada comigo. Ali estava eu, me esforçando mais do que jamais havia me esforçado, dando o meu máximo, e tudo o que sentia eram dores no corpo inteiro e um gosto amargo de fracasso pessoal. Por que eu tinha feito aquilo comigo? Tinha 18 anos e não conseguia sequer acompanhar o ritmo da minha prima da mesma idade que eu? Tinha 18 anos e aparentava ter 25, porque estava 45 quilos acima do peso. Lágrimas começaram a se formar em meus olhos; não sei se eram de exaustão ou de frustração comigo mesma. Seja como for, o fato é que aquela corrida estava me deixando com os nervos à flor da pele. O pico da colina se aproximava. Lenta, mas continuamente. Comecei a contar meus passos para me manter focada em algo que não fosse parar.

Enfim consegui ver a entrada de cascalho que dava na casa dos meus pais, e uma onda de alívio e emoção tomou conta de mim. Terminei a corrida e desmoronei na varanda que ficava na entrada da casa, ao lado de Kari Anne. Quando cheguei lá, ela já havia recuperado o fôlego e tinha entrado em casa para beber um copo de água. Ficamos ali sentadas, em silêncio, ao som da minha respiração ofegante. Eu odiava aquilo tudo. O modo como ela fazia aquilo parecer tão fácil enquanto eu parecia ter sido atropelada por uma manada de elefantes... Duas vezes seguidas. Seja como for, o fato é que consegui. Havia completado minha primeira corrida de oito quilômetros sem parar uma única vez.

Isso não fez com que eu me sentisse motivada. Na verdade, fiquei tão dolorida depois dessa empreitada que não fiz nenhuma atividade física por uma semana inteira. Mas naquele dia aprendi que ficar em forma exige um trabalho árduo. E que, se eu quisesse começar essa jornada, teria de me comprometer com escolhas difíceis. Ninguém pegou uma varinha de condão e fez com que eu ficasse acima do peso. Fui eu que ganhei cada um desses quilos. Tornei-me uma pessoa obesa. A responsabilidade pelos meus 116 quilos era minha. Ninguém me obrigou a fazer as escolhas alimentares que eu fiz. Ninguém me amarrou em uma cadeira nem me obrigou a comer pratos cada vez maiores. Fiz tudo isso comigo mesma. Escolhi conscientemente sair para comer *fast-food* com meus amigos. Isso significava que eu era a única pessoa capaz de perder aquele peso que eu mesma havia ganhado. Ninguém no mundo poderia fazer isso por mim.

Você é o motivo pelo qual está acima do peso. E você será o motivo pelo qual vai perder esse peso. Ok, você me pergunta, mas e quem tem uma doença ou uma condição médica? Esse é um questionamento 100% correto; existem pessoas cujo peso é bastante afetado por um quadro de saúde. Mas isso significa que essas pessoas estarão eternamente impotentes e que jamais poderão emagrecer por conta desse problema de saúde? Eu não acredito nisso.

Aqui vai um conselho duro, mas do fundo do coração: você pode até ter um problema de saúde, mas não existe nenhuma condição médica que o obrigue a comer porcaria. É você quem controla o que você mesmo coloca na boca. Tem gente demais cavando a própria cova com o garfo. No entanto, várias dessas pessoas preferem terceirizar a culpa e pensar coisas como: ah, mas comida saudável é nojenta. Ah, mas eu trabalho demais, não tenho energia nem para pensar nisso, estou sempre na correria, meus horários são loucos. Ah, mas eu não tenho dinheiro para manter uma dieta saudável. Ah, mas ninguém no meu meio social come direito, meus amigos vão tirar sarro de mim, eu não quero que ninguém saiba que estou tentando emagrecer. Será que algumas dessas frases parecem familiares?

E agora? Agora você está motivado, revoltado com seu próprio comportamento, com o mundo, com todo mundo que o ofendeu, que insultou seu peso, que falou mal do seu corpo e que o fez se sentir mal por ser quem você é (e você tem todos os motivos do mundo para estar chateado com essas pessoas. Ter vergonha do corpo é uma coisa horrorosa e ser gordo ou obeso não implica ser feio, insignificante ou pior que os outros). Agora você está pronto para iniciar sua jornada de perda de peso. Para recuperar sua autoconfiança. Para mostrar ao mundo uma "versão melhor" de si mesmo. Para atingir sua meta de emagrecimento e seu peso ideal. Para preencher todas as suas aspirações *fitness*. Tudo isso está à sua disposição; basta que levante o traseiro do sofá, comece a se mexer e a comer de maneira saudável. Falar é fácil, certo?

Mas qualquer pessoa que já tenha tentado perder peso pode lhe dizer que isso é tudo, menos fácil. E que nada disso vai acontecer da noite para o dia. Minha jornada levou cinco anos. Sessenta meses. Mil oitocentos e vinte e cinco dias. Tomou-me cinco anos de luta e não aconteceu só porque eu queria que acontecesse. Assim como com você também não vai dar certo só porque você quer que dê. É preciso fazer acontecer. Lembre-se: você é o motivo pelo qual se encontra acima do peso... E você será o motivo pelo qual sairá dessa situação. Ou você quer ficar na melhor forma que já teve na vida ou não quer. Não existe meio-termo. Não dá para querer atingir um objetivo mais ou menos. Ou você quer ou não quer. Ou quer atingir o peso que você mesmo traçou como sendo ideal ou não.

Sendo assim, o que foi que eu fiz? Eu me comprometi de corpo e alma com os meus objetivos. Decidi que eles eram importantes. Elegi minha saúde como prioridade e parei de me importar com o que os outros pensavam de mim. E o que você pode fazer para atingir seus objetivos? Bem, não tenho um oráculo com todas as respostas motivacionais para o seu caso específico, mas o que posso fazer é contar o que funcionou para mim, o que fez com que eu levasse minha jornada adiante.

Sugestão motivacional número 1: Comprometa-se com o seu objetivo e atenha-se a ele.

No momento em que você decide se comprometer 100% com o seu objetivo, ele o ajudará a fazer as mudanças necessárias para honrar esse compromisso. No meu caso, isso implicava uma abordagem do tipo tudo ou nada. Adotei um estilo de vida vegano, criei um cronograma semanal que incluísse meus treinos e me concentrei em substituir cada um dos meus hábitos não saudáveis por hábitos que fossem saudáveis. Foi fácil? De jeito nenhum; foi um inferno. Mas uma hora virou rotina, virou o meu normal. Esforce-se para criar uma nova forma de vida. Se fizer isso, nunca mais precisará pensar em perder peso. Esse assunto se resolverá sozinho, porque sua vida inteira estará transbordando de saúde.

Toda essa injeção de pensamento positivo pode ter um efeito rebote. Talvez você esteja agora mesmo com uma sensação de "isso, vamos fazer tudo isso!", o que é incrível. Essa onda de empolgação é exatamente o efeito que estou tentando causar. Mas não permita que essa empolgação turve sua capacidade de planejamento. Empolgação de momento é algo que pode levá-lo a se inscrever em uma maratona marcada para daqui a duas semanas, sendo que você não treinou nem para correr atrás do ônibus. Empolgação pode fazê-lo adquirir um monte de equipamentos e de planos de academia que não chegam nem perto das suas habilidades. Uma onda de empolgação cega pode colocá-lo em um programa de treinamento de dezesseis semanas em uma academia que não tem nada a ver com seu estilo ou com seus objetivos de vida.

Em suma, a empolgação é uma coisa maravilhosa, mas você não pode permitir que ela turve o seu discernimento. Um dia você estará tão saudável e confiante que poderá até se dar o luxo de seguir essas empolgações de momento. Até lá, é preciso trabalhar para construir os alicerces da sua saúde. É preciso desenvolver e fortalecer suas habilidades e seu condicionamento físico para que um dia possa se entregar a qualquer desafio que o agrade de olhos fechados. Construir as bases de uma alimentação e de uma vida saudável leva certo tempo. Seja paciente e mantenha-se dedicado ao processo. Os resultados inevitavelmente aparecerão.

É mais fácil permanecer comprometido em alcançar nossos objetivos quando somos realistas em relação às nossas capacidades físicas. É difícil se manter motivado quando você está tão dolorido do treino anterior que no dia seguinte mal consegue levantar da cama. Quando você chega a um nível em que é preciso se esforçar até para se sentar no vaso sanitário de manhã, não tem como esperar que fique ansioso para dar uma boa pedalada no fim da tarde. Ficar dolorido depois de uma sessão de academia é bastante normal, mas a dor não deve ser debilitante. Excesso de dor indica que você passou do limite. Você precisa ser capaz de escovar os dentes e de tomar banho sem estremecer de dor ao levantar os braços. A falta de respeito aos próprios limites pode levar a uma fadiga física e mental, quando não ao esgotamento. Comprometa-se com seus objetivos, mas certifique-se de que os métodos para alcançá-los sejam apropriados às suas capacidades físicas, personalizados e saudáveis. Quando sua rotina de emagrecimento é elaborada de maneira estratégica e eficiente, a motivação não precisa estapeá-lo todas as manhãs para que tenha um dia saudável e produtivo. Quando você faz seu planejamento do modo correto, a motivação pode ir e vir sem que você se sinta um fracasso completo. Porque, quando a jornada é bem calculada, a motivação não precisa ser a força motriz de todas as nossas ações. Nós somos a força motriz. Nós e o plano que elaboramos com diligência no começo da jornada, levando em consideração nossos objetivos, gostos pessoais e condicionamento físico.

Sugestão motivacional número 2: Encontre uma atividade que você ama e ficar em forma será divertido.

Serei bem franca com você: nunca na minha vida eu serei uma dessas pessoas que amam correr. Eu detesto correr. Até hoje, a ideia de correr me aterroriza. Tem tanta gente linda e em plena forma que consegue se manter assim correndo. Para muitos, a corrida é uma descoberta que muda a vida e um passaporte para conquistar o corpo dos sonhos. Mas, por mais que isso tudo soe maravilhosamente bem... eu não consigo me tornar uma corredora. Não tenho a força mental necessária. Se mesmo assim eu tivesse insistido em eleger a corrida como minha forma de exercício, será que teria conseguido atingir meus objetivos e sair bem-sucedida da minha jornada de perda de peso? É provável que não. Eu teria desistido e ficado presa àquele interminável ciclo vicioso: "Preciso perder peso, mas odeio me exercitar".

É por isso que é tão importante encontrar algo que você ame... Ou que pelo menos possa aprender a amar. Já contei da minha experiência não tão agradável malhando com uma *personal trainer* e de como isso me fez criar um temor por academia de modo geral, mas também contei como acabei me apaixonando pela zumba. Foi isso que despertou minha paixão pelo exercício físico. Você também precisa encontrar uma atividade que desperte essa faísca. Porque, se a gente odeia o treino, não consegue manter a assiduidade por muito tempo. Tudo na vida começa a parecer mais importante do que treinar e você passa a se ver inventando todo tipo de desculpa para não ir. Por outro lado, se você ama o que faz, vai se ver almejando por aquela dose de endorfinas e pela sensação agradável do pós-treino. É assim que alcançamos o sucesso: encontrando algo que a gente goste de fazer. Se a atividade é agradável, você vai querer treinar.

O mesmo se aplica à escolha do horário do dia em que vai se exercitar. Eu não sou uma pessoa matinal, detesto as manhãs. Então, se colocasse na cabeça que só posso malhar de manhã, nunca teria atingido meus objetivos; teria desistido depois de alguns poucos dias de tormenta. Teria pensado: "Nossa, isso de entrar em forma realmente não é comigo, estou bem com meu sobrepeso". Seja realista consigo mesmo! Prefiro malhar à noitinha, então busco aulas que sejam nesse horário. Tem algumas aulas que eu topo fazer pela manhã, como bicicleta, mas até hoje luto para acordar cedo e ir para a academia. Simplesmente não sou assim, e tudo bem! O importante é se exercitar. Tem sempre alguém para dizer que o exercício só é eficaz se você o fizer em um horário em que os meros mortais ainda estão dormindo; que as coisas só valem a pena se tiver corrido uma maratona antes de o galo cantar. Eu sou a prova viva de que você pode malhar depois das oito da noite e ainda assim atingir sua meta de emagrecimento. As calorias não usam relógio, elas só percebem que estão sendo queimadas. Exercite-se; o resto é o resto.

Sendo assim, crie um cronograma de exercícios que o ajude a alcançar seus objetivos porque, se não fizer isso, com certeza vai fracassar. Você vai se sentir culpado cada vez que matar um treino e uma hora vai sucumbir à ideia de que aquilo não é para você, que você não está pronto para entrar em forma, que é tudo muito difícil. Mas você consegue. Só precisa ser realista e agendar os treinos para uma hora apropriada. Lembre-se: para dar certo, essa jornada precisa ser feita sob medida para você, tendo em vista as suas necessidades e o seu jeito. Se não for assim, vai dar errado. E não é que vá dar errado porque você não queria de verdade, não tinha força de vontade suficiente. Você pode querer uma coisa do fundo do seu coração e ainda assim falhar porque não se planejou de maneira adequada para conseguir aquilo. Essa é a sua jornada. Priorize a si mesmo. Se você se colocar como o grande parâmetro dessa jornada, vai conseguir encontrar um horário, um lugar e um método de que realmente goste, e vai conseguir tudo o que quer.

Se você odeia aquele treino, fatalmente vai acabar desistindo dele. Eu detesto a esteira; tenho pavor do elíptico. Esses são dois equipamentos superpopulares em qualquer academia de prédio e, mesmo assim, você jamais me verá usando um deles. Isso significa que não posso emagrecer? Eu já emagreci... Mas com certeza não foi graças a uma esteira. Encontrei algo que funcionou para mim, uma atividade da qual eu gostava o bastante para manter a prática. Portanto, se você não pode ver uma esteira pela frente, se quer morrer só de pensar em corrida ou se abomina a ideia de uma aula de aeróbica em grupo... não faça nada disso! Não tem problema algum não gostar das formas mais comuns de atividade física. Basta encontrar uma única coisa de que você goste. Uma maneira de permanecer comprometido é encontrar algo que valha a pena, que lhe dê algum prazer. Não tem nada mais desmotivante do que um treino que você odeia. Não há nada menos eficaz do que um exercício que revira seu estômago só de pensar em fazê-lo. Encontre algo que o faça querer suar a camisa, uma atividade que o faça contar as horas até o próximo treino. Se a gente gosta, a gente faz. Se não gosta... encontra desculpas para faltar.

Não dá para ficar com desculpinhas quando o assunto são seus objetivos de saúde e boa forma. Lembre-se sempre: ou a gente quer ou não quer. Ficar dando desculpas é querer permanecer no meio-termo, e permanecer no meio-termo é a fórmula do fracasso e do desapontamento. Reconheça e aceite o fato de que só você pode perder esse peso e de que você precisa gostar do que faz para atingir o sucesso.

A forma como eu encaro a motivação mudou e evoluiu bastante à medida que cresci e atingi diferentes fases da minha jornada de emagrecimento. Eu tinha 18 anos quando comecei essa jornada e considero que a completei aos 23 anos, quando cheguei a uma faixa de peso saudável e fui autorizada a fazer a cirurgia de remoção de excesso de pele. É uma diferença e tanto em termos de idade, maturidade e experiência de vida.

Aos 18, estava entrando na faculdade onde cursei meu técnico de nível superior e não sabia ao certo o que faria da vida. Aos 23 estava noiva e cursando o segundo ano da pós-graduação. Aos 18, minha motivação era sobretudo baseada em vaidade. Eu queria ficar bonita, magra e atraente. Isso fez com que eu tentasse um monte de dietas da moda antes de enfim me tornar vegana, uma decisão que tomei por achar que soava legal; que era legal sair por aí dizendo que eu era vegana. E sabe de uma coisa? Se você se encontra agora mesmo nesse estágio motivacional no qual sua força de vontade é impulsionada por fatores externos e pela vontade de ficar bonito... tudo bem! Nem toda motivação precisa vir de dentro. Às vezes a vontade de ficar bonita é a única coisa que consegue me convencer a sair da cama e ir para a academia. Quero estar bonita mesmo sem roupa. Quero estar bonita usando um biquíni minúsculo. Essa é uma motivação perfeitamente aceitável. Pendure um cabide com uma roupa dos sonhos no seu quarto e olhe para ela toda vez que ir à academia parecer uma tortura. Não tem problema nenhum se sentir motivado por fatores externos.

Conforme fui ficando mais velha, fui percebendo que a motivação interna também podia ser uma força poderosa: a vontade de não apenas parecer saudável, mas de ser saudável de verdade. Percebi que isso de ter uma frequência cardíaca de repouso menor era importante para mim. Que eu queria me recuperar mais rápido entre um treino e outro, queria pular mais alto, conseguir me agachar até o chão etc. Queria estar em forma, não apenas parecer magra. Descubra os objetivos que o motivam e lembre-se deles quando estiver prestes a matar mais um treino. Ou quando começar a sentir que seus sonhos são irreais demais e que não vale a pena tentar.

Se alguém me perguntar qual foi a coisa mais difícil que tive de superar durante a minha jornada, minha resposta não estaria relacionada à quantidade de quilos que eu queria perder. É claro que perder mais de 45 quilos não é uma tarefa fácil, mas meu peso não era o maior obstáculo no caminho. Para mim, o mais difícil foi superar a ética de trabalho completamente subdesenvolvida que eu tinha no começo da jornada. Eu tinha uma falsa sensação de merecimento, achava que poderia obter resultados incríveis apenas porque desejava. Não tinha nenhuma ambição, nenhum sangue no olho para ir lá e encarar o trabalho árduo.

Minha lógica sinuosa me dizia que, se eu quisesse algo com todas as minhas forças, essa coisa magicamente cairia no meu colo sem que eu precisasse fazer nenhuma alteração significativa na minha vida para obtê-la. Pode parecer um raciocínio ridículo. Talvez você esteja pensando: "nossa, que criançona mimada", mas será que eu sou a única pessoa do mundo que se comporta desse modo diante da necessidade de perder peso? Na verdade, não estou tão sozinha: há toda uma indústria milionária lucrando em cima de pessoas com essa mesma mentalidade. Observem a quantos comerciais de pílulas mágicas a gente não assiste todos os dias. Comerciais nos quais um ator vai lá e conta sua história "extraordinária", dizendo que perdeu um peso absurdo sem ter de malhar ou mudar de alimentação. Esses comerciais são feitos sob medida para gente que pensa como eu pensava e que quer acreditar que basta comprar o produto tal para conseguir emagrecer, sem ter de mudar nada de substancial, para atingir resultados maravilhosos sem nenhum esforço. As pessoas compram esse discurso! Eu admito que já o comprei! Já comprei pílulas mágicas comercializadas por empresas que diziam que bastava você tomar aquilo para ver o ponteiro da balança se mexer. Essas pílulas funcionaram? Não. Porque emagrecer é difícil. Qualquer pessoa que diga o contrário ou está mentindo ou está muito mal informada. Mas o fato de que emagrecer seja difícil não implica que seja impossível ou insuportável.

É nesse ponto que muita gente joga a toalha. Bastam as palavras "difícil" ou "trabalhoso" aparecerem para muita gente entender que isso equivale a dizer que algo é "impossível" ou "tão improvável que é melhor nem se dar o trabalho de tentar".

Quando foi que o trabalho árduo se tornou essa criatura mítica que somente os muito sortudos seriam capazes de capturar? O trabalho árduo pode não ser seu método favorito de trabalho, mas, em termos de atingir o objetivo que o aguarda no topo do Monte de Perda de Peso, essa é sua única opção. Escalar essa montanha não é para os fracos de coração nem para aqueles que desejam continuar gastando dinheiro em pílulas mágicas.

O fato de que você vai ter de trabalhar duro para conseguir o que deseja não significa que esse processo será um martírio ou que não envolverá momentos de prazer. Invista seu dinheiro em uma alimentação saudável e em roupas incríveis assim que atingir seu objetivo. Você não precisa gastar montes de dinheiro com chás detox ou esquemas miraculosos que prometem emagrecimento instantâneo. Para sua informação, nosso corpo já é dotado de órgãos responsáveis por nossa desintoxicação. Deus dotou o ser humano de um maravilhoso detox interno já de fábrica. Você não precisa de chás milionários, não precisa beber suco verde até seu xixi parecer anilina verde. Quer um método rápido de desintoxicação para ajudar a começar seu processo de emagrecimento? Pare de comer lixo e leve sua mudança de hábitos a sério.

Haverá dias em que você vai encontrar novos motivos para se sentir motivado. E haverá dias em que não terá motivação alguma. Nesses dias, vai se sentir exausto só de pensar em fazer qualquer coisa que contribua com a sua jornada de emagrecimento. O que você deve fazer nesses dias? É aí que entra o comprometimento com sua saúde e sua dedicação para forjar um novo estilo de vida. Nesses dias, olhe na agenda quais são os exercícios que você marcou para aquela semana. Lembre-se: não se trata de motivação, mas de dedicação. Se aquelas aulas de ginástica estão agendadas, então você tem que ir. Essa é uma reunião na qual você é o chefe; vai ter que ir. E por que não gostaria de ir? Você não programou uma rotina de atividades das quais gostasse? Quem alcança o sucesso não são as pessoas mais motivadas, e sim as mais dedicadas e diligentes. Pratique habilidades que possam fortalecer sua dedicação e não foque apenas em tentar se sentir motivado o tempo todo.

Nos dias em que não se sentir motivado, sua dedicação a si mesmo, aos seus objetivos e à sua saúde serão sua força motriz. Nos dias em que se sentir ótimo e cheio de energia, aí sim sua motivação vai resplandecer. Tanto a motivação quanto a dedicação são importantes, e você terá fases de incrível motivação e fases em que a motivação vai esquecer seu nome. É preciso desenvolver um plano que o ajude a permanecer dedicado mesmo quando a motivação não der as caras. Sua escalada deve prosseguir mesmo quando sua maior vontade for desistir. Como já disse, foi isso que funcionou para mim e para a minha jornada, e o meu palpite é que, se esse método me ajudou a perder peso e a atingir meus objetivos, então ele bem que pode ajudá-lo também.

Uma coisa que pode ajudá-lo a permanecer dedicado e focado é escrever uma declaração pessoal de qual é sua missão – uma declaração que resuma seus objetivos, metas e valores para essa jornada. Ter uma missão formalizada e por escrito pode ajudá-lo a manter o foco naqueles dias em que você não tem a menor vontade de fazer nada que seja saudável ou produtivo. Naqueles dias em que as únicas coisas boas parecem ser as não saudáveis. Ter uma missão assim pode ajudá-lo nos dias em que você sentir que para cada passo adiante acaba retrocedendo dois. Esses dias vão chegar; por isso, eis aqui um plano para ajudá-lo a se manter focado e dedicado, e evitar aquele pensamento de "chega, eu não quero mais isso".

Aqui estão alguns exemplos de missões para uma jornada de emagrecimento:

Minha missão é alcançar a melhor versão de mim mesmo.

Nessa jornada, meu foco será o desenvolvimento de hábitos saudáveis, construindo uma rotina saudável que me permita viver a vida ao máximo.

Meu objetivo é construir uma vida saudável e uma jornada da qual eu possa me orgulhar.

Quero que a minha história inspire as pessoas a sonharem alto e mostre a todos que é possível ser tudo o que sempre se quis.

E a sua missão? Como será?

_____

_____

_____

_____

_____

6

Esforço? Que Nada...

Subi na balança, expirei todo o ar e fechei os olhos. Depois de alguns segundos agonizantes, olhei para baixo e vi os números piscando. "Ah", lamentei. O número 85 olhou para mim. Os mesmos dois números dos últimos quatro malditos meses! Comecei a acreditar que meu destino era pesar esses 85 quilos pelo resto da vida. *Eu não entendo!*, gritei comigo mesma em pensamento. *Foi tão fácil emagrecer quando eu estava na Escócia, e nem estava fazendo tanto esforço assim! Agora cá estou eu, em casa de novo, e não perdi nem um grama em mais de quatro meses! Estou dando aulas de zumba dois dias por semana e continuo comendo as mesmas coisas que comia na Escócia. O que eu faço?!* Meu diálogo interno continuou por mais algum tempo.

O ano que passei na Escócia acabou antes do verão, então voltei para minha terra. Fiquei na casa dos meus pais durante as férias de verão, como sempre, e depois regressei ao *campus* da universidade no outono. Ainda faltava um ano para minha formatura, e eu estava decidida a continuar perdendo peso. Mas estava tão frustrada! Na Escócia, tudo aconteceu com naturalidade. Como eu não conseguia mais sobreviver à base de *junk food* vegana, tive de aprender a comer de modo saudável. E também tinha que caminhar... *para todos os cantos*. Caminhar para trabalhar. Caminhar para a faculdade. Caminhar para qualquer lojinha. Caminhar para ir à balada. Precisava caminhar para tudo o que queria fazer. O fato é que caminhar para todos os lados colaborava muito com a queima de calorias.

Em casa, voltei a ter acesso ao meu Jeep e a todas as minhas comidas prediletas, o que acabou interrompendo meu emagrecimento. Mas, apesar de tudo, eu ainda dava aulas de ginástica. Enquanto morei na Escócia, dei aulas de zumba para minhas colegas de apartamento, em uma cozinha minúscula, e, de vez em quando, corríamos pelas trilhas do parque que ficava atrás de onde morávamos. Porém nada daquilo tinha sido estruturado. Aliás, assim que voltei para casa, comecei a dar aulas dois dias por semana, frequentando outras aulas de ginástica aqui e ali. Mas emagrecer que era bom, nada. Nenhum graminha. Só que eu ainda comia as mesmas coisas: batatas no micro-ondas, brócolis e aspargos cozidos no vapor e torradas integrais. Para ser sincera, comi essa combinação quase todos os dias enquanto morei na Escócia. Apesar disso, eu via resultados! Fui reclamar com a minha nova colega de quarto, Brea, sobre como era irritante passar de perder tanto peso, sem sequer fazer esforço, para tentar como uma condenada e não ver resultado nenhum.

Brea e eu tínhamos muitas coisas em comum. Ela vinha brigando com a balança a vida inteira, então, em determinado momento, resolveu fazer uma cirurgia bariátrica. Agora que já estava plenamente recuperada da cirurgia, encontrava-se em uma jornada em busca de sua meta de peso e de criar hábitos saudáveis duradouros. Brea era aquela *hippie* típica: vegana e toda "paz e amor". A menina chegou a se formar em comportamento de primatas e trabalhava com os chimpanzés que usavam linguagem de sinais na minha universidade. Éramos, e ainda somos, melhores amigas. Ela e eu frequentávamos aulas de malhação juntas a semana inteira, e eu a incentivei a tentar uma das minhas aulas de zumba. Ela acabou se tornando uma daquelas alunas que ficam na primeira fila. Brea era a pessoa a quem eu recorria para reclamar sobre o efeito platô na minha perda de peso. Era ela também que tirava sarro da minha cara pela quantidade ridícula de brócolis que eu comia, e como a casa inteira ficava fedendo a brócolis no vapor.

Mais uns meses se passaram, e a balança continuava reluzindo aqueles dois números: "85". Minha frustração aumentava e minha motivação diminuía. Minhas malhações, que antes significavam frequentar algumas aulas extras de ginástica toda semana, agora se limitavam às duas aulas que eu dava. Claro que ainda estava feliz comigo mesma e orgulhosa pela perda de peso na Escócia, mas triste por parecer que minha jornada chegara ao fim. Eu não tinha um abdômen definido, meus braços estavam flácidos e meu umbigo estava escondido por uma "dobra" de pele. Não sentia que tinha cruzado a linha de chegada. Sentia-me murcha emocionalmente.

Apesar de estar longe de ter atingido o fundo do poço, não pude deixar de notar aquele mesmo sentimento de derrota. Era como se eu estivesse sentada na metade do caminho até o Monte de Perda de Peso. Eu parecia ter encontrado um mirante agradável para descansar e ali montara meu acampamento – mas não tinha consciência disso. A Escócia era a trilha que eu tinha sido capaz de percorrer. Não era muito íngreme, mas, mesmo assim, exigia certo esforço de minha parte. E eu era capaz de manter um ritmo constante para obter progressos. Agora, estava sentada naquele mirante, a poucos passos da parte mais íngreme da escalada, a parte que exige que você cerre os dentes e coloque uma bela de uma bota resistente para continuar a trajetória. A parte em que uma trilha se transforma em escalada em pleno paredão rochoso, era lá onde eu estava. Só precisava recolher a barraca e levantar acampamento.

O Natal estava chegando e eu estava empolgada para passar um mês inteiro em casa, com a minha família e curtindo férias mais que merecidas da faculdade. Minha mãe me perguntou o que eu queria do "Papai Noel", mas eu não tinha certeza. Se o Papai Noel me trouxesse uma balança que mostrasse outra coisa que não fossem aqueles 85 quilos, seria ótimo! Mas uma coisa não saía da minha cabeça. Em uma madrugada daquelas, vi um infomercial na TV que anunciava um programa de treino bastante intenso. O programa tinha sido criado para trazer resultados incríveis em sessenta dias; era completo, com treinos para se fazer em casa que variavam todos os dias e um guia nutricional fácil de acompanhar. Era isso o que eu queria do Papai Noel. E o bom velhinho não me decepcionou.

Com o novo programa de treinos, também ganhei algumas novas roupas e acessórios de malhação. Agora ninguém me impediria de atingir minhas metas! Estava "pilhada" para quebrar aquela barreira dos 85 quilos de uma vez por todas! Àquela altura, havia sete meses que eu não saía dos malditos 85 quilos. Minha família e eu nos sentamos na sala de estar para conversar e admirar todos aqueles presentes. Minha mãe me perguntou quando eu começaria meu novo programa. Falei, um tanto receosa, sobre como o guia nutricional parecia diferente de tudo o que conhecia e como eu estava animada e nervosa ao mesmo tempo. O guia exigiria minha criatividade para fazer substituições veganas, mas isso era tranquilo. Minha mãe sentou-se ao meu lado diante da mesa da cozinha e examinou melhor o tal guia nutricional. Conversamos sobre as novas receitas que poderíamos fazer juntas e quais produtos precisaríamos comprar no mercado. Minha mãe parecia mais empolgada que eu e foi direto até o computador para comprar um programa de treino para ela também! Nós duas concordamos que eu só iria começar depois do Ano-Novo. Nossa resolução de fim de ano seria concluir o programa. Meu pai se sentou no sofá, revirando os olhos com desdém; ele sabia que, toda vez que minha mãe se empolgava com alguma coisa, ele acabava sendo "encorajado" ("forçado", segundo ele) a se empolgar também.

Os detalhes do programa davam a impressão de que era um treino barra-pesada. E eu estava pronta para o desafio! Estava pronta para libertar a garota *fitness* que habitava minha alma... se é que habitava mesmo. Ainda não estava completamente segura. A única coisa que eu sabia era que estava pronta para deixar de pesar 85 quilos e estava pronta para continuar minha escalada até o pico do Monte de Perda de Peso. Já não aguentava mais aquele acampamento, portanto não via a hora de retomar o percurso.

Do mesmo jeito que o Ano-Novo veio, foi embora em um piscar de olhos, e, poucos dias depois, as aulas já tinham voltado. Vibrando de ansiedade, contei a Brea sobre o novo programa que tinha ganhado de presente e tentei deixá-la animada a fazê-lo comigo. Mesmo sem muito entusiasmo, ela concordou em começá-lo, se a agenda dela permitisse.

Pendurei o calendário de exercícios na parede do meu quarto e fui direto até o mercadinho da cidade a fim de comprar toda a comida necessária para definir meu caminho rumo ao sucesso. Brea e eu éramos duas *nerds*, tanto que ir às compras era um dos nossos passatempos favoritos, os quais, quase todas as vezes, terminavam em compras de roupas ou outros itens de que não precisávamos. Mas é isso o que acontece quando o melhor mercado da cidade também é uma superloja que vende de tudo, desde cortadores de grama até vestidos de festa.

Atravessei todos os corredores, pegando tudo de que precisava, tentando calcular mentalmente quantas frutas e hortaliças seriam necessárias para a semana. Fizemos nossas compras e logo voltamos ao apartamento. Brea tinha de fazer um plantão noturno, portanto não poderia me acompanhar no meu primeiro treino. Mas ela me ajudou a afastar a mobília da sala para o primeiro treino, assim, mesmo que eu levasse um tombo, evitaria bater a cabeça na quina da mesa. Em seguida, ela foi trabalhar e eu amarrei o cadarço do meu tênis de treino, dando *play* no aparelho de DVD.

Após os primeiros minutos, a empolgação e a adrenalina iniciais sentidas antes de começar um novo programa de treino tinham se esgotado. Agora eu estava diante de um treino tão desafiador que comecei a sentir lágrimas enchendo meus olhos no meio da prática. O treino todo tinha só 25 minutos, mas cada minuto me deixava cada vez mais exausta e desmoralizada. Comecei a achar que eu era "semi-*fitness*"! *Eu dou aulas de ginástica!*, gritei dentro da minha cabeça. *Deveria ser capaz de terminar esse negócio sem a sensação de que meu coração vai explodir!*

Os 25 minutos pareciam uma eternidade. E, assim que aquela eternidade terminou, esparramei-me no chão da sala: uma balofa suada, exaurida e derrotada com 85 quilos. Não sei por quanto tempo fiquei ali deitada recuperando o fôlego, mas, aos poucos, fui encontrando força suficiente para ir até o quarto e ligar para a minha mãe.

— Mãe! — gritei bem alto no telefone.

— Querida, o que há de errado?! — ela perguntou com preocupação na voz.

— Acabei de terminar o primeiro treino! — gemi ao telefone. — Foi tão difícil! Achei que eu estivesse pelo menos um pouco em forma! Não acredito que foram só 25 minutos e tenha sido tão difícil assim! Não tenho ideia de como vou conseguir fazer sessenta dias desse sofrimento!

Minha mãe concordou comigo que aquele era um dos treinos mais difíceis que ela já tinha feito, mas me estimulou a pensar como estaríamos lindas e felizes no final desses sessenta dias. Mamãe sempre representou minha razão interior quando eu me sentia desanimada. Ela era minha eterna motivadora e a voz de incentivo que reverberava dentro de mim quando eu mais precisava. E aquele tinha sido um dos meus piores momentos.

Sabia que ela estava certa. Na verdade, eu não queria desistir, só não esperava que o programa fosse tão difícil assim. Todavia, aquele tinha sido só o primeiro treino! E nem havia conseguido fazê-lo por completo! Logo depois que falei com a minha mãe, liguei para Dre e fui reclamar sobre como era difícil. Ele ficou empolgado por mim e me impeliu a continuar firme no propósito. Não estava muito interessado em fazer o programa inteiro, mas topou experimentar um ou dois treinos ao meu lado para entender o motivo de tanta reclamação. Nem preciso dizer que, quando chegou a vez dele de tentar o primeiro treino, também desabou no chão, tentando recuperar o fôlego. Dre e eu éramos, e ainda somos, grandes companheiros de malhação um do outro, mas curtimos tipos diferentes de treinos. Não temos aquela necessidade de fazer o treino de um para dar apoio às metas do outro.

Eu não tinha balança no meu apartamento, portanto, a única maneira de me pesar seria durante as visitas bimestrais à casa dos meus pais. Após me manter firme e forte no programa por duas semanas, fiquei ansiosa para ver o que piscaria no leitor da balança. Nos primeiros dias do programa, peguei um belo de um resfriado e fiquei "fora de operação" por alguns dias. Decidi que recomeçaria o programa, mas fiquei nervosa de que a pausa pudesse ter algum impacto nos resultados. Entretanto, continuei seguindo o plano nutricional à risca. Separava as refeições pela manhã e embrulhava os lanches para a aula. Estava sempre pronta para quando a fome batesse! Mesmo assim, não sabia o que esperar. Considerando como meu corpo vinha reagindo nos últimos sete meses, não achava que ele estivesse muito interessado nesse negócio de emagrecer.

Enfim, chegou o dia de me pesar. Duas semanas tinham se passado desde a última vez que vira o 8 e o 5 na minha frente – catorze dias forçando a barra naquele novo programa e dando aulas de ginástica na faculdade. Comecei a suar antes mesmo de me pesar. Inspirei fundo, pisei na balança e expirei. Esperei alguns segundos antes de olhar para baixo. Quando olhei, uma felicidade imensa tomou conta de mim no mesmo instante! A balança marcava 81! Eu tinha perdido quase quatro quilos – quatro quilos em duas semanas, depois de não perder nem um grama em sete meses! Vesti-me de novo (sempre me peso nua; qualquer pesinho conta) e corri até a minha mãe.

Ela também ficou superempolgada! Passamos a semana toda comparando histórias sobre como estávamos doloridas, trocando receitas e ideias de substituição para nossos guias nutricionais. Foi um bom fim de semana. Enfim tinha encontrado uma coisa à qual meu corpo respondia: consumo alimentar específico, treinos intensos e constância. No fim das contas, não era tão complicado assim. Pode parecer um método bastante padrão de perda de peso, mas, no meu caso, eu precisava de um momento de inspiração. Meu corpo tinha parado de reagir ao que eu fazia, tentando apenas me desviar do caminho da perda de peso. Senti-me plena de felicidade e nervosismo. Tinha sobrevivido aos primeiros catorze dias, mas continuava a pergunta: será que eu conseguiria me manter assim durante os sessenta dias? Liguei para o Dre e compartilhei minhas novidades. Ele ficou muito orgulhoso de mim e disse que me incentivaria a continuar firme no programa. Ele sempre me apoia; mesmo que não preferíssemos os mesmos métodos de ginástica, sempre encorajávamos as metas um do outro.

Despedi-me dos meus pais e voltei para a faculdade. Brea estava superfeliz por mim e brincou comigo que sessenta dias sem conseguir andar em linha reta por causa da dor nos músculos não seria tanto tempo assim. Contei a novidade para alguns alunos das minhas aulas de ginástica e, com o tempo, mais gente veio me perguntar sobre o meu progresso. Em nenhum momento os treinos ficaram mais fáceis, mas dava para sentir que meu corpo ficava mais forte e eu conseguia pegar ainda mais pesado. Minhas roupas começaram a ficar mais largas e passei a ouvir elogios aleatórios de como eu estava linda. Ainda sentia certa ansiedade diante da balança, mas meus esforços estavam valendo a pena. Os números continuavam baixando.

Depois dos tais sessenta dias, cheguei aos 72 quilos e ao tamanho 40 (minha calça no começo era tamanho 48). Eu estava mais magra do que já tinha conseguido ficar durante toda a vida! Usava roupas que nunca haviam ficado confortáveis daquele jeito. Olhava-me no espelho e me sentia fantástica! Estava oficialmente 44 quilos mais magra do que o meu maior peso. Poderia ter desistido nos 85 quilos. Poderia ter decidido que estava de saco cheio dessa história de emagrecer, depois de sete meses sem perder nem um grama. Mas não. Então, o que mudou? Meu esforço. Minha sinceridade comigo mesma. Minha dedicação. Meu nível de conforto.

Cheguei a um estágio de complacência em minha jornada. Quando eu morava na Escócia, meus hábitos alimentares mudaram de forma drástica em virtude do acesso limitado a *junk food*, e fui forçada a caminhar para todos os lados. Aquilo causou no meu corpo choque suficiente para me fazer emagrecer mais de catorze quilos. Porém, quando voltei para casa, ainda que meus hábitos alimentares continuassem os mesmos, minha atividade física tinha diminuído e eu não conseguia encontrar métodos suplementares de exercício. Meu corpo tinha se acomodado, daí me restaram duas alternativas: ou me esforçar ainda mais, ou relaxar de vez. No reino da perda de peso, isso é chamado de "platô".

Sete meses é um longo platô. Algumas pessoas vivenciam platôs de algumas semanas, enquanto outras têm experiências similares à minha. Eu poderia ter desistido, mas não o fiz. E, se estiver vivenciando um platô agora mesmo, você também não precisa desistir. Lembre-se: perder peso é ciência, não feitiçaria. Trata-se de encontrar a equação certa para o seu corpo, descobrir qual é o motivo do seu platô. Você não precisa entrar em desespero e desistir. O que você tem de fazer é verificar seu esforço ou, como digo, seu "E.F.F.O.R.T.". Essa palavrinha em inglês é a abreviatura de seis palavras, que em português ficam assim: exercício, comida (*food*), foco, organização, descanso (*rest*) e tempo. Todas essas áreas são importantes, e ao explorá-las individualmente você pode começar a vislumbrar as áreas da sua "equação" que exigem reciclagem ou reestruturação.

Exercício: no meu caso, esse foi um componente fundamental do motivo pelo qual fiquei empacada tanto tempo naqueles 85 quilos. A equação do meu corpo é 100% exercício e 100% comidas saudáveis. Se começo a me desviar de um dos dois, ou passo a me dedicar mais a um do que ao outro, paro de ver resultados. Nem todo mundo é assim, e é por isso que é tão importante parar um pouco para avaliar a equação que funciona melhor para o seu corpo. Tenha sempre em mente que nosso corpo precisa de uma mudança. Meu platô de sete meses é um exemplo perfeito de como nosso corpo pode parar de responder a métodos que antes funcionavam. No começo, minha equação era 100% comida e cerca de 25% exercício. No entanto, depois de catorze quilos de perda de peso, meu corpo não reagia mais àquela equação. Tive de dar uma mudada e subir uns mil níveis de dificuldade – um nível de malhação que beirava a loucura. *Mas...* funcionou!

Portanto, avalie seus exercícios. Você está se esforçando o bastante? Seus treinos são um reflexo de *você mesmo* na sua jornada? Lembre-se de que você não vai querer dar uma de Sarah e tentar ser quem você não é.

Exercícios podem ser uma coisa que talvez ainda não tenha acrescentado à sua rotina. Eu entendo; algumas pessoas não gostam de ginástica e preferem colocar o foco na comida. E, se só isso funcionar para você, ótimo! Mas sempre vou incentivar as pessoas a terem uma vida ativa e saudável. O que não significa que você tenha de correr uma maratona todos os fins de semana. Pode ser uma mera questão de colocar na sua agenda uma caminhada de 30 minutos por dia com o seu cachorro. Mas, se você não tem um planejamento de exercícios e parou de ver resultados na perda de peso, talvez seja hora de reconsiderar sua equação. Nossos corpos mudam, e o que funcionava antes para você pode não estar mais dando resultado. E está tudo bem! Significa que seu corpo está evoluindo. Sendo assim, embora eu saiba que platôs sejam frustrantes, lembre-se sempre de que seu corpo está tentando dizer: "Ei, sou mais forte que isso! *Nós* podemos chegar mais longe!". Embora seja irritante... é também um reforço de confiança. Só depende de como você encara a situação.

Se você é o oposto e já tem um plano de treino, talvez seja hora de intensificar sua ginástica. Sua dedicação à ginástica valeu a pena no sentido de que agora precisa dar mais de si para continuar a ver resultados. Se estiver confortável com o treino atual, não haverá mudanças. Mudanças não acontecem em nossa zona de conforto. Mudanças só acontecem quando o corpo é obrigado a se empenhar ainda mais. Emagrecer e criar um estilo de vida saudável exige dedicação da nossa parte... mas, no fim, tudo compensa. Então, corra atrás desses treinos desafiadores – treinos que fazem você chafurdar em uma poça de suor no chão; treinos em que você pode aumentar sua resistência ou estimular diferentes grupos musculares. Misture um pouco de tudo. Do mesmo jeito que você fica entediado ao comer a mesma refeição dia após dia, nosso corpo gosta de variar em termos de exercício. Encontre um que o desafie de uma maneira totalmente diferente, então o abrace com todo o vigor.

Isso não quer dizer que precise ser uma rotina de treinos que o deixe esgotado. Nós todos já vimos esse tipo de gente! Elas se matam na academia até não aguentar mais, depois vão para a cama e fazem a mesma coisa, tudo de novo, no dia seguinte. Não lhes sobra nada para oferecer ao mundo fora da academia, porque todo o tempo, energia e força foram dedicados a ela. Não digo que precise chegar a esse nível de dedicação. Embora você precise estar comprometido com suas metas, a vida tem de continuar a ser agradável e seus hábitos devem ser mantidos da melhor maneira possível. Você pode manter uma rotina de aulas intensas de 50 minutos de funcional; o que não dá é manter uma maratona de quatro horas de aeróbico combinadas com duas horas de treino de força logo em seguida. Então, quando digo para aumentar sua intensidade, não quero dizer que precise reorganizar toda a sua agenda para encaixar três horas de academia. Só quero que otimize o tempo que já é dedicado à atividade física, modificando seu treino e aumentando a intensidade. Lembre-se: tudo que você faz nessa jornada deve ser voltado para você e suas metas.

Comida (*food*): essa área é difícil de avaliar, porque muitas coisas podem estar contribuindo para um platô. Comer muito, não comer o bastante, ingerir muitos petiscos, comer seguindo uma agenda irregular... São muitas as hipóteses! Mas todas elas têm sua importância. E é importante descobrir na *sua* equação o que não está funcionando ou precisa ser modificado. Continuo colocando ênfase em "sua", pois quero que compreenda que aquilo que funciona para os outros pode não funcionar para você; aquilo que funcionou para mim talvez não funcione para você. Da mesma forma, isso se aplica às pessoas que sentem uma necessidade constante de lhe dizer o que você precisa fazer e o que deveria comer. Talvez você queira, com toda a educação, dizer para a pessoa que a sua equação é um pouco diferente, mas que agradece muito pelo "incentivo".

Nós todos conhecemos pelo menos uma daquelas pessoas que gostam de enfiar a cara na nossa comida e dizer: "Isso não vai ajudar em nada!" ou "Você tem que comer um negócio desses mesmo?". Agora você pode dividir com elas o conceito de equações corporais, e qual é a equação individualizada do seu corpo para atingir suas metas. Transforme a situação em um momento pedagógico... ou apenas abra o jogo e diga que o que você come não é da conta delas. Os dois métodos costumam funcionar!

Comer a quantidade certa – esse é um conceito complicado para algumas pessoas, sobretudo levando em conta o conceito errôneo da sociedade de que 1.200 calorias é o que você precisa comer se quiser emagrecer. Esse é um número ridiculamente baixo de calorias, e o corpo das pessoas é diferente. Encontre o número que sirva para você. Com mais frequência do que se imagina, as pessoas deixam de emagrecer por estarem comendo muito pouco, e não comendo em excesso. Maluco, não é? Mas é verdade; pelo menos, segundo minha experiência. Você quer ser saudável e emagrecer, então você come da mesma forma que Sarah: um dia cheio de bolinhos de arroz, saladas de alface e metade de uma laranja.

Essa é uma ótima receita para alcançar um esgotamento, um platô e uma sessão de compulsão alimentar assim que o fim de semana chegar. Portanto, encontre o seu número perfeito. O que *seu* corpo precisa para funcionar 100%? *Perda de peso saudável é sustentável; perda de peso por dietas-relâmpago, não.*

O conceito de comer a quantidade certa também inclui pessoas que têm o problema oposto: aqueles que comem demais. Você pode comer muita comida saudável. Comida saudável não deixa de ter calorias. Embora eu ainda não tenha conhecido ninguém que se tornou obeso por comer bananas, quando se está tentando emagrecer, é importante prestar atenção às suas fontes alimentares e monitorar o consumo. Encontre o equilíbrio de comer o suficiente, mas ainda assim ser capaz de emagrecer. Se comer muito pouco, seu corpo vai entrar em parafuso e atingir o tal platô; se comer demais, seu corpo vai acumular as calorias excedentes e você vai parar de ver resultados. Embora pareça frustrante e complicado tentar compreender a equação do seu corpo, tenha em mente que essa escalada não é uma corrida rápida! Tudo bem respeitar o seu ritmo durante a subida do Monte de Perda de Peso. O que importa é que você está indo na direção certa, e não a rapidez com que chegará ao topo.

Outro fator relacionado à alimentação que pode contribuir com um platô é não comer as coisas certas. Nem todas as calorias são criadas da mesma forma. Cem calorias de uma maçã *não* é a mesma coisa que cem calorias de uma barra de chocolate. Embora algumas pessoas gostem de argumentar que 1.500 calorias de *fast-food* sejam iguais a 1.500 calorias de comida saudável... elas são, na verdade, diferentes. A composição das calorias é importante e contribui para a maneira como seu corpo as decompõe e as utiliza. Não dá para fugir das consequências de uma dieta ruim. Alguns indivíduos são abençoados com um metabolismo veloz como um raio, e, não importa o que comam, sempre vão ter uma barriguinha definida por baixo da camiseta. Às vezes, a vida é injusta! Mas meu palpite é que você não é essa pessoa. E o que você come tem peso. Um peso enorme. Porque, se você for como eu, 1.500 calorias de *fast-food* não terão o mesmo impacto em seu corpo quanto 1.500 calorias de comida saudável.

Se você nunca foi uma daquelas pessoas que liga para o tipo de comida que ingere, só se atendo ao controle da porção e à contagem de calorias... você não acha que o tipo de comida ingerido possa ser a razão para que tenha chegado ao seu platô? Com certeza! Lembre-se: nosso corpo muda. E seu corpo pode estar dizendo: "Ei! Não sou um garotinho de 10 anos. Preciso de comida de verdade. Não quinze biscoitinhos meticulosamente contados". Pense no que está comendo. Pode ser que se encaixe à equação numérica a que seu corpo responde bem, mas agora, talvez, o tipo de comida precise ser melhorado. Quinhentos quilos de sujeira não têm o mesmo valor que quinhentos quilos de ouro. Calorias funcionam quase do mesmo jeito. Você está alimentando seu corpo com o quê? Ouro ou sujeira?

Comer a quantidade certa? Confere. Comer o tipo certo de comida? Confere. Então, o que resta avaliar para encontrar possíveis fatores que estejam contribuindo para o platô? Você está comendo com regularidade? Você pode ser o tipo de pessoa que se "esquece" de comer durante o dia. E vou ser honesta aqui: esse conceito passa longe de mim. Não vejo a hora de acordar e tomar meu café da manhã. Minha tigela matinal de mingau de aveia é uma das minhas coisas prediletas, e, enquanto estou comendo mingau de aveia, já estou pensando no que vou comer no lanchinho no meio da manhã. Eu amo comida. Penso em comer o tempo todo. Não "esqueço" de comer. Mas algumas pessoas, sim. Daí, assim que pisam em casa, são arrebatadas por um desespero do tipo "estou faminta!". Nessa hora, consomem o valor diário de calorias de uma só vez.

Nosso corpo é igual a uma máquina; se você mantiver uma máquina lubrificada (alimentada), ela continua funcionando com perfeição. Quando você reduz a frequência da lubrificação, já começa a não funcionar tão bem. Seu corpo reduzirá a velocidade com que decompõe os alimentos. Então, quando você come uma quantidade enorme de comida de uma só tacada, seu corpo vai funcionar em ritmo lento e arrastado. Mantenha seu corpo em perfeito estado, comendo as coisas certas com frequência e de acordo com uma agenda regrada. Isso também vai ajudá-lo a diminuir aqueles momentos de "estou faminto!".

Foco: você está construindo hábitos e rotinas que o aproximam de suas metas? Está ativamente engajado em criar hábitos saudáveis? Tem alimentado seus hábitos saudáveis, ou está apenas restringindo seus hábitos prejudiciais? Limitar-se a restringir hábitos não adianta. Você precisa substitui-los. Pense em seus hábitos alimentares como uma criança de 2 anos. Crianças são agitadas, temperamentais e imprevisíveis. Elas precisam estar em constante movimento e que algo as mantenha entretidas. Não dá para dizer a uma criança que pare de fazer algo; você precisa redirecioná-la a um comportamento mais adequado. Caso contrário, ela vai continuar a se comportar de modo indesejável até trocar de atividade. É impossível dizer "não faça isso" e achar que ela vai ouvi-lo... Uma criança fará o que lhe der na telha. Mas, se você lhe ensinar ou mostrar algo que ela possa fazer, é bem provável que o comportamento problemático deixará de existir.

Seus hábitos alimentares funcionam da mesma maneira. Não é só uma questão de interromper um comportamento prejudicial; você precisa substituir o comportamento ruim por uma opção melhor. Do contrário seus hábitos alimentares, à semelhança de os de uma criança, vão voltar com tudo e fazer uma pirraça daquelas... que se manifestará em forma de uma péssima refeição. Não seja uma criança. *Concentre-se* em substituir esses comportamentos e criar um verdadeiro plano estratégico para atingir suas metas. Você não pode achar que vai conseguir chegar ao topo do Monte de Perda de Peso com uma mentalidade do tipo "se tiver que ser, será". Isso vai fazê-lo se sentir aborrecido e empacado, só perdendo aqueles mesmos dois quilinhos de sempre. Aja com propósito e mantenha-se focado.

Organização: você está planejando e definindo a trilha para o seu sucesso? Planejando seus treinos e preparando suas refeições, para que não ceda à primeira tentação que aparecer à frente? Organização é um componente fundamental nessa sua jornada. Se não tiver organização, você vai bater no platô. Vai parar de ver resultados. E talvez você esteja nessa situação agora mesmo. Talvez tenha começado cheio de força de vontade, mas, agora que "pegou o jeito de tudo", não empenha o mesmo esforço que tinha na organização de sua agenda semanal e diária. Essa mentalidade é a receita ideal para um platô. Quanto mais você se empenha em comportamentos saudáveis, maior a probabilidade de que eles se tornem naturais no seu dia a dia. Organizar deveria ser um dos comportamentos saudáveis.

Tenho mantido essa minha vida saudável por sete anos, e ainda reservo um tempinho para planejar minha semana. Reservo tempo para organizar minha agenda semanal e uso cardápios para me ajudar nesse planejamento. No começo de toda semana, coloco no papel *todas* as minhas refeições, até os lanches! Escrevo tudo e, depois, faço uma lista de compras de acordo com as refeições que escolhi para a semana. Isso me manterá focada e organizada quando entrar no mercado. Mercado é um daqueles lugares em que você não pode entrar sem um planejamento!

É fácil dar uma relaxada na organização quando você começa a pensar "agora eu já entendi esse negócio todo de alimentação saudável". Mas não pode relaxar na preparação. Se você for como eu, passou a maior parte da sua existência acima do peso, e uma coisa que você não pode ignorar é sua história. Sou saudável porque estou sempre escolhendo estar envolvida com um estilo de vida saudável; não é algo natural para mim. Criei esse hábito e continuo a desenvolvê-lo. Tomo uma decisão consciente para fazer escolhas saudáveis todo santo dia. Entretanto, o que se tornou mais fácil na minha jornada foi a capacidade de fazer essas escolhas saudáveis. Quando você começa a sua jornada (talvez seja o seu caso agora mesmo), cada opção saudável é uma luta diária. Você entra em uma batalha mental entre o desejo de comer coisas nada saudáveis e o anseio de atingir as metas de perda de peso. Toda vez que você entra em um refeitório e vê aquele prato cheio de *cupcakes*, você luta para ficar longe deles. Qualquer um sente isso em certo nível – você não está sozinha! E posso garantir que vai ficando cada vez mais fácil resistir às tentações do menu de sobremesas. Quanto mais você alimenta o lado saudável, mais forte fica. O que estou tentando fazê-lo entender é que você não pode ignorar onde estava e onde está agora. É preciso seguir desenvolvendo a mentalidade dos hábitos saudáveis. Você precisa ter a intenção de desenvolver hábitos saudáveis e organizar seu dia.

A organização se aplica a muito mais do que só comida. Você também precisa ter força de vontade em seus treinos. Certa vez, ouvi um ótimo conceito que acrescentei à minha rotina em relação à agenda de treinos: trate seus treinos como uma reunião em que você é o chefe. Chefes não deixam de comparecer a reuniões marcadas. No início de cada semana, organize sua agenda de exercícios semanais. É bem fácil relaxar nos treinos quando os resultados param de aparecer. Mas é nessa hora que você precisa dar aquela levantada no astral! Portanto, se está vivenciando um platô no momento, pense em quantos dias você resolveu descansar esta semana ou quantas vezes você pulou o treino porque "não estava no pique". Mas não me entenda mal: dias de descanso são muito importantes! Falarei exatamente sobre isso no próximo tópico. Porém você pode acabar sendo levado a tirar muitos "dias de descanso" quando começar a se sentir exausto e desanimado com o progresso. E excesso de descanso acaba levando ao platô.

Sei bem como é essa sensação de exaustão. Você se esforça um bocado, acorda cedo, recusa todas as guloseimas que lhe são oferecidas. Come salada, apesar de sonhar com batatas fritas há semanas. Pega uma maçã, quando há uma tigela de batatinhas crocantes chamando você. Atém-se às suas marmitas de comida saudável, no trabalho ou na faculdade, ainda que o cheiro de pizza no ar faça você suar frio. Eu entendo! Já estive no seu lugar. Tenho recusado as asinhas de frango *maravilhosas* que o meu pai faz em todas as reuniões de família nos últimos sete anos! Elas são tão gostosas que ainda sonho com elas! É uma das poucas coisas não veganas que ainda desejo. Então, eu entendo bem. Sei que é difícil. Mas toda meta que vale a pena ser atingida requer um bocado de esforço. A decisão de me tornar vegana foi a melhor escolha que já fiz pela minha saúde, mas não significa que eu não sonhe com minhas comidas prediletas de antes. A amante de *junk food* nunca vai deixar de existir.

Portanto, se você tivesse que fazer uma avaliação crítica à sua organização nas áreas da alimentação e dos exercícios... o que diria? Você se daria uma nota alta no quesito "manter-se organizado e decidido em relação às suas metas e à preparação das suas refeições", ou diria que precisa melhorar?

Descanso (*rest*): existem dois tipos de fatores relacionados ao descanso que podem causar um platô. Há aqueles que nunca dão uma pausa para respirar. E há aqueles que mais descansam do que se esforçam. Esses dois comportamentos podem afastá-lo do progresso e impedir que atinja suas metas. E posso afirmar, por experiência própria, que ambas as coisas podem atrapalhar seu progresso.

Como instrutora de aulas de ginástica, sou paga para me exercitar. Houve um tempo em que eu dava cinco aulas por semana e ainda tentava fazer meu treino pessoal. Hoje, alguns instrutores "supervisionam" quando dão aulas; isso significa que eles caminham pela sala de aula enquanto comandam a aula verbalmente e fazem as devidas correções. Essa é uma técnica bastante eficaz para que os instrutores possam descansar um pouco ou dar aulas mesmo que estejam meio indispostos. Todo instrutor tem um dia ruim! Quando não conseguem encontrar um substituto, mas estão doentes demais para dar uma boa aula, eles preferem "supervisionar" em vez de praticar com a turma.

Sendo muito sincera... não sou o tipo de instrutora que supervisiona. Meu estilo de aula é o seguinte: se eu quero que você dê tudo de si, preciso servir de exemplo e demonstrar que estou dando tudo de mim. Nada me irrita mais do que um instrutor gritando comandos enquanto fica parado na parte de trás da sala, sem nenhuma gota de suor na testa. Se estiver na minha aula, nós todos estaremos suando. Se você estiver esbaforido, *eu também* estarei esbaforida. Eu não conduzo apenas um treino; eu o faço com você. Só faço pausas quando estou exausta ou se preciso corrigir alguém. Não faço pausas só porque não estou a fim de treinar.

Tive um momento na vida em que dava cinco aulas por semana e, também, fazia meus treinos pessoais, como já disse. E, além disso, fazia faculdade em tempo integral. Minha vida estava em constante atividade. Eu levantava cedo para ir à faculdade e ficava acordada até tarde, porque uma das minhas aulas só acabava bem depois das nove da noite. Embora café fosse, e ainda é, o sangue que corre nas minhas veias, não serve como substituto para o sono. Algumas vezes, eu conseguia tirar um cochilo rejuvenescedor entre uma tarefa e outra, mas não há nada que substitua uma boa noite de sono. Além do mais, quem tem tempo para uma noite com oito horas de sono quando se tem pilhas de dever de casa para fazer?

Embora minha agenda fosse corrida, isso não impedia a manutenção dos meus hábitos alimentares saudáveis. Àquela altura da minha jornada, meus hábitos alimentares saudáveis haviam se tornado uma rotina constante. Então, se eu me dedicava aos treinos e tinha hábitos alimentares saudáveis, por que meu progresso tinha parado? E por que eu havia parado de ver progresso na balança? Porque nunca tive dias inteiros de descanso. Nunca me foquei em desenvolver hábitos saudáveis de recuperação, como almejar uma noite de sono completa e dar um dia de descanso ao meu corpo. Um dia de descanso para o corpo é como um dia inteiro de irrigação para um jardim. Acontece só uma ou duas vezes por semana, mas é fundamental para o sustento e o florescimento do jardim. Estava me esforçando muito, mas não estava regando o jardim.

Portanto, se estiver diante de um platô, quando foi a última vez que regou o seu jardim? Está dormindo o suficiente durante a noite? Está tirando um ou dois dias de descanso por semana? Talvez seja difícil justificar os dias de descanso, eu entendo! Você quer dar o seu melhor todos os dias, porque suas metas estão muito próximas. Ou não quer arriscar cair na tentação de voltar aos velhos hábitos, por isso concentra-se em não deixar de ir à academia. Porém, agora o seu corpo está cansado. E corpos cansados são corpos estressados. E estresse não é saudável.

É fácil exagerar quando se está começando, como Sarah correndo na velocidade máxima da esteira. Você tem tanta motivação no primeiro dia que, quando os portões da atividade física se abrem para a corrida, você dispara com *toda* a força, tendo em mente suas metas de treino. Você puxa todos os pesos! Come todas as coisas verdes! Bebe toda a água! Corre todos os quilômetros! Seu aquecimento termina com uma mentalidade de maratona. Isso é ruim? Talvez. Ter motivação é ótimo! Mas exercitar-se além das capacidades físicas pode levar a lesões, fadiga e dores musculares tardias tão severas que você talvez não consiga caminhar pelo resto da semana. E *isso* não é saudável.

Sem dor, sem recompensas? Claro, mas não dá para achar que é uma recompensa sentir tanta dor a ponto de não conseguir esticar os braços para pentear o cabelo! E estou dizendo isso por experiência própria. Certa vez, tive uma dor muscular tardia tão intensa que precisei ligar para Brea vir me ajudar a tirar o *top* de malhação... Não foi um momento muito bacana. Rimos muito da situação, mas, encarando-a com a devida seriedade, meu corpo estava em estado de dor e estresse profundos. Seu corpo merece sono e descanso. Avalie seu descanso. Dias de descanso planejados são tão importantes quanto os treinos.

Tempo: você está acelerando o processo? Mudança leva tempo, então demonstre paciência. Mudança precisa de dedicação. Você está se dedicando o bastante para atingir suas metas? Acelerar o processo é uma coisa que não só vai causar um platô, mas também vai levá-lo ao fracasso. Você resolveu se dedicar à incrível missão de transformar por completo sua vida, seus hábitos e sua saúde. E isso demora um pouco mais do que algumas semanas. Mas você se vê toda hora em cima de uma balança e incomodado com seu reflexo no espelho. Sente-se frustrado quando se passam alguns dias e a balança não muda nada. Seu foco passou de atingir suas metas para correr até elas. Você já tentou subir correndo uma montanha? Meu palpite é que os alpinistas mais experientes não têm a meta de chegar mais rápido ao topo. A meta dos alpinistas é atingir o topo em segurança e curtir o passeio.

Sua jornada em direção ao Monte de Perda de Peso tem que funcionar da mesma maneira. Não importa a rapidez com que chegará ao topo; o que importa é que você chegue lá em segurança e com as ferramentas necessárias para *manter* sua vida saudável. Se estiver focado demais em correr, pode acabar perdendo o passo, escorregando e caindo. Ou talvez esteja tão focado na corrida que acabará perdendo a oportunidade de desenvolver os hábitos saudáveis necessários para escalar a cordilheira além do Monte de Perda de Peso: a cordilheira da Manutenção do Peso.

Lembro-me de certo dia em que compartilhava minhas frustrações com minha irmã e minha mãe, sobre como ainda estava com o mesmo peso havia duas semanas (a essa altura, pesava 70 quilos). Minha irmã disse:

— Sharee, mas veja como você progrediu! Você está tão focada em perder mais peso que acaba não dando o devido valor ao que já conquistou.

Minha reação inicial foi argumentar e ficar na defensiva. Fiz alguns comentários sarcásticos de como estava curtindo minha jornada. Entretanto, tempos depois, percebi que ela estava certa! Eu estava tão focada no resultado final que acabei me desligando do prazer diário de ser saudável. Minha jornada tinha se transformado em um jogo de números, e eu estava presa a ele por conta da balança. E odiei quando me dei conta disso! Essa não era eu! Não era essa a jornada que eu queria ver quando olhasse para trás. Havia me esforçado demais para ficar nesse joguinho com a balança.

E *você* trabalhou duro demais, e vai continuar trabalhando duro demais, para ficar empacado nesse mesmo joguinho de balança? A balança é importante? Sim, no sentido de que você deve ter uma meta a alcançar dentro de um parâmetro de peso saudável. Mas só para isso. Quando você começa a focar na sua saúde, nos seus hábitos alimentares, nos seus hábitos de sono e em suas atividades físicas, a balança vai se ajustando sozinha. Então, onde fica o foco? Nas coisas importantes que o ajudarão a manter um estilo de vida saudável para além do Monte de Perda de Peso? Ou vai continuar preso a esse joguinho de balança e corrida até o topo, tão focado no tempo e nos números que nem se permitirá curtir a jornada?

E quanto ao fator oposto relacionado ao tempo? Você está tão focado em dormir que não consegue fazer uma caminhada de meia hora. Passa a dar tanto valor aos dias de descanso que acaba tendo seis deles por semana. Bem, nesse ponto, você não está irrigando o jardim, mas afogando as plantas. Eu era assim, quando comecei minha jornada. Costumava frequentar a academia com a minha mãe uma vez por semana e já achava ótimo – e, nessa frase, não usei "fazer treinos" de propósito. Eu ia até a academia e ficava mexendo nos aparelhos de qualquer jeito... sem nenhum foco, intensidade ou propósito. Tinha o desejo de emagrecer.

Mas não tinha a menor determinação. Deixar-se arrastar pela maré não vai levá-lo a lugar nenhum. Mente e coração precisam estar juntos nessa jornada, não apenas o corpo.

Uma das primeiras academias que comecei a frequentar era uma só para mulheres. A academia era organizada de tal modo que bastava você chegar, percorrer algumas vezes um circuito de aparelhos e pronto: seu treino tinha acabado. Havia histórias motivacionais de sucesso coladas nas paredes sobre perda de peso e transformações corporais. E eu estava decidida a ter uma história semelhante pendurada na parede. Minha mãe e eu éramos frequentadoras assíduas. Eu conhecia todos os funcionários e batia papo com as outras frequentadoras assíduas. Havia uma atmosfera divertida e de apoio mútuo. Contudo, embora as outras pessoas estivessem atingindo suas metas, meu peso não cedia. Isso acontecia em virtude da minha falta de foco. Eu não tinha propósito na minha atitude. Não tinha foco em elevar meus batimentos cardíacos e suar como nunca. Achava que só por entrar em uma academia meu esforço por estar ali garantiria minha perda de peso. Bem, detesto ter que desapontá-lo, mas a gordura não vai embora só por você entrar em uma academia. Academias não são lugares milagrosos, onde existe uma obra divina que elimina as camadas de tecido adiposo do seu corpo. Se quiser um corpo definido, vai ter de fazer muito mais do que elíptico por 35 minutos em um ritmo sossegado. Emagrecer exige esforço. Não é impossível, mas é difícil.

O tempo que você dedica às suas metas deve refletir o tamanho delas. Se você tem metas grandes, seu comprometimento em termos de tempo também deve ser grande. Genial, certo? Avalie seu E.F.F.O.R.T.: exercício, comida (*food*), foco, organização, descanso (*rest*) e tempo. Se não estiver vendo resultados ou se o seu progresso foi interrompido, alguma dessas áreas pode estar deficitária.

Esteja você ou não em um platô neste momento, é benéfico avaliar seu esforço (E.F.F.O.R.T.) para identificar reveses que podem ocorrer no futuro. De qualquer modo, isso pode ajudá-lo a redirecionar o foco de sua missão. Agora é hora de reservar um tempo para uma avaliação crítica. Como está o seu E.F.F.O.R.T.?

Exercício: Você está mantendo uma rotina? Tem alternado exercícios de modo a mantê-los desafiadores?
_____
_____
_____

Comida (*food*): Você está comendo o suficiente, ingerindo as coisas certas, se alimentando com frequência? Está evitando porcarias?
_____
_____
_____
_____

Foco: Você está criando hábitos e rotinas que o aproximarão de suas metas?
_____
_____
_____
_____

Organização: Você está planejando e se colocando na trilha do sucesso? Está planejando o horário do seu treino? Está dedicando tempo para preparar suas refeições semanais?
_____
_____
_____
_____

Descanso (*rest*): Você está permitindo que seu corpo descanse o suficiente? Está regando seu jardim toda semana? Ou está descansando demais, afogando as suas plantinhas?

_____
_____
_____
_____

Tempo: Você está acelerando o processo? Mudança exige tempo; sendo assim, está demonstrando paciência? Mudança exige dedicação. Você está dedicando tempo suficiente para atingir suas metas?

_____
_____
_____
_____

7

Os 1.200 Mágicos

Mil e duzentos. Esse é o número mágico para a perda de peso, certo? Se você comer apenas 1.200 calorias por dia, todos os seus sonhos de perda de peso se tornarão realidade e você logo sairá desfilando com o corpo que sempre desejou! Se comer 1.200 calorias, seus anseios mais malucos de perda de peso vão se concretizar, e seu corpo vai irradiar saúde e estar pronto para vestir um biquíni. Não há nada que não possa conquistar quando começar a comer 1.200 calorias diárias! Bem... pelo menos é isso o que as matérias de revistas padronizadas e muito mal escritas dirão a você. Não sou nutricionista. Não sou professora de educação física. Sou uma psicóloga escolar, apaixonada por atividade física e com experiência em dar aulas de ginástica. Portanto, a seguinte informação não vem de um livro. Vem da minha experiência pessoal de perder metade do meu peso corporal.

Caminhar até a faculdade de manhã não era tão ruim; me dava a oportunidade de brincar através da cerca com os bezerros da fazenda ao lado de casa. De vez em quando, eu admirava a sra. Jones podando os incríveis canteiros de flores. Mais ou menos a cada duas semanas, ela entregava flores nas casas da rua. Os buquês eram impressionantes e adornavam o centro da mesa de jantar da minha família.

— Olá, senhora Jones! — gritei certa manhã a caminho da escola.

Ela sorriu e acenou para mim assim que entrei no ônibus. Entretanto, alguma coisa me chamou a atenção naquela manhã; a sra. Jones estava de pé ao lado dos canteiros, mas não podava nada. Não pensei mais nisso, exceto que achei esquisito. Mas, enfim, ela já era uma senhora de idade.

Algumas semanas se passaram e notei que não chegavam mais flores novas para nossa mesa de jantar.

— Mãe — disse eu —, por que não temos flores novas? Está tudo bem com a senhora Jones?

— Sim, querida — disse minha mãe. — A senhora Jones veio aqui mais cedo. Acho que ela está tendo problemas com as flores este ano. Talvez em algumas semanas tenhamos flores novas. — Então deu de ombros. — Mas estou com algumas ferramentas de jardinagem que preciso devolver a ela. No caminho da escola, você pode deixá-las lá e perguntar sobre as flores. Também estou sentindo falta da vida que as flores trazem para a cozinha.

Concordei com um gesto de cabeça e terminei o jantar.

Na manhã seguinte, fui para a escola alguns minutos mais cedo, para ter certeza de que daria tempo de parar e conversar com a sra. Jones. Conforme fui me aproximando da casa dela, notei que seu gramado estava triste e sem vida. Fiquei boquiaberta ao ver que aquele jardim, antes um lugar paradisíaco, agora mais parecia um cemitério de flores. Pude vê-la de joelhos, do outro lado do gramado.

— Senhora Jones! — gritei. — O que houve com suas flores? Está tudo morto! Todas as flores murcharam! O que aconteceu? — falei, quase aos soluços.

A sra. Jones ergueu a cabeça e, com lágrimas nos olhos, disse:

— Meu jardim foi tomado por ervas daninhas, então parei de regá-lo. Achei que isso mataria as ervas... e matou. Só que também matou todas as flores. Agora minhas belezinhas, assim como o meu trabalho árduo, morreram!

Lágrimas escorriam pelo rosto dela enquanto lamentava o fim do que já tinham sido, um dia, magníficos canteiros floridos.

O método de emagrecer comendo menos do que o corpo precisa é a mesma coisa que deixar de regar um jardim porque está se tentando matar ervas daninhas. Você perde o que tem de ruim junto com o que tem de bom. Não se pode almejar perder a gordura do corpo passando fome. Não dá para criar uma vida saudável por meios nada saudáveis. Regue o jardim. Alimente o corpo. Ora, nunca ouvi falar de um jardineiro ávido e experiente que privou as flores de irrigação, mas já ouvi falar de pessoas que passam fome para atingir sua meta, comendo, para tanto, menos do que seu corpo precisa. Mil e duzentas calorias não são suficientes. Esse número "mágico" para a perda de peso destruirá seu metabolismo. Você perderá a parte boa. Não é uma questão de "se", mas de "quando". Consumir apenas 1.200 calorias não é saudável nem sustentável.

Mas como? As pessoas perdem peso o tempo todo comendo 1.200 calorias. Sim, perdem! Mas o que acontece quando elas voltam a ingerir o número de calorias que um ser humano adulto deveria comer (1.200 calorias é o recomendado para uma criança de 6 anos)? O peso volta todo de novo. *A maneira que você perde peso é a maneira que seu corpo aprenderá a mantê-lo*. Mil e duzentas calorias é dieta-relâmpago em forma numérica. Mil e duzentas calorias é uma informação prejudicial que entulha as revistas que promovem a enganação do "perca cinco quilos em 10 minutos!". Não funciona e não é prático. Se, de fato, parar para refletir sobre o sofrimento que está causando a seu corpo ao comer apenas 1.200 calorias, você verá por que isso não funciona.

Sendo assim, quais são os reais efeitos de comer 1.200 calorias? Nosso corpo se adapta a sobreviver no ambiente em que vivemos. Se você, continuamente, comer menos do que o corpo precisa para funcionar de maneira adequada, seu corpo vai continuar funcionando plenamente? Não. É o mesmo que encher metade do tanque de um carro para concluir uma viagem que demanda um tanque cheio. O carro vai parar. Nosso corpo também. O corpo será forçado a decidir o que pode ser sacrificado para manter um mínimo de produtividade. Se você der apenas 65% dos nutrientes que o corpo precisa, ele operará a 65% de produtividade. Não é preciso ser um gênio para entender isso. Não preciso de um diploma em nutrição para dizer que seu corpo não vai funcionar direito com 600 calorias por dia, só porque você decidiu que vai ser assim.

O corpo vai começar a ficar mais lento. O metabolismo vai diminuir até sua velocidade mínima. E, se estiver tentando emagrecer, você vai querer exatamente o oposto. A ideia é acelerar o metabolismo, não torná-lo lento. Você vai querer que o organismo queime gordura (o combustível do corpo) com rapidez, não que a decomponha devagar. Sua velocidade cognitiva vai diminuir. O sistema imunológico vai ficar comprometido. Cabelos e unhas ficarão sem vida. Quem precisa de unhas e um cabelo brilhante quando se tem um corpo com cara de quem está morrendo de fome? Se você for mulher, corre o risco de interromper seu ciclo menstrual. Os níveis de cortisol subirão às alturas, e estresse crônico não é bom para ninguém. Exercícios? Ah, sim! Seu corpo está *morrendo de fome* – você acha mesmo que vai ter energia para correr alguns quilômetros? A atividade física mais simples vai deixá-lo exausto. Quando se sentir exausto e entregue... você acha que isso vai motivá-lo a ir para a academia? Se você se sentir um lixo, não vai conseguir dar o máximo de si.

Mas e quanto à perda de peso? Sim, a princípio você vai emagrecer. Seu corpo vai eliminar água e várias toxinas. Mas, depois de perder peso líquido, vai começar a emagrecer de maneira lenta e dolorosa. E, assim que voltar a comer a quantidade que seu corpo precisa de verdade, vai recuperar todo o peso anterior. Seu corpo vai começar a refletir: "Hum, não tenho recebido comida suficiente... A comida deve ter acabado! Vou morrer de fome, a menos que comece a armazenar tudo o que entrar em mim!". Então você literalmente se torna um armazém ambulante de alimentos. O corpo passa a não queimar o que come, mas a acumular tudo. Você vai ganhar peso mais fácil, porque seu corpo está convencido de que passará fome... E, sinceramente, vai passar mesmo.

Ainda não está convencido, não é? Quantas pessoas você vê por aí capazes de comer 1.200 calorias com regularidade sem reclamar de que precisam perder os mesmos cinco quilos o tempo todo? Elas chegam à meta, mas, quando voltam a comer "normalmente", o corpo recupera todo o peso perdido! Não tem como ser saudável se estiver matando de fome o seu canteiro. Regue seu jardim. Alimente-se como um adulto. Coma o suficiente. E coma direito. A maneira como você perde peso é a maneira como seu corpo aprende a mantê-lo. Sempre digo isso, mas qual é o seu significado real? O que, de fato, significa comer para manter sua perda de peso?

Significa que sua escalada pelo Monte de Perda de Peso envolve aprender o que é e como será, para você, um estilo de vida saudável. De que adianta perder vinte e tantos quilos se nunca aprender a ficar sem eles? Se você só come bolinho de arroz e bebe quinze galões de água durante oito semanas... o que isso ensina a você sobre a vida? Você vai seguir essa dieta super-restritiva pelo resto da vida? Se a resposta for não, então o método que está usando não é sustentável. E você será uma daquelas pessoas que está sempre ganhando peso. Por isso é tão importante escolher um estilo alimentar saudável e que seja *prazeroso*. Porque será um estilo de vida que você terá de manter pelo resto da vida se algum dia quiser ser uma história de sucesso. Se sua dieta tem data de validade, a volta do peso perdido é inevitável. Se não vê a hora de "voltar a comer comida normal", a volta do peso perdido é inevitável. *Dietas não funcionam. Mudanças de estilo de vida, sim.* Você pode viver em negação o tempo que quiser – mas a balança não vai mentir.

Siga a dieta das 1.200 calorias por oito semanas. Atinja sua meta de perder cinco quilos. Depois veja quanto tempo demora para recuperar tudo de novo. Não estou sendo pessimista, só estou sendo honesta. Você tem a oportunidade de ser uma história de sucesso, de atingir suas metas, de conquistar o Monte de Perda de Peso! Mas é preciso dedicação para criar uma vida saudável. Não uma dieta-relâmpago. Não uma pílula. Não um detox. Mas sim um plano bem pensado e centrado em você, que o ajudará a moldar e criar a vida saudável que você tanto deseja. Trata-se da sua vida – você precisa aproveitá-la! Como é possível aproveitar a vida com seiscentas calorias por dia de bolos de arroz e aveia pura? Para que seguir adiante, se está sempre cansado demais para curtir a vida, por estar constantemente esgotado, emocional e fisicamente?

Perda de peso não é mágica, é ciência. E basta você encontrar a equação certa para seu corpo. Mas posso garantir que 1.200 calorias não são a equação para uma vida duradoura, saudável e com peso estável.

Nosso corpo precisa de um número específico de calorias para sustentar as funções vitais (por exemplo, batimentos cardíacos, respiração, órgãos etc.). Dentre todas as coisas, o que nosso corpo realmente precisa é de energia, e sua fonte de combustível são as calorias. Quando você começa a reduzir o número de calorias consumidas, seu corpo será forçado a limitar a produtividade. Quando você se exercita, rouba calorias do corpo que, se assim não fosse, iriam para a regulação das funções básicas. Essas calorias roubadas precisam ser repostas. É preciso ingerir o suficiente para seu corpo funcionar ao mesmo tempo que mantém uma vida ativa e saudável. Encontre o equilíbrio entre comer o suficiente e não comer demais. Lembre-se de que perda de peso é ciência, não mágica.

Então agora você deve estar pensando: *Está bem, já entendi! Comer o suficiente! Esse processo é ciência, não mágica, blá-blá-blá... Já entendemos! Mas quais são as coisas certas a se comer? Quais tipos de comida são saudáveis?* A cultura da dieta esfrega na nossa cara uma infinidade de métodos diferentes: Paleo, Raw Till 4, dieta dos sucos, vegana, de poucos carboidratos, de poucas calorias, além de várias outras tendências alimentares e "estilos de vida". Uma quantidade obscena de informação inunda nosso cérebro, sem dó nem piedade, até não termos mais a menor ideia do que uma pessoa saudável "normal" come de fato! Você só quer saber de emagrecer! Por que é tão difícil encontrar informações consistentes sobre o que se deve ou não comer? Como saber o que é bom para você quando se tem tantas opiniões diferentes por aí?!

Acredite em mim. Eu entendo quanto é confuso mergulhar nessa miríade de opiniões, artigos, livros de dieta e conselhos de autoproclamados nutricionistas e especialistas em perda de peso. Mas a verdade é que não existe essa história de "tamanho único" quando falamos de dieta ou comportamento alimentar. O que funciona para mim pode não funcionar para você. O que funcionou para seu amigo talvez não funcione para você. A única coisa que serve para todo mundo é comida saudável. Mas saudável poderá assumir diversas formas em termos de estilo de vida e escolhas alimentares.

Eu sou vegana; meu marido, não. Nós dois somos saudáveis? Sim. Meu pai tende a comer pouco carboidrato, ao passo que minha mãe controla o tamanho das porções e o consumo de *junk food*. Os dois são saudáveis? Sim. Conheço pessoas que perderam quantidades impressionantes de peso seguindo uma dieta com pouco carboidrato. Será que funcionaria para mim? Não. Mas funcionou para elas, e elas continuam sendo saudáveis. A questão é: você precisa encontrar o seu estilo de vida alimentar. Você precisa criar os seus hábitos alimentares. Não se sinta pressionado a seguir uma maneira de se alimentar que nunca funcionará para você. Todos merecem uma vida saudável, mas isso não significa que você precisa se tornar vegano e viver de tâmaras e vitamina de banana pelo resto da vida. O que precisa ser substituído são os hábitos alimentares prejudiciais que você já identificou antes, aqueles que o impedem de atingir suas metas. Para conseguir substituir meus hábitos alimentares prejudiciais, tive de limitar as chances de comer certos alimentos adotando um estilo de vida vegano.

Mas qual é a "cara" de uma alimentação saudável? Grãos integrais, proteínas magras, frutas, hortaliças e gorduras saudáveis. São esses os grupos alimentares recomendados, que darão ao nosso corpo todos os nutrientes, vitaminas e minerais de que precisamos. *Mas* a proporção e a quantidade que você come de cada grupo dependerá daquilo que representar uma alimentação saudável para você. Se está querendo que eu lhe dê um guia de refeições que garanta perda de peso, está lendo o livro errado. Eu não faço isso. Não vendo planejamento de refeições. Compartilho conselhos práticos que aprendi ao longo da minha jornada e coisas que eu queria ter aprendido antes. Compartilho essas informações para *motivá-lo* a criar um planejamento saudável de refeições e começar a própria jornada.

Há diversos caminhos em direção ao Monte de Perda de Peso. Quero ajudá-lo a encontrar motivação a fim de escolher o certo para você. Não vou escolher o caminho por você. Ao assumir as rédeas dos seus hábitos alimentares e compreender quais hábitos causam impacto na sua saúde, você estará muito mais perto de atingir suas metas.

Minha experiência e meu trabalho na área da Educação sempre me fizeram dizer: "mostre-me os dados". Sempre que há uma conversa sobre mudanças em relação a uma criança, ou qualquer outra coisa relacionada a mudanças, dados são sempre a razão por trás desse movimento e as evidências que fundamentam a mudança. *Você* também pode usar dados para acompanhar seu progresso. Se estiver inseguro quanto a que estilo alimentar funcionará para você, seja seu próprio experimento. Faça um diário alimentar que acompanhe seu consumo diário, mas que também registre como você está se sentindo, seus exercícios diários e suas estatísticas (por exemplo, peso, medidas corporais etc.). Se correu alguns quilômetros em determinada noite, como se sentiu depois? Sentiu-se pronto para dominar o mundo quando acordou, ou sentiu que esse jeito de comer o deixou exaurido e irritado? Dê três a quatro semanas para ver como seu corpo responde. Uma vez mais: não é uma corrida! Tudo bem experimentar coisas diferentes para ver o que funciona ou não para você. Estamos falando só do resto da sua vida. Por isso, dê tempo ao tempo; vá coletando, com bastante cautela, evidências que fundamentem sua decisão por um ou outro método alimentar. Seja exigente e persistente.

Pare um pouco e pense o que significa para você ser saudável. Está pensando em experimentar uma maneira diferente de se alimentar, como uma dieta com poucos carboidratos ou vegana? Ela é prática? É voltada para o seu bem-estar? A seguir, você encontrará algumas das dietas mais comuns e maneiras de se alimentar que as pessoas costumam adotar para um estilo de vida saudável. Veja se alguma delas desperta o seu interesse e a experimente. Se não encontrar nenhuma que queira tentar – porque, mais uma vez, são só ideias, não o "alfa e o ômega" da perda de peso –, crie seu próprio estilo alimentar e defina as metas de tipos de comida que você deseja passar a comer.

Clean Eating ("comida limpa"): Esta é bem básica e apenas uma maneira generalizada de descrever a alimentação saudável. Um estilo de vida que envolva "comida limpa" é rico em hortaliças, frutas, grãos integrais, proteínas magras, peixe, laticínios com pouca gordura, ovos, frutas secas e gorduras saudáveis, e pobre em comidas processadas, açúcar refinado e grãos processados. Essa é, basicamente, a descrição padrão para um método bem-sucedido de alimentação saudável. Com base nessa descrição, as pessoas criam subcategorias de alimentação e as vão adaptando às preferências individuais, como eliminar laticínios ou deixar as carnes de fora. As proporções dos grupos alimentares são modificadas dependendo das preferências individuais também. Porém, em essência, comer de forma saudável costuma abranger a preferência por alimentos integrais em detrimento dos processados. Algumas pessoas são guiadas pela moral e eliminam grupos alimentares (por exemplo, veganos abstêm-se de comer carne a fim de promover a conscientização sobre a indústria da carne e a crueldade praticada contra os animais); já outras eliminam grupos alimentares por questões de saúde. Quaisquer que sejam as suas razões, é importante compreender que essa é uma escolha pessoal e cada um terá várias ideias sobre o que significa ser "saudável". Apenas não se esqueça de que o importante é ser feliz com seu estilo alimentar e que ele deve refletir você como ser humano.

Low Carb ("pouco, ou nenhum, carboidrato"): Carboidratos representam um nutriente primordial para o corpo e, sem sombra de dúvida, uma das fontes de combustível mais importantes para o nosso corpo. O corpo quebra os carboidratos que consumimos e os transforma em glicose (açúcar), que pode então ser usada como energia. Quando consumimos muitos carboidratos (ou muito de qualquer coisa, por assim dizer; gorduras e proteínas estão no mesmo barco), ou toda a "energia" consumida não é usada, o corpo armazena o excesso na forma de gordura. Sem querer dar uma de especialista em ciência ou nutrição, quando você reduz o fornecimento de combustível do corpo – nesse caso, a quantidade de carboidratos que você ingere –, seu corpo será forçado a usar o combustível armazenado. E, se tiver muito combustível extra armazenado (gordura) no corpo, ele começará a quebrá-lo.

Indiscutivelmente, se só reduzirmos as calorias, teremos os mesmos efeitos, e o corpo vai quebrar a gordura armazenada, mas algumas pessoas têm muito sucesso com o método que elimina os carboidratos. Foi mais ou menos por isso que tive tanto êxito com a dieta vegana. Foi a eliminação de produtos derivados de animais que estimulou minha perda de peso, ou foi pelo fato de ter começado a comer mais frutas e hortaliças, deixando menos espaço dentro de mim para *junk food*? Limitar ou eliminar carboidratos ajuda na perda de peso ou, na verdade, é o consumo alimentar, de modo geral, que faz isso? Não importa qual seja sua resposta para qualquer uma das perguntas anteriores; o importante é encontrar um estilo que funcione para você.

A quantidade de carboidratos vai variar de acordo com a pessoa e suas preferências individuais. Algumas pessoas criam metas para ingerir menos de vinte gramas de carboidratos, enquanto outras acham que pouco carboidrato seja em torno de cem gramas por dia. No fim das contas, você terá de encontrar o que funciona para o seu corpo e a que ele responde melhor. Dietas de pouco carboidrato concentram-se em derivados do leite (em geral, integrais, para evitar açúcares e carboidratos), carne, ovos, peixes, frutas com pouco carboidrato, como toranja, hortaliças com pouco carboidrato, frutas secas e sementes. Entre os alimentos que se deve evitar estão frutas ricas em açúcares, hortaliças coloridas e ricas em amido, leguminosas, grãos integrais, pães e massas, cereais e comidas altamente processadas.

Pouco carboidrato é algo que funciona muito bem para o meu pai, mas não para mim. Se você gosta de ovos e bacon de peru pela manhã, e consegue viver sem torrada e manteiga de amendoim, talvez essa seja a dieta que melhor se adaptará a você. De novo: esta é a sua jornada! Torne-a agradável!

Carb-Cycling ("ciclos de carboidratos"): Esta dieta é parecida com a de baixo carboidrato, porém há dias em que você come muito carboidrato e dias em que come pouco carboidrato. A quantidade de carboidrato que você vai ingerir deve variar segundo a preferência individual e a que seu corpo responde. Ciclos de carboidratos é uma prática comum entre as pessoas que tentam emagrecer. Você pode fazer uma dieta de dois dias de pouco carboidrato seguidos de um dia com muito carboidrato, depois outros dois dias de pouco carboidrato etc. Uma vantagem do ciclo de carboidratos é que é uma dieta fácil de adaptar às circunstâncias da vida cotidiana, como ir a restaurantes e fazer passeios em família. Mas, mesmo assim, qualquer método ou estilo de alimentação pode ser modificado quando se come fora; depende apenas de se você quer seguir ou não a dieta naquele dia.

Dias de pouco carboidrato serão iguais à típica dieta de baixo carboidrato: hortaliças verdes, ovos, laticínios, peixes, proteínas magras, frutas secas e sementes. E dias de muito carboidrato podem consistir em frutas, grãos integrais, cereais, vegetais coloridos e proteínas. Ciclo de carboidratos é algo que exigirá planejamento contínuo, inclusive um planejamento cuidadoso das refeições e compras de mercado assertivas (apesar de que, se estiver comendo de maneira saudável e planejando as refeições, compras conscientes serão parte natural de sua semana). O que diferencia o ciclo de carboidratos de outros tipos de alimentação é que você fará compras para dois tipos distintos de estilo alimentar. Portanto, se esta é uma opção alimentar que você deseja experimentar, corra atrás de mais informações. Comer de maneira saudável sempre trará benefícios! Então, não entre em pânico se não tiver certeza de que caminho seguir; apenas vá experimentando e veja o que funciona. De novo: siga no seu ritmo. Não é uma corrida.

Vegana: Esta é minha alma gêmea entre os estilos alimentares, mas isso não significa que seja o certo para todo mundo! Uma dieta vegana inclui hortaliças, grãos integrais, frutas, proteínas vegetais (tofu, tempê etc.), frutas secas, manteiga de amendoim e produtos lácteos derivados de vegetais (leite de soja, amêndoa, coco etc.). A dieta vegana não inclui ovos, laticínios, carnes ou peixes. Qualquer coisa que venha de um animal não é consumida em uma dieta vegana. Duas das variações para a dieta vegana mais usadas são a dieta vegana em certos dias da semana (semelhante à dos ciclos de carboidratos) e a dieta vegana até a hora do jantar (ou até algum momento específico do dia).

O importante é que você encontre algo que funcione para você e que seja sustentável! Ser capaz de comer em restaurantes sem maiores complicações é crucial para mim, e pode ser uma coisa que talvez queira levar em conta ao decidir qual alimentação saudável você vai escolher. Dre não é vegano, então, quando saímos juntos, não escolhemos restaurantes exclusivamente veganos. Às vezes, ele quer um hambúrguer; outras vezes, uma massa. E eu consigo encontrar coisas gostosas para comer, que se adaptam às minhas preferências, em diversos tipos de restaurante. Você não vai querer se sentir isolado nem solitário quando o assunto for comida. Isso não leva ninguém a um estado de felicidade e saúde. Só o fará se sentir frustrado e voltar a comer "normalmente". Lembre-se: se "normal" for uma palavra que você se vê usando para descrever a alimentação das outras pessoas, então ainda não encontrou um estilo alimentar adequado para você. A maneira como você come deve ser "normal" a seus olhos.

Crudívora: A popularidade das dietas com alimentos crus vem aumentando porque muitas celebridades e figuras inspiradoras estão lançando livros de receitas crudívoras e atualizando sempre seus perfis com informações sobre alimentos crus – sem falar nas receitas de dar água na boca que inundam as mídias sociais todos os dias. O crudivorismo é uma dieta baseada em hortaliças (como a dieta vegana) em que todas as comidas são consumidas "cruas", ou seja, sem nenhum cozimento. Os produtos podem ser resfriados, congelados, liquidificados, fatiados, pulverizados etc. Mas a comida não pode ser cozida com fontes de calor ou outros métodos de processamento. Frutas, verduras, legumes e frutas secas cruas compõem essa dieta. Açúcar refinado, sal, óleos, ingredientes processados e grãos devem ser evitados.

A única ressalva que tenho diante da dieta crudívora é que ela pode acumular muitas calorias. Calorias saudáveis, sem dúvida! Mas muitas das receitas incluem quatro ou cinco bananas, com xícaras de tâmaras e oleaginosas batidas no liquidificador. Quando se está tentando emagrecer, ficar de olho nas calorias é fundamental, simples assim. Mesmo calorias saudáveis! Seu corpo não vai queimar 4 mil calorias a mais porque você decidiu que assim deveria ser. Ainda assim, uma banana além da sua meta de calorias vai interromper seu progresso? Duvido muito. Mas consuma mais cinco bananas todos os dias (só em bananas, isso dá cerca de quinhentas calorias) e você verá o que acontece no fim da semana.

Meu corpo não responderia bem a uma dieta crudívora, *mas* isso não significa que não vá funcionar com o seu. Mais uma vez: reúna informações. Acompanhe seu progresso e descubra a que seu corpo responde. Também não deixe de se perguntar se conseguirá manter esse estilo de vida. A maneira como você perde peso é a maneira como seu corpo aprende a mantê-lo. Se a dieta crudívora lhe permitir atingir sua meta de peso, esta será a dieta que o ajudará a manter esse peso. Se você tem se perguntado como deve ser fazer o próprio leite de amêndoas ou manteiga de frutas secas, talvez o crudivorismo seja para você.

É importante ter em mente que dietas crudívoras devem sempre ser compostas de verduras e legumes. Muitos amantes de comidas cruas compartilham receitas criativas focadas em frutas, oleaginosas e sementes – o que é ótimo. Quem não iria querer tomar um sorvete de banana, comer coco e castanha-de-caju em todas as refeições? Mas verduras e legumes são igualmente importantes e não devem ficar de fora. Existem também formas de proteína crua e outros ingredientes crus que você pode comprar em empórios, para tornar a transição mais fácil. Assim como com qualquer outra dieta, é preciso garantir que você esteja comendo refeições balanceadas e nutritivas. O processo exige o estabelecimento de hábitos e planejamento, para ter certeza de que seu corpo está obtendo todos os nutrientes e vitaminas necessários. Seja paciente com o processo de aprendizado, mas diligente em seu planejamento. Com mais frequência do que se imagina, as pessoas acabam agindo como Sarah e partem para um estilo de vida alimentar completamente diferente, sem passarem antes por um processo educativo. O resultado é óbvio: acabam desenvolvendo problemas de saúde, porque o corpo para de receber nutrientes em quantidade suficiente. Seja inteligente e responsável; todo mundo deveria saber que o corpo precisa de muito mais que bananas e tâmaras para funcionar.

Se estiver curioso com o estilo de alimentação crudívoro, mas não tem certeza de se é para você, talvez valha a pena experimentá-lo por algumas semanas e ver o que acha. Experimente fazer um desafio de duas ou três semanas com a dieta crudívora. Chame amigos ou familiares para experimentar com você. Esta é uma ótima maneira de criar um círculo de apoio e compartilhar a "luta" contra a balança. Não sou muito fã nem promotora de detox, mas um desafio crudívoro seria uma boa para dar a largada rumo a um estilo de vida mais saudável. É uma maneira natural de desintoxicar só pelo fato de parar de comer *junk food*!

Paleo ("paleolítica"): Com frequência chamada de "dieta neandertal", é, em essência, o oposto de uma dieta vegana. A ideia é que você coma o que nossos ancestrais tinham à disposição. Se hambúrgueres com bacon são sua paixão, esta pode ser a melhor dieta para você, exceto pelo pão e pelo queijo. A dieta Paleo consiste, sobretudo, em peixe, carne de animais alimentados com grama e pasto, ovos, legumes e verduras, frutas, fungos, raízes e oleaginosas. Excluem-se, portanto, grãos, leguminosas, laticínios, batatas, sal refinado e açúcar, além de óleos processados. Algumas pessoas escolhem seguir essa dieta durante alguns dias da semana, ou se desafiam a seguir a Paleo durante um mês. Mas, sempre vale lembrar, escolha um estilo de vida a que seu corpo reaja e com o qual você possa aprender.

Desafios são ótimos! Mas, depois do desafio, você precisa ter certeza de que vai continuar na caminhada em direção ao sucesso. Se comer carne é o seu "barato", mas você precisa de mais estrutura na vida, a dieta Paleo é um estilo alimentar bem popular. No entanto, o equilíbrio também é necessário, como em qualquer outro estilo de vida. Você não pode comer bacon e carne vermelha em todas as refeições, negligenciando os vegetais em geral. Bacon pode ser uma tentação, mas bacon não substitui os nutrientes encontrados em hortaliças. Assim como em qualquer outro estilo de vida, é importante estabelecer hábitos alimentares balanceados (por exemplo, proteína, gordura, ferro, cálcio etc.), e é importante educar-se para assegurar a si mesmo uma dieta balanceada. Pense na pirâmide alimentar. Você está comendo todas as categorias? Não se trata de alimentos específicos (por exemplo, grãos ou laticínios), mas sim de ir além dos nutrientes encontrados nessas fontes de alimento. Está comendo de forma a garantir a obtenção de todos os nutrientes de que seu corpo precisa? Calorias, sódio, ingredientes processados, conteúdo gorduroso etc... Tudo isso importa na hora de emagrecer. Portanto, quando for explorar várias maneiras de comer, não se esqueça de que "comida limpa" é a ideia geral e, dentro disso, restrinja as possibilidades. Com tantos caminhos a se seguir para alcançar o Monte de Perda de Peso, tudo bem ir com calma para decidir que caminho será o melhor para você.

Vegetariana e pescetariana: Essas duas dietas não são iguaizinhas, mas têm semelhanças suficientes para estarem agrupadas em uma só categoria. Um vegetariano não come peixe nem carne; um pescetariano come peixe, mas não come carne. Ambos comem laticínios, ovos, grãos, oleaginosas, leguminosas, gorduras, alimentos processados, alimentos refinados etc. A dieta pode ser modificada de acordo com suas preferências. Você pode ser um vegetariano que não come laticínios, ou pode ser um pescetariano que não come laticínios nem ovos. A questão é respeitar seu corpo e o que dá certo para ele. Não me dei bem como vegetariana; eu comia queijo e biscoitos 24 horas por dia, e isso não era saudável! Encontre o seu equilíbrio. Fique atento ao consumo alimentar diário, exercite-se e assegure-se de estar comendo grãos, hortaliças, frutas e proteína que não seja derivada da carne. Crie uma dieta saudável e balanceada, com a qual se sinta seguro para alcançar suas metas. Encontre um estilo de vida que o ajudará a substituir os hábitos alimentares nada saudáveis que impedem sua evolução. O veganismo foi o que mais me ajudou na substituição dos meus hábitos prejudiciais, mas, ainda assim, exigiu bastante esforço. Eu não podia mais comer frango frito, mas ainda podia comprar batatas fritas. Precisei aprender a substituir meus hábitos prejudiciais, e você também vai precisar.

Low Carb, High Fat (LCHF, ou "pouco carboidrato, muita gordura"): A dieta LCHF concentra-se no consumo de poucos carboidratos e grande quantidade de gordura. Embora seja parecida com a dieta de pouco carboidrato, a maior ênfase está no conteúdo mais gorduroso. Dietas LCHF incluem peixe, ovos, carnes, hortaliças de pouco carboidrato e gorduras saudáveis. Os alimentos evitados são pão, arroz, batatas, cereais, grãos, açúcar, hortaliças com pouco carboidrato e a maioria das frutas.

High Carb, Low Fat (HCLF, ou "muito carboidrato, pouca gordura"): O completo oposto da dieta mencionada anteriormente, esta é rica em frutas e raízes com muito carboidrato, como batatas. Quase sempre os indivíduos HCLF são veganos ou vegetarianos, mas isso não é uma exigência. Pela minha experiência, indivíduos HCLF tendem a comer mais comidas cruas e a consumir muitos *smoothies*, refeições à base de banana e refeições com vegetais ricos em carboidratos. Como ocorre com qualquer método, se está buscando perder peso, é importante que coma o suficiente e nas porções corretas. É fácil comer demais ou de menos quando se está consumindo, primordialmente, frutas, oleaginosas e hortaliças.

Existem muitas opções pelo mundo afora, cada uma com seus prós e contras. Encontre um estilo alimentar ao qual você considere ser possível se adaptar com conforto. E, se estiver inseguro, experimente alguns outros. Não se preocupe se mudar de estilo a cada três ou quatro semanas, já que estamos falando da sua vida e da sua saúde. Você não está trocando um par de meias! Esse processo leva tempo. Pode ser necessário experimentar dois ou três estilos diferentes até descobrir aquele a que seu corpo responde bem. E está tudo bem! Leve o tempo que for necessário para estabelecer seu estilo alimentar. Alimentação saudável é alimentação saudável.

Que dieta vai funcionar para você? Reserve este momento para responder a algumas questões que poderão ajudá-lo a identificar o melhor estilo alimentar para você e seu corpo.

- Qual das comidas limpas será a mais difícil de acrescentar durante a jornada? Entre os conceitos de comida limpa estão alimentos integrais não processados, proteínas magras e proteínas alternativas, grãos integrais, frutas, hortaliças, açúcar refinado limitado, laticínios desnatados e alternativas sem lactose.

_____
_____
_____

- Quais são seus alimentos favoritos que seguem as diretrizes de comida limpa (ou seja, desconsidere alimentos como sorvetes ou biscoitos)?

_____
_____
_____

- Sem quais alimentos você não consegue viver (por exemplo, queijo, frango, pão, fruta etc.)?

_____
_____
_____

- Qual categoria alimentar é sua maior fraqueza (por exemplo, a minha era laticínio; tudo o que eu queria comer era queijo ou derivados do leite)?

_____
_____
_____

- Essa categoria alimentar está afastando você da sua meta? Você consegue optar por uma versão mais saudável ou precisa abandonar de vez o grupo alimentar por completo (por exemplo, tornei-me vegana, o que significou zerar meu acesso a produtos lácteos)?

_____
_____
_____

- Que estilo alimentar mais o atrai? Você seguirá as diretrizes de comida limpa ou vai considerar uma maneira mais estruturada de se alimentar (ou seja, vegana, Paleo, ciclo de carboidratos etc.)?

_____
_____
_____

- Se quiser criar seu próprio estilo alimentar, escreva-o logo a seguir. Quais alimentos você incluiria? Quais pretende evitar?

_____
_____
_____

8

Pele Flácida, Estrias e Imagem Corporal

Este capítulo será um pouco diferente dos outros. Vou tratar de problemas, questões e tópicos específicos com os quais me deparo com frequência, tópicos e perguntas que vão desde pele flácida e imagem corporal até indivíduos negativos. Talvez você jamais tenha lutado contra esses fatores, ou talvez tudo isso faça sentido para você. Estamos juntos nessa jornada. Por isso, mesmo que não esteja vivenciando essas situações diretamente, talvez alguém à sua volta esteja. E, em determinado momento, essa pessoa pode precisar de seu apoio e orientação.

— *É só um abdominal, Sharee, qual é o seu problema?!* — gritei comigo mesma, dentro da minha cabeça.

Mas, por mais que eu me esforçasse, eu não conseguia fazer meu corpo coordenar o movimento de um abdominal. Por mais que eu tentasse contrair meu abdômen, era como se os músculos estivessem mortos. Minha colega de quarto, Brea, estava no tapetinho de treino ao meu lado, rindo. Deve ter sido uma cena bastante divertida para ela. Sharee, a autoproclamada rainha *fitness*, não conseguia concluir um abdominal. Eu estava tentando não rir e me manter focada na contração muscular, mas nada funcionava. Juntei-me a Brea no tapetinho e comecei a rir, enquanto o DVD do treino continuava a rolar.

Fui eu quem quis esse programa de treino. Tarde da noite, estava fazendo meu dever de casa na minha cama quando apareceu na TV uma propaganda de um programa de treino baseado em artes marciais. O comercial era tão instigante que me fez querer levantar e me exercitar naquele minuto! Chamei Brea para que viesse ao meu quarto e a obriguei a assistir o segmento de 45 minutos inteirinho. Ela concordou que parecia divertido e algo que ela talvez gostaria de fazer. Mas, naquele momento, ele não podia fazer o treino com ela. Ainda tinha que me recuperar.

Pele flácida: Dez semanas depois da minha abdominoplastia, começava a retomar meus treinos e ainda tentava reconhecer meus músculos abdominais. Nunca entendi o significado de pele flácida até eu ter um bocado. Jamais pensei que excesso de pele sequer seria uma possibilidade. Assim que me dei conta de que tinha excesso de pele, iniciei o processo de pesquisa para ver o que as pessoas faziam para corrigi-lo. Assim, começou minha extensa pesquisa no mundo das abdominoplastias.

Se você nunca pesquisou a respeito de cirurgias de remoção de pele, sugiro que continue assim. As histórias de terror sobre o que pode dar errado e as imagens horrorosas de pessoas que parecem ter sido cortadas ao meio e, depois, costuradas e grampeadas para juntar tudo... deixarão você traumatizado. *Quem faria uma cirurgia dessas por vontade própria?*, pensei comigo mesma. Mas aí eu vi as fotos impressionantes de "antes e depois" de abdominoplastias, com cicatrizes que haviam consolidado perfeitamente e mal eram perceptíveis. Talvez eu pudesse ser submetida a uma cirurgia dessas.

Comecei a pesquisar sobre o procedimento e o que seria exigido de mim. Pele flácida não é uma coisa que se corrige sozinha. Nem todos têm pele flácida. Há muitas histórias de pessoas que perderam quase cinquenta quilos e não tiveram pele flácida. E há casos de gente que ganhou vinte quilos durante a gravidez e ficou com excesso de pele. Flacidez não é um negócio que se corrige por vontade própria (eu disse isso duas vezes para aquele pessoal "do fundão", indivíduos que gostam de ficar julgando negativamente aqueles que optaram por uma cirurgia plástica).

A aparência da pele flácida pode melhorar com o tempo e com exercícios de resistência, dependendo da idade da pessoa, do tempo em que esteve com sobrepeso e da genética. Mas a pele flácida não encolhe e se prende de novo aos músculos por conta própria. É aí que entra a cirurgia de remoção do excesso de pele.

Existe uma infinidade de tipos de cirurgias, algumas que incluem reparação muscular , se necessário, assim como diferentes tipos de incisão, tamanho de corte etc. Não sabia nada disso até ter pele flácida e começar a pesquisa de quais opções eu tinha para remover aquela pelanca. Não estava infeliz comigo. Estava empolgada e orgulhosa com o esforço enorme que eu tinha dedicado ao emagrecimento. Nada podia deter meu sentimento de orgulho e conquista. A razão por ter escolhido fazer a cirurgia de remoção de pele, falando com sinceridade, foi porque eu podia. Eu tinha condições de fazer a cirurgia. Fui atrás de um médico excelente, que teve resultados incríveis em cirurgias anteriores. E escolhi fazer uma abdominoplastia e um *lifting* de coxa. *Lifting* de coxa é a remoção da pele flácida das partes interna e superior da coxa.

Eu teria ficado feliz sem fazer essa cirurgia de remoção de pele? Com certeza. Então por que fiz? Porque podia arcar com ela. Estava dentro das minhas possibilidades. Fiz a abdominoplastia seis meses antes do meu casamento. Minha lua de mel no México foi a primeira vez em que usei biquíni na praia! Mas minha abdominoplastia não me trouxe felicidade. Na verdade, a recuperação me levou a uma depressão. É uma cirurgia de difícil recuperação, mental e física. O inchaço é tão intenso que tem o apelido de *swell hell* (inchaço dos infernos) e dura meses. De imediato, você ganha uns cinco quilos após a cirurgia, exatamente por causa do inchaço que se forma. Perde músculos e resistência, porque é impossível manter o mesmo ritmo de atividades de antes por, pelo menos, dois meses. Você sente dores, fica cheio de pontos e drenos pelo corpo todo. A primeira vez que olha para os seus pontos, começa a se questionar sobre se tomou a decisão certa. Eu sabia que tinha tomado a melhor decisão, mas, quando você vê que está prontinho para estrelar um filme de terror, começa a questionar as escolhas da sua vida!

Houve uma vez que desabei em lágrimas no meio do mercado, enquanto fazia compras com o Dre. Ele só queria saber o que eu queria para o jantar. Mas eu só conseguia pensar em como estava e me sentia inchada, como estava cansada o tempo todo e como sentia falta de dar aulas de ginástica. Na época, eu era aluna de pós-graduação em tempo integral. Fiz a cirurgia nas férias de primavera e voltei às aulas no décimo sétimo dia. A ginástica era minha forma de relaxar, mas, por causa da cirurgia, não podia mais treinar. Então, em virtude disso, virei uma poça de lágrimas no mercado, chorando no ombro do Dre, enquanto ele olhava ao redor sem saber o que fazer, na esperança de que ninguém pensasse que ele fosse a causa do choro. Dre não era o único a ter de lidar com minhas alterações de humor. Brea também teve que aguentar muitas sessões de choradeira durante as madrugadas, quando eu começava a reclamar sobre como nenhuma das minhas roupas servia e como estava irritada com meu inchaço. Mas tudo faz parte do processo. E, da minha parte, sinto-me agradecida por ter suportado essa privação. Valeu a pena. Minha jornada inteira valeu a pena. Tenho estrias. Tenho cicatrizes. Mas também tenho minha vida inteira pela frente, porque estou saudável!

Mas o que fazer se a flacidez surgir no fim da jornada? E se você tiver estrias? Estrias e flacidez são piores do que ter um infarto aos 40 anos? Se for saudável, ativo e feliz, quem se importa com a condição da sua pele e se ela tem ou não estrias? Não há como controlar a elasticidade da sua pele. Mas você pode controlar seu peso. Então concentre-se naquilo que você pode controlar.

É muito fácil mergulhar em um poço de autopiedade quando se está olhando para fotos cheias de Photoshop de modelos com suas peles perfeitas. Só para dar um conselho, eu fiz uma sessão de fotos profissionais, e a quantidade de maquiagem que se coloca dá para esconder uma ferida de bala! Revistas não são a vida real. Nem mesmo as pessoas das revistas se parecem com as pessoas das revistas. Se quiser motivação, vá até a academia e procure pessoas em quem se espelhar. Encontre indivíduos da vida real que possam motivá-lo e encorajá-lo, não indivíduos computadorizados de revistas, com padrões irreais de beleza. Não sou motivada por garotas de capas de revistas de moda, mas pela minha mãe, que deu à luz três filhos e tem o abdômen definido que tanto fez por merecer! A garota na academia que recentemente detonou em uma competição de biquíni me motiva. As mulheres na praia que dão um *show* ao desfilarem com seus biquínis, mesmo com estrias e celulites, são as que me motivam! Nunca se envergonhe de quem é e pelo que está lutando. Haverá dias bons e dias ruins, mas isso não quer dizer que não vale a pena cumprir a jornada. Sua saúde sempre vale a pena.

Mas e se eu não puder arcar com uma cirurgia de remoção de pele? Tudo bem! Novamente, atingir suas metas e assumir o controle da sua saúde são coisas mais importantes do que excesso de pele. Excesso de pele não vai arruinar a sua vida, a menos que você deixe. Conheço pessoas que deixaram o medo da pele flácida detê-las até de tentar atingir suas metas. E isso eu não entendo. Sendo sincera, não consigo compreender uma coisa dessas. Você prefere continuar infeliz e frustrado com seu peso do que assumir o controle e emagrecer, por causa da possibilidade de desenvolver flacidez? Não entendo como uma ideia "e se" pode moldar sua vida atual e suas escolhas. Isso está além da minha compreensão. Por favor, não seja essa pessoa. Por favor, não deixe que a possibilidade de ter pele flácida o impeça de assumir o controle da sua vida e da sua saúde. Se acabar com a pele flácida, tudo bem. E, *se* isso acontecer, você vai conseguir transpor essa barreira. No momento, o foco deve estar em criar a melhor versão de si mesmo, superando as metas e controlando sua saúde.

Se você é uma pessoa que já perdeu o peso e atingiu o topo do Monte de Perda de Peso, mas agora está com a pele flácida, por favor, não deixe que isso gere dúvidas sobre a sua decisão de emagrecer. Embora pele flácida não seja a coisa mais excitante do mundo, certamente não é a pior. Adorei ficar de monoquíni quando tinha excesso de pele. Ainda usava *short* curto, mesmo com pele flácida nas coxas. Ralei pra caramba para conseguir ficar com o meu corpo, por isso, embora algumas partes estivessem flácidas, outras partes estavam maravilhosas! Então fiz questão de exibir tudo o que podia. Foquei no que podia controlar; essa sempre foi a minha força motriz durante a jornada. Não deixe que a pele flácida o impeça de continuar sua vida com saúde e felicidade. Você se esforçou demais para atingir suas metas, portanto, não permita que uma pelanca sirva de empecilho.

Recado para os pessimistas de plantão: Algumas pessoas ostentam suas peles flácidas como uma medalha de honra. Outras se orgulham de sua pele flácida e preferem não a remover. Eu tenho minha cicatriz da abdominoplastia para mostrar a batalha que ganhei contra a obesidade. Não importa o que os outros vão pensar a respeito do *seu* corpo. Só importa o que você pensa. Se não concorda com cirurgias plásticas, então não as faça. Mas não julgue aqueles que não pensam como você. Todo mundo está nessa jornada para ficar saudável e feliz. E isso será diferente para cada um de nós.

Não seja o policial do corpo alheio. *Os corpos das pessoas não são propriedades para serem julgadas, classificadas ou estimadas com base nas opiniões dos outros.* Na sociedade atual, temos essa crença de que se pode dizer o que quiser, porque é a "sua opinião". Você tem todo o direito de ter uma opinião! Tenha as próprias ideias, pensamentos e crenças. Mas "sua opinião" não justifica ser alguém que estigmatiza o corpo alheio, policia a comida alheia e patrulha a imagem corporal alheia. Um corpo *não* está aberto à opinião de ninguém além da do dono do corpo. Se acha que implante mamário é nojento, é um direito seu. Não coloque! Se você não *ousaria* fazer um *lifting* de braço, é uma escolha sua! Porém não pegue suas ideias e saia vomitando por aí nos ouvidos daqueles que discordam de você. Os corpos das pessoas não estão abertos para debate. Se não é o seu corpo, então você não tem direito a uma opinião a respeito.

A primeira vez que meu peso foi insultado por um completo estranho, não me senti motivada para emagrecer. Os comentários grosseiros não me fizeram ir ao mercado para comprar comidas saudáveis. Não fiquei inspirada pelo estranho que me chamou de "bunda gorda" para, de imediato, ir à academia e correr na esteira. Comentários maldosos e grosseiros não despertam motivação nas pessoas. Rir daqueles que estão com sobrepeso não os fará reavaliar suas escolhas alimentares. Maltratar pessoas com sobrepeso não as estimulará a largar o refrigerante. Esse tipo de comentário é grosseiro, desrespeitoso, prejudicial e desnecessário.

Se o motivo para você envergonhar os gordinhos é que se "importa" com a saúde deles, reavalie suas escolhas de vida. Se quiser mudar o mundo e se tornar um cruzado da obesidade epidêmica, vá estudar e se torne um nutricionista, *coach* de bem-estar ou *personal trainer*. Não seja o paspalho que grita "Muuu!" da janela de um carro em movimento para uma mulher passeando com o cachorro. Apontar para uma pessoa gorda não a estimula a perder peso. Não funciona dessa forma.

Se você nunca lutou contra o seu peso, não tem como saber o que é estar acima do peso. Mas tudo bem; ninguém está dizendo que é obrigado a compreender uma situação pela qual você jamais teve que passar. Mas falta de experiência não significa falta de empatia. Estar acima do peso é difícil. Obesidade não é fácil. E, embora do lado de fora pareça ser uma questão de escolha, na verdade, é muito mais do que isso. É uma maneira arraigada de pensar, agir e se comportar que resultou em implicações severas à saúde. E um comportamento tão arraigado e alimentado por substâncias viciantes (açúcar) não é algo que vai embora da noite para o dia. Não vai embora em uma conversa de coração aberto. É preciso tempo, ações intencionais de reforma dos hábitos e dedicação para aprender o que é uma vida saudável. Portanto, por favor, tenha em mente: se quiser "ajudar" as pessoas, transforme completamente sua vida. Isso leva tempo. Elas estão escalando uma montanha, e não subindo um lance de escada.

Embora eu seja uma instrutora de ginástica apaixonada, com energia e entusiasmo de sobra, não vou conseguir diminuir seu peso no grito. E, às vezes, vejo professores querendo fazer isso. A abordagem deles é a de que, se você quer perder peso, vai ter que se esforçar até estar à beira do colapso e, depois, vão forçar um pouco mais. Até entendo a intenção deles; querem que você dê o máximo de si. Mas, por favor, emagrecer não é só questão de exercícios exaustivos. Quando relembro a época em que tinha uma *personal trainer*, embora eu odiasse academia e treinos, eu amava Jessica. Ela tinha compaixão por seus clientes, embora não estivesse acima do peso nem tivesse sido uma pessoa com sobrepeso. Ela sabia, sim, o que era uma pessoa forçar a outra para além da zona de conforto. Compreendia que aquilo era difícil para mim e conseguia se identificar comigo nesse nível. Como alguém recém-apresentada ao mundo da ginástica e dos exercícios, foi extremamente importante para mim: uma professora que entendia que estava me fazendo passar por algo desafiador, não uma professora que esmagava minha alma malhadora inexistente e matava qualquer paixão que eu pudesse ter porque era uma "sargentona" com zero compreensão a respeito das batalhas diárias de se ter sobrepeso. Portanto, para os meus professores pelo mundo, tenham um pouco de coração e compaixão para ajudar as pessoas a fazerem escolhas mais saudáveis em sua caminhada em direção ao topo do Monte de Perda de Peso. Lembre-se: elas estão em uma longa jornada em busca de uma saúde duradoura, não em uma corrida de volta à "vida normal".

Estigmatizar corpos alheios é uma coisa que você não vai vivenciar apenas com sobrepeso. Passei pela experiência de ouvir opiniões negativas, indesejadas e injustificáveis sobre o meu peso saudável tanto quanto a respeito do meu sobrepeso. De novo, aos humilhadores de plantão, esse tipo de tratamento nunca despertou mudanças ou ações da minha parte. Quando cheguei ao meu peso saudável e as pessoas começaram a me perguntar se eu estava usando cocaína, isso não me fez desistir do meu estilo de vida saudável. Quando homens aleatórios comentavam sobre as minhas fotos e diziam que eu estava melhor com "carne nos ossos", isso não acabou com o meu estímulo para malhar no dia seguinte. Quando as pessoas postam minhas fotos nas mídias sociais e comentam como são "nojentos" os ossos da minha bacia, isso não me impede de querer continuar saudável. E, só para constar: não consigo mudar o tamanho dos ossos da minha bacia na academia. Eu tenho quadris largos, altos e proeminentes. Não há exercício que faça diminuir a forma dos meus quadris. Comentar e julgar o corpo alheio não gera nada positivo. E fazer uma coisa desse tipo diz mais sobre a pessoa que fez o comentário do que sobre o alvo dos comentários. A mensagem que estou tentando deixar bem clara é: guarde seus comentários para você mesmo. Se não consegue falar nada de bom, não diga nada.

E, para aqueles ou aquelas que receberam comentários impiedosos dos humilhadores e patrulhadores de corpos alheios, vocês não são definidos pelo comentário dos outros. Vocês são mais do que essas pessoas aleatórias, maldosas e mal-educadas dizem sobre vocês. Nem por um segundo deixe que a opinião de um estranho qualquer, um *troll* de internet ou indivíduo negativo na sua vida diminua o que você pensa de si mesmo. Sempre brilhe, sonhe alto e escolha ser feliz. Pessoas que querem desanimá-lo sempre estarão por aí, na tentativa de arrastá-lo para baixo. Você é um leão em um mundo cheio de ovelhas. Você é mais forte do que eles jamais serão. Lembre-se disso.

Estrias: O que eu penso a respeito delas? Bem, eu tenho, e não é nada de mais. Minhas estrias desvaneceram quando perdi peso. Hoje elas têm uma cor pálida e, quando eu me bronzeio, mal dá para vê-las. Mas não é o fim do mundo, e elas não me fazem sentir pior comigo mesma! Você não pode controlar suas estrias, então, por que desperdiçar sua energia com elas? Concentre-se no que você *pode* controlar. Concentre-se em criar uma vida saudável, que você vai curtir. Estrias não significam nada. Pessoas magrelas também têm. Garotos têm. Garotas saradas têm. Seja você baixo, alto, largo ou estreito, estrias não discriminam! Quando você se sente confiante com seu corpo, quem vai notar umas linhazinhas nele? Não se sinta obrigado a desvalorizar o próprio corpo, porque alguém vê as estrias como algo negativo. Você não pode mudar as estrias. Ou você tem, ou não tem. Elas podem desvanecer, mas não existem loções mágicas que as façam desaparecer. Portanto, aceite-as e siga em frente.

Sei que algumas pessoas gastam um tempo enorme se preocupando e se estressando com as estrias. Sei que algumas pessoas ficam encanadas por causa delas; não quero minimizar isso. Portanto, quero que saiba que entendo como as estrias podem ser frustrantes, mas também quero que saiba que você não precisa ficar estressado com elas. Elas não terão a menor importância quando sua vida estiver transbordando de saúde e quando estiver irradiando positividade. Elas sempre estarão lá. Podem desvanecer ou não. Mas, no fim das contas, é importante aceitá-las e, em seguida, focar em algo que possa controlar. Você pode ficar lindo na roupa que quiser, com ou sem estrias. Eu tenho estrias e uso biquíni, e não penso duas vezes! Não vale a pena me estressar por causa de uma coisa que não posso mudar.

Imagem corporal alterada: Você passou sua jornada inteira focado em perder peso e agora a pessoa no espelho não reflete a pessoa que você sempre viu a vida inteira. Ou você perde todo esse peso, atinge sua meta e ainda se sente com sobrepeso. As duas são experiências bastante normais e esperadas. Já passei pelas duas. Quando as pessoas se referem a mim como "magrela" ou "pequena", fico chocada! Olho em volta para ver de quem estão falando! Passei a maior parte da minha vida com sobrepeso. Pequena é novo, e uma coisa com a qual *ainda* estou aprendendo a lidar. Embora meu peso já não povoe meus pensamentos como antes, percebo que estou mais sensível a comentários relacionados a ele. Também sinto que presto mais atenção ao tamanho das roupas do que uma pessoa comum. Mas isso faz sentido, e não estou maluca. E, se você está diante de cenários semelhantes, também não está maluco! Durante minha vida inteira, fui uma pessoa hipersensibilizada quanto ao meu peso. E essa hipersensibilidade não vai embora só porque a balança mudou. Seus esquemas mentais não mudam conforme seu peso muda. Não há nenhum processo automático estabelecido entre diminuir o peso corporal e uma imagem corporal nova e melhorada.

Quando se está com sobrepeso, você sabe como é. Está gravado na sua mente. Você entra em um lugar e, no mesmo instante, dá uma olhada ao redor para ver se é a maior pessoa no recinto. Se tiver que dividir um assento ao lado de alguém, pergunta-se se a pessoa caberá ali confortavelmente ou se você terá de se preocupar com o espaço necessário para acomodá-la. Quando está à espera de um carrinho de parque de diversões, será que caberá nele? O cinto vai fechar? Você excede o peso-limite? Se você esquece uma jaqueta quando sai, não pode simplesmente pegar emprestado a de alguém, caso fique com frio. Você usa tamanhos tão grandes que a maioria dos seus amigos nem sabe que existem. Não consegue colocar o *short* da sua melhor amiga, caso tenha esquecido de levar a parte de baixo do pijama. Você tem um medo irracional de se sentar sobre alguma coisa e quebrá-la. Você questiona o banco de um parque ou os balanços. Será que eles serão capazes de aguentar o peso? Sonha acordado em aninhar-se no colo da pessoa amada sem ter a sensação de que está asfixiando ou esmagando alguém. Seu peso está sempre ocupando os pensamentos. E não é porque você atingiu sua meta de peso que isso tudo vai embora.

É um processo de adaptação que demanda tempo e prática para aceitar o novo você. Não tenho um método mágico para ensiná-lo a aceitar o novo você e conscientizar-se do seu novo peso. É uma coisa que virá com o tempo e com um estilo de vida continuamente saudável. Mais cedo ou mais tarde, seus hábitos saudáveis se tornarão naturais e sua vida refletirá todas as mudanças positivas pelas quais trabalhou tão duro para conquistar. A pessoa no espelho se tornará mais familiar e você aprenderá a aceitá-la.

Mas vamos falar sobre dismorfia corporal. Dismorfia corporal, ou transtorno dismórfico corporal, é uma coisa real. Sobretudo, é um transtorno mental que distorce a percepção de uma pessoa com relação ao próprio corpo. Indivíduos se tornam hiperfocados em suas "imperfeições" e controlados por uma visão distorcida e deturpada de si mesmos. Às vezes, é um traço facial específico, como o nariz ou as orelhas, enquanto outras vezes a distorção é relacionada ao peso ou tamanho. Todo mundo que perde peso tem dismorfia corporal? Não. Mas não se esqueça de que transtornos mentais variam dentro de um espectro. Há um aspecto típico e um aspecto transtornado. *Todo mundo* está no mesmo espectro, mas quando seu cérebro pende demais para o aspecto transtornado, *só, então*, você vê aqueles com transtornos mentais e sintomas graves. Mas, em geral, uma pessoa comum pode vivenciar alguns sintomas de várias doenças mentais sem, de fato, ter uma doença mental. É um espectro. É por isso que você pode ter hábitos alimentares transtornados sem ter um transtorno alimentar propriamente dito. Você pode ser compulsivo e exigente em relação à ordem e à limpeza sem ter, de fato, um transtorno obsessivo-compulsivo. Quanto mais próximo estiver do aspecto transtornado, mais sintomas serão manifestados e vivenciados.

Uma pessoa comum pode vivenciar sintomas de dismorfia corporal? Sem dúvida. A pessoa comum tem dismorfia corporal? Não. Não é tão comum quanto se pensa. Embora eu tenha formação em psicologia, minha área de prática é psicopedagogia. Faço avaliações psicoeducacionais (psicologia combinada com educação/aprendizado) para verificar a elegibilidade para educação especial. Conduzo avaliações que reconhecem a presença de transtornos, mas não diagnostico transtornos mentais nem prescrevo medicação. Identifico deficiências que influenciam na capacidade de aprendizado de um aluno e seu progresso em um ambiente educacional comum. Depois, trabalho com uma equipe de professores, terapeutas e especialistas, além dos próprios pais, que auxiliam no desenvolvimento de um plano educacional adequado e de um caminho que atenderá às necessidades individuais do aluno. Parece uma coisa bem sofisticada, não é? Minha experiência não é baseada nem focada em saúde mental. Mas o que minha formação em psicologia me ajuda a entender é que nosso cérebro é complexo, e que dentro do aspecto "normal" há um amplo leque de possibilidades.

Tive sobrepeso desde a adolescência até os meus vinte e poucos anos. Não me lembro de mim tendo menos de noventa quilos. Comecei mentindo sobre o meu peso na sétima série. Embora tenha perdido peso ao longo de cinco anos, vivenciei uma mudança drástica de tamanho e peso quase no fim da minha jornada (quando avaliei de maneira crítica meu esforço, ou E.F.F.O.R.T.). Essa mudança e diminuição de peso, tamanho e medidas vieram com rapidez. E meu cérebro não teve tempo para se adaptar ao "novo" eu. Olhava-me no espelho e via uma pessoa menor... mas estive tanto tempo focada em emagrecer que parte de mim se sentia incompleta, a menos que estivesse em busca de um número menor na balança. Eu não estava doente, e sempre mantive um peso saudável para minha altura. Mas tive dificuldades de me ajustar para chegar ao topo do Monte de Perda de Peso. Ainda me sentia grande, mesmo estando pequena – porque estive acima do peso por muito tempo. Quando ia às compras, ainda pedia os tamanhos grande ou extragrande. Depois de um tempo, tive que começar a pedir para o Dre escolher minhas roupas, porque eu só escolhia peças em cujo interior eu me perdia! Seu cérebro tem uma imagem mental do seu corpo, seu autorreflexo. Leva algum tempo até seu cérebro se adaptar a um novo reflexo.

Enquanto estiver vivenciando essa mudança de reflexo próprio, você talvez se sinta deprimido. Pode começar a pensar: "Por que perdi tanto peso, se ainda estou infeliz com a minha aparência?". Eu entendo bem. Já estive nessa posição! Mas saiba que *isso* também faz parte da sua jornada: o aspecto mental do emagrecimento, a aceitação mental de atingir um parâmetro saudável de peso e a mudança da trilha de manutenção *versus* escalada do emagrecimento. A capacidade de aceitar a nova pessoa que você vê no espelho não acontece de uma hora para outra. Seu reflexo foi o de uma pessoa diferente por muito tempo, portanto, deve ser estranho ver uma nova pessoa no espelho ou nas fotos. Também pode ser duro aceitar o progresso que está fazendo. Talvez comece a escolher pequenas imperfeições e as aumente de maneira exponencial, porque está acostumado a se esforçar em direção a uma meta física. Seu novo reflexo é tratado como um estranho, porque você não tem exatamente uma relação com a pessoa que vê no espelho. Pode parecer estranho, mas acontece. E, se está vivenciando isso agora mesmo, é normal! Prometo.

Então, o que você pode fazer? Pratique amor-próprio e pensamentos positivos. Reserve um tempo para valorizar até onde chegou e todo o seu esforço. Estive tão focada em perder peso que acabei perdendo a noção das coisas que tinha conquistado ao longo do caminho. Não perca de vista a verdadeira meta: uma vida feliz e saudável. Se estiver com problemas para aceitar quem você vê no espelho, seja por causa de flacidez, estrias, um reflexo desconhecido ou outra coisa, dê um passo para trás, mentalmente, e reflita sobre tudo o que já conquistou. Reflita sobre a dedicação necessária para chegar aonde está nesse momento. As horas que passou trabalhando duro, o esforço que fez para substituir hábitos alimentares nocivos por hábitos saudáveis, as vezes em que recusou bolos deliciosos... Todas essas conquistas compõem a pessoa que você vê no espelho! E essa pessoa merece seu amor, respeito e valorização. Eu não seria quem sou hoje sem a Sharee de 116 quilos, ralando e suando para se manter focada em suas metas. Não tenho vergonha de quem eu era, porque ela me tornou o que sou hoje.

Desse modo, reserve um momento para valorizar a nova pessoa na frente do espelho, a pessoa que você criou enquanto se dedicava às suas metas, coerente com sua alimentação saudável e determinada em substituir esses hábitos alimentares nocivos por hábitos saudáveis. A pessoa que você vê no espelho foi forjada com sangue, suor, lágrimas e autodeterminação. O fato de ter atingido sua meta é um milagre. Infelizmente, muita gente desiste na metade do caminho da escalada. As condições da escalada podem ser muito intensas, o que faz algumas pessoas darem meia-volta, desistirem ou montarem o tal acampamento. E elas continuam a viver boa parte da vida atingindo suas metas pela metade. Mas não você – você conseguiu! Você venceu as adversidades, mudou sua vida por completo! Pense quanto isso é incrível. Tenha orgulho. E pode parecer fácil menosprezar suas conquistas, porque foi só uma perda de peso – mas, confie em mim: o que você fez e o que está fazendo são feitos incríveis e dignos de comemoração diária.

A torcida do "você foi longe demais": talvez ainda não esteja nesse ponto da jornada, mas é só dar tempo ao tempo e essas pessoas vão aparecer. Aquelas que dizem coisas como: "Você está muito magro", "Nossa, agora está parecendo anoréxico", "Você não come nunca?" ou "Você estava melhor antes". Essas pessoas vão encontrá-lo e farão de tudo para que desista. Se você permitir, elas terão sucesso. Lembro-me da primeira vez que passei por essa experiência. Fui procurada por uma revista *on-line* para compartilhar minha história e fiquei empolgadíssima! Passei horas detalhando as respostas da minha entrevista, para ter certeza de que transmitiria uma mensagem que pudesse inspirar outras pessoas.

No dia em que o artigo foi postado, embora houvesse *feedback* positivo, recebi vários "ela é muito magra", "ela estava melhor com carne nos ossos", "aposto que ela tem transtorno alimentar", "ela parece um esqueleto ambulante" e "ela nem se parece mais com uma mulher". Os comentários me magoaram, e vinham de pessoas que nem me conheciam. Passei horas detalhando o estilo saudável que me ajudou a perder peso e atingir minhas metas, e essas pessoas só conseguiam focar em como não gostavam da minha aparência atual. A definição de beleza e do que elas achavam atraente era mais importante do que a minha saúde. No início, fiquei arrasada, e isso me fez querer desistir de compartilhar minha história na internet. Como pessoas completamente desconhecidas podiam fazer comentários tão maldosos a respeito de uma pessoa que sequer conheciam? Fiquei chocada e magoada.

Eu poderia ter deletado meu *blog* depois daquele artigo. Poderia ter continuado minha jornada e só compartilhado a experiência com meus amigos e familiares. Mas não. Decidi naquele momento que não ligaria para o que pessoas que nunca vi na vida tinham a dizer sobre mim. O que elas comentassem sobre mim diria mais sobre elas do que, de fato, sobre mim. Por que eu deveria me importar com o fato de desconhecidos me acharem mais atraente quando eu era gorda? Por que me importaria com uma pessoa atrás de um computador que acha que estou magra demais? Não estou nem aí, e você também não deveria dar a mínima!

Com o crescimento do meu *blog*, começou o fluxo de e-mails de ódio e *trolls* da internet. Infelizmente, se você permitir que pessoas mandem perguntas anônimas, sem o menor respeito pela privacidade alheia, você vai se deparar a todo instante com gente que abusa desse privilégio, por exemplo, indivíduos que se sentam atrás de uma tela e ficam enviando mensagens cheias de ódio na tentativa de sabotar você e sua missão de transmitir esperança por métodos saudáveis de emagrecimento. Mais uma vez: você pode escolher reagir, ou pode escolher irritar os outros com a sua bondade.

Nunca respondi a uma mensagem odiosa ou ofensiva. Só deleto e sigo em frente. Mas a pessoa que me enviou a mensagem tem de retornar ao meu *blog* todos os dias para ver se eu a respondi... e nunca respondo. Portanto, elas continuam sendo bombardeadas por mensagens de saúde e positividade, mesmo em meio ao ódio delas. Prefiro deixar que as pessoas se afoguem na própria poça de ódio em vez de me deixar respingar pelo sentimento ruim delas. E, quanto mais velha fico, mais compreendo que nem toda situação precisa de uma reação. Tudo bem não reagir. Tudo bem ignorar pessoas que não conseguem agir com respeito e educação. Isso quer dizer que me acho superior a elas? Não, de maneira alguma. Só não preciso dar corda para quem não tem respeito nem boas maneiras para com os outros. Escolho com sabedoria com quem vou interagir. Porque eles escolhem.

Sendo assim, você pode ignorar indivíduos na internet, mas e quanto às pessoas da vida real que querem desvalorizar o seu trabalho árduo? Os amigos ou familiares que ficam toda hora dizendo quanto você está magro ou que já foi longe demais? Bem, talvez sua família tenha razão e você tenha exagerado. É fácil errar a mão quando se está tão focado em perder peso. Pode ser difícil deixar de ultrapassar limites da balança. A escalada íngreme pelo Monte de Perda de Peso é adrenalina pura. Você fica empolgado por ver os números caindo na balança. Um esforço para ter uma vida saudável pode se transformar em vício. Então, vá a um médico e estabeleça um parâmetro saudável de peso para você. Desse modo, quando as pessoas quiserem argumentar sobre o seu peso, você terá certeza de que está saudável. Isso pode ajudá-lo a se fortalecer mentalmente contra pessoas negativas que tentam colocá-lo para baixo.

Se estiver em um parâmetro saudável, e as pessoas continuarem insultando seu esforço, você pode informá-las de que o comportamento delas não será tolerado ou pode apenas ignorá-las. Um simples "dei um duro danado para chegar até aqui e estou feliz com o meu progresso", na maioria das vezes, já basta para evitar que uma pessoa continue falando. Mas, de vez em quando, você acaba se deparando com alguém que não se toca. Aí você pode, com educação, mas também com firmeza, dizer que seu peso não é da conta de ninguém. Sua felicidade é mais importante para você do que a opinião alheia sobre seu peso ou sua aparência.

Às vezes, você precisa ser direto com as pessoas; não suponha que todo mundo tenha excelentes habilidades sociopragmáticas. Como alguém que avalia todo dia pessoas com deficiências sociais, posso dizer que isso é mais comum do que parece.

"Mulheres de verdade têm curvas." Esse comentário me irrita profundamente. As pessoas que gostam de fazer esse comentário não parecem entender como funciona o corpo humano. Não tem como escolher para onde vão as curvas. Não tem como decidir a forma que seu corpo vai assumir. A propósito, eu não tinha curvas quando estava gordinha; eu tinha rolinhos. Mais uma dica para você, caso esteja no fundão e precise de um lembrete: feminilidade não é medida por proporções de busto e quadril. Eu era deslumbrante quando gordinha e ainda sou. Você é lindo agora, neste momento, e isso não vai mudar.

Membros do clube comida é "amor": talvez você venha de uma família que não apoie seu processo de emagrecimento. A culpa não é sua se eles se sentem deslocados ou acham que suas escolhas saudáveis os forçam a refletir sobre suas próprias escolhas de comidas não saudáveis. Infelizmente, já vi isso acontecer com amigos e pessoas que compartilham suas histórias comigo. Gente que se esforça tanto para atingir suas metas, mas, mesmo assim, suas famílias, ao que parece, fazem de tudo para arrastá-las para baixo, insinuando a todo instante que a pessoa perdendo peso está com um transtorno alimentar, porque não quer mais comer *fast-food*, ou compram comidas prejudiciais à saúde na tentativa de sabotar o progresso da pessoa. Triste, mas acontece.

Algumas famílias mostram o amor delas por meio da comida. Todos nós conhecemos aquela pessoa na nossa família que fica genuinamente ofendida se você se recusa a comer suas iguarias caseiras. Eu conheço bem! Mas é a intenção delas tentar sabotar suas metas? Não. No entanto, será que você pode arriscar comer algo que pode colocá-lo em uma enrascada e estimulá-lo a entrar de fininho na cozinha, no meio da madrugada, para comer o que tiver ali? Não! Porque, lembre-se: moderação não funciona para todo mundo. E, quase sempre, só aquela "mordidinha" já é o suficiente para mandá-lo de volta a uma temporada de beliscadas fora de hora, que acaba se transformando em uma comilança farta e autoindulgente.

Por isso, fale com o familiar que fica arrasado toda vez que você recusa suas guloseimas feitas com tanto carinho. Fale o bom e velho "não é você, sou eu". Algumas pessoas chegaram a insistir comigo para que eu experimentasse coisas que sequer eram veganas. Eu digo: "não, obrigada, mas parece delicioso", e elas continuam tentando me convencer a comer. Incomoda um bocado, mas não fico com raiva. Só continuo a dizer: "não, obrigada", e, em seguida, peço licença e me afasto da conversa ou da situação.

Se comida for a linguagem do amor em sua família, contribua com algo saudável nas reuniões familiares ou compartilhe uma receita com o melhor cozinheiro e pergunte se ele gostaria de fazer. Diga ao familiar insistente que, embora você quisesse muito enfiar a cara no *cheesecake* de três chocolates, naquele momento, você vai deixar para outra hora – mas, em vez disso, adoraria experimentar a salada de *cranberry*! Ou pergunte se a pessoa conhece alguma receita gostosa que possa estar de acordo com as suas metas. Pessoas que falam de comida adoram receitas! Portanto, mesmo que não possa comer as especialidades delas, pelo menos terá a oportunidade de provar de seus dotes culinários. Lembre-se: a linguagem delas é comida. Então, isso vai ajudá-las a falar com você da melhor maneira que elas conhecem.

Por outro lado, talvez esse cenário seja ainda mais familiar: você tem familiares que, de modo intencional, tentam sabotar suas metas. A motivação pode ser em virtude do mais puro instinto egoísta, ou pode ser que eles não entendam nada a não ser a linguagem da comida. Em todo caso, é estressante e irritante se deparar com uma situação dessas continuamente.

Algumas pessoas têm familiares que não compartilham comida por amor. A única intenção deles é sabotar suas metas. E, infelizmente, é difícil se separar da família, sobretudo se você mora sob o mesmo teto. Então, como lidar com um problema assim? Primeiro, converse com esses familiares. Diga-lhes como se sente e o que enxerga daquela situação. Talvez não admitam que a intenção é tentar atrapalhar seu progresso, mas pode ser que compreendam o impacto que isso tem sobre você e respeitem seu pedido.

Se insistirem em comprar a sua comida "predileta" porque o amam, cole na geladeira uma lista nova de comidas prediletas. Às vezes, eles apenas não sabem o que comprar para você, então persistem nas escolhas já conhecidas. Você vê isso como sabotagem e eles o veem como um ingrato. Sendo assim, para ajudar a reduzir conflitos, faça uma lista específica de comidas que você adoraria que a pessoa comprasse de vez em quando para você: uvas, maçãs, bananas, *mix* de frutas secas etc. Essa lista ajudará seus familiares quando forem às compras e vai ajudá-lo a se sentir mais preparado para o que aparecer na cozinha.

Talvez manter sua comida em lugares distintos também ajude. Naqueles dias em que você chega da escola ou do trabalho, *desesperado de fome*, pode ser difícil passar direto por um pacotinho tentador de *cookies* ou pelo pote maravilhoso de Nutella e ir em busca de sua latinha de frutas secas. Ao deixar a comida em um lugar separado, quando bater aquela "vontade de comer", você não vai passar pela tentação do pacote de *cookies* enquanto estiver procurando frutas secas.

Estar cercado por vibrações negativas: talvez seja bastante difícil criar um estilo de vida saudável quando todos à sua volta estão sempre tentando arrastá-lo para o buraco. Você se esforça tanto, dia após dia, então, chega em casa e toma um banho de negatividade e palavras duras. Ou seus colegas de trabalho, a todo instante, fazem você se sentir mal com o esforço e a dedicação que está adotando em prol da sua saúde. Se você se sentar no sofá e terminar de assistir a uma maratona do seu seriado favorito, ninguém vem para incomodar. Mas peça uma salada no lugar do *cheesecake*, e de repente todo mundo fica preocupado com você e com suas escolhas de vida. É ridículo. Ser saudável e ativo *não* é crime e não é "perigoso". Dedicação não é sinônimo de obsessão. Dedicação à sua saúde e às suas metas não é doença mental. Ninguém se preocupava com a minha saúde (exceto a minha família) quando eu estava acima do peso, mas agora que estou com um peso saudável, todo mundo, e suas respectivas mães, tem algo a dizer. E como lidar com isso? Como lidar com toda essa "preocupação" injustificada?

Pessoalmente, não me distraio com os comentários e ideias das pessoas a respeito da minha saúde e da minha vida. Sou uma instrutora de ginástica. Adoro malhar. Sou vegana, adoro frutas e vegetais! Realizar ações estratégicas para garantir uma vida ativa e saudável não é algo de que alguém deva se envergonhar. E você não deveria se envergonhar ou encabular também. Planejar seus treinos e preparar suas refeições serão atividades estranhas para aqueles que 1) não têm problemas com peso; 2) não se importam com a saúde. Mas tudo bem! Nem todo mundo quer ser ativo e comer de maneira saudável. Cada um com os seus problemas! Só que eu não preciso me submeter às declarações de pessoas negativas que nunca passaram pelo que passei. Nem você.

Se uma pessoa nunca lutou contra o peso ou contra problemas de saúde, nunca vai entender o que é transformar completamente a sua vida para conseguir perder peso e melhorar a saúde. Ela terá zero compreensão a respeito da dedicação necessária para perder metade do peso do seu corpo. Ninguém vai entender *por que* todo treino é importante, ou como não se trata apenas de calorias queimadas, mas sim de hábitos que devem ser formados. Ninguém vai compreender como "pular só esse dia" pode resultar em você decidindo que vai descansar durante a semana inteira. Não vai entender a necessidade de ficar distante das tentações, e que não é porque determinada coisa é a sua comida favorita que você precisa ingeri-la toda vez que tiver oportunidade. Não vai entender essas situações, porque peso não é algo com que a pessoa se importe.

Crie um ambiente saudável à sua volta. Encontre amigos ativos com quem você possa interagir e estabelecer relacionamentos. Encontre pessoas que partilham das mesmas metas e opiniões a respeito da saúde. Crie uma atmosfera positiva ao seu redor. Assim, quando as pessoas negativas, que não entendem as lutas relativas à perda de peso, tentarem arrastar você para o fundo do poço ou questionarem as suas escolhas de vida, quem estará do seu lado serão as pessoas que continuam a dar apoio e a encorajar você para passar pelos momentos mais difíceis. Também não estou dizendo que você tenha que torcer o nariz para todas as comidas açucaradas em um encontro, ou olhar feio para quem come *fast-food*. Todos têm o direito de fazer suas escolhas, e nelas se inclui comer o que bem entenderem. O que estou dizendo é que você não precisa se sentir como um pária só porque está trazendo uma bandeja com vegetais a uma reunião de trabalho. Não precisa ter vergonha de que sua aula de ginástica está agendada para o mesmo horário do *happy hour* e que você prefere ir para a aula. Orgulhe-se das suas metas e sonhe alto! Tudo bem se as pessoas não compreenderem ou não acreditarem em você. O problema não é seu! É delas! Não seja influenciado por pessoas negativas. Crie uma vida positiva e edificante ao seu redor.

Antagonismos da pessoa querida: eu sou vegana. Meu marido, não. Alguns indivíduos têm companheiros com hábitos alimentares drasticamente diversos, e isso pode causar grandes problemas no relacionamento. Você pode ser casado com alguém viciado em *fast-food* ou namorar um campeão do corredor de congelados. Pode ser desafiador ter estilos alimentares tão diferentes, mas nem sempre tem que ser assim. Você é um adulto ou jovem adulto. Seu cônjuge também, e vocês podem ter visões diferentes a respeito de comida. Pessoas em relacionamentos saudáveis se encorajam e se apoiam de forma mútua; não controlam uns aos outros. Se o seu cônjuge quiser frango frito no jantar, mas você preferir frango assado... existe algum motivo legítimo para que os dois não comam aquilo que desejam? Em alguns casos, seu cônjuge não quer apenas que você prepare a sua comida, mas também a dele. Esse é o ponto em que estabeleço limites no meu relacionamento. Não sou um restaurante. Não vejo problema nenhum em fazer pratos de acompanhamento que Dre e eu iremos comer, como vegetais cozidos no vapor, arroz integral e massa com vegetais recheados. Adoro fazer essas coisas! Mas o que não consigo fazer é preparar acompanhamentos e mais dois pratos principais diferentes, como *tofu* assado e frango assado. Isso acaba dificultando as coisas em termos de poder jantar em um tempo razoável. Portanto, se esse for o caso entre você e seu cônjuge, sentem-se juntos e elaborem um plano.

Gosta de *junk food*? Ótimo, pode comer à vontade. Mas tem que estar disposto a ajudar na cozinha, afinal de contas, ele é adulto também. Você é o cônjuge, e não os pais dele.

Isso pode gerar certa tensão em relacionamentos cuja função de cozinhar seja de apenas uma das partes. Até entendo. Mas, volto a dizer, você não é um restaurante. E não é que *não* esteja fazendo pratos para o seu cônjuge, mas está sendo seletivo com relação à preparação das refeições, para garantir que todos comam na hora certa. Se seu cônjuge quer *fast--food*, pode comer! Mas ele não pode querer que você coma com ele ou vá buscar para ele. Incentive seus familiares a assumir as responsabilidades por seus hábitos alimentares.

Tenho amigos que se curvam aos cônjuges em termos de servir a comida que ele deseja ou precisa. E tudo bem também! Mas se você está exausto e se esforçando demais pela relação, então é necessário que role uma conversa séria a esse respeito. Vocês não precisam ter as mesmas metas alimentares para que o relacionamento dê certo. Precisam de respeito mútuo pelo momento e pelas preferências alimentares um do outro.

Contudo, em outras relações, isso acaba sendo um pouco mais complicado. Por exemplo, digamos que você esteja preocupado com a saúde do seu cônjuge. Os hábitos alimentares dele são tão danosos que a qualidade de vida dele está sendo impactada. Essa é a pessoa com quem você quer passar o resto da vida, mas as escolhas dela colocam em xeque quanto tempo ela terá de vida. E sua saúde também é uma preocupação. Então, você quer melhorar a saúde e perder peso para ter uma qualidade de vida melhor, mas seu cônjuge não compartilha das mesmas paixões ou metas. O que você pode fazer?

Tenham uma conversa de coração aberto. Dividam preocupações e temores. Diga que está preocupado com a saúde do seu cônjuge, assim como com a sua própria, que está inquieto sobre como suas escolhas alimentares estão impactando os filhos de vocês. Divida o receio de criar filhos com as atuais escolhas alimentares e de estilo de vida. Pode ser uma conversa difícil, mas, se for algo importante para você e para sua vida, então esse momento precisa acontecer. É uma conversa nascida do amor, não do julgamento.

Meu marido e eu tivemos muitas conversas sobre como criar nossos filhos quando a hora chegar. Embora eu seja vegana, Dre não é, e nós discutimos a respeito de como isso pode parecer aos olhos dos nossos filhos. Não vou criar nossos filhos dentro do veganismo, porque sinto que essa é uma escolha pessoal. Mas vou ensiná-los sobre a importância de escolhas alimentares saudáveis. E, quando eles estiverem mais velhos, poderão decidir por si mesmos o que vão comer. Teremos opções de comida saudável dentro de casa e incentivaremos a participação deles nas atividades diárias, mas não vou proibir meus filhos de comer subprodutos de origem animal.

Cada um tem uma visão diferente sobre como educar os filhos, mas o importante é que você converse com seu cônjuge sobre suas metas, sonhos, desejos e paixões. Se o seu cônjuge não consegue apoiá-lo a perder peso, então, talvez, sejam necessários mais passos no sentido de construírem um respeito mútuo pelos anseios um do outro.

Aceitando mudanças: as situações mencionadas anteriormente são complicadas. Talvez você esteja diante delas agora mesmo, ou pode ser que venha a encará-las na sua jornada. O Monte de Perda de Peso não é fácil. Não é uma empreitada de algumas semanas. Não dá para ser bem-sucedido nessa jornada se estiver apenas a passeio pelo caminho da perda de peso. É uma experiência que muda a vida de uma pessoa, que vai remodelar não só o seu corpo, mas também sua vida como um todo. E, às vezes, esse processo de remodelamento pode ser doloroso. Apesar de a mudança ser saudável e benéfica, mudança é sempre mudança. E nós, como humanos, parecemos ter uma aversão natural a qualquer tipo de mudança. Ainda que sejam mudanças saudáveis, este é um conceito difícil de ser aceito. Os resultados positivos da mudança podem estar bem na sua frente e só resta dar um pequeno passo para poder alcançá-los. Mesmo assim, você ainda vai se ver hesitante, porque é um trajeto diferente daquele a que estamos acostumados. Você pode ver o topo do

Monte de Perda de Peso – sua meta de peso e aspirações de atividade física estão dentro do reino do controle... e, ainda assim, hesita a dar passos para alcançá-lo, porque o processo de mudança é um desses passos. Exige-se de você uma maneira diferente de comer e pensar quando está percorrendo um caminho em direção às suas metas. Essa jornada demanda uma abordagem de vida diferente da usual. E essas diferenças – a mudança de mentalidade, hábitos e alimentação – impedem que muitos indivíduos sequer experimentem começar sua jornada. Eles ficam paralisados pelo medo da mudança, mesmo que ela, potencialmente, possa salvar a vida deles. Mesmo que o fundo do poço seja desconfortável, miserável e doloroso, o medo da mudança é mais devastador do que o atual estado de infelicidade.

Parte meu coração ver pessoas tão controladas pelo medo da mudança e do desconhecido. Fico entristecida pelas histórias que as pessoas compartilham comigo, sobre como estão cansadas das circunstâncias atuais de suas vidas. E como sentem que esse fundo do poço está, pouco a pouco, destruindo a existência delas. Mas elas se sentem incapazes e sem esperança, porque mudança é uma coisa que elas não sabem como aceitar. O peso que têm, na visão delas, está destruindo toda e qualquer chance de desfrutarem de uma vida feliz. Mas preferem sentar e chorar todas as noites por causa do peso que têm em vez de dar um passo em direção ao desconhecido. Por isso fico insistindo à exaustão sobre a importância do planejamento.

Um plano dará a você a coragem necessária para que dê o primeiro passo rumo à mudança. Não ligo se está cansado de ouvir as palavras "plano" e "estrutura". Se está nessa jornada pela maratona, vai precisar se acostumar a utilizar essas habilidades todos os dias. Não dá para mudar sua vida sem um plano estruturado.

Porém, isso não quer dizer que todo passo deva ser premeditado e analisado de maneira ponderada. Significa apenas que, por tudo que há de mais sagrado, se for sair de casa, pegue uma maçã e uma barra de cereais. Você vai ficar com fome, então esteja preparado. Se tiver um treino agendado para as 17h30, compareça. Você não pode achar, de última hora, que um filme parece ser uma ideia melhor. Planejamento, organização, estruturação e agendamento: essas são as habilidades que ajudarão a mudar um conceito contra o qual você não consegue lutar. Se você teme mudanças, não será bem-sucedido nesta jornada. Haverá diversos momentos em que terá de mudar... e, se você deixar que a sua aversão natural a mudanças o impeça de se adaptar e seguir em frente, o progresso será lento e, em um belo dia, sem que se dê conta, terá montado acampamento no meio do caminho, sem jamais ter atingido o topo.

Aceite as mudanças. A vida inteira é a respeito de mudanças, ou está em processo de mudança atualmente. Tudo bem sentir-se desconfortável, mas aprenda a encontrar conforto no seu plano, nas suas metas e na empolgação de assumir o controle da própria vida. Embora essa jornada seja difícil, ainda assim é maravilhosa e agradável! Embora eu tenha vivido uma parcela razoável de dias difíceis, tive mais experiências incríveis do que negativas. No fim da jornada, você não se lembrará dos momentos ruins; olhará para trás e verá que tudo parece um grande borrão. Não se lembrará do processo penoso de aprender a preparar a própria refeição. A única coisa que saberá é que você prepara uma refeição como um profissional. Não se lembrará do processo exaustivo de inserir exercícios diários na sua agenda. Quando refletir sobre a jornada percorrida, vai parecer que tudo fez sentido. Mas você não vai acordar um dia e – *bam!* – ter atingido sua meta de peso de modo milagroso!

Você vai acordar, dia após dia, e estará cada vez mais perto da sua meta, até que um dia, quando acordar, perceberá que não precisa mais focar excessivamente em preferir comprar comidas saudáveis. Os hábitos que se esforçou tanto para substituir terão, de repente, sido substituídos por hábitos saudáveis. Seus hábitos saudáveis serão parte de você. Treinos agendados, agora, serão uma parte comum do seu dia. Um treino diário não vai representar mais um fardo no seu cotidiano.

As vezes que lutou com toda a sua alma, com todo o seu autocontrole, aqueles momentos que o levaram até o topo da montanha. Durante as vezes que chorou e gemeu quando colocava os tênis de ginástica, quando a vida estava maltratando você, e tudo o que queria fazer era rastejar de volta para a cama e dormir para sempre, mas você resistiu. Seguiu em frente. Insistiu quando todos teriam ficado sentados. Aprendeu a dizer não para comidas que não alimentariam seu lado saudável. E, em virtude disso, tudo que suportou parecerá valido. Você não vai olhar para trás e pensar: "Nossa, essa experiência foi uma perda de tempo. Queria não ter me esforçado tanto em assumir o controle da minha vida e da minha saúde".

Você vai olhar para trás e se sentirá assolado por sentimentos de orgulho, gratidão, autonomia, alegria e reconhecimento, assim como um senso de autonomia do tipo "eu consegui". Você superou a mudança. Superou os momentos difíceis. Você pode superar qualquer coisa e será ainda mais forte quando chegar ao outro lado.

Autoisolamento: quando se cria uma vida e uma atmosfera saudáveis, pode ser complicado encontrar um equilíbrio entre amizade e suas metas. Pode ser avassalador ter pessoas na sua vida que apoiem você e suas metas... mas, mesmo assim, expressem opiniões negativas sobre seus compromissos. Sua primeira reação pode ser apenas de querer cortar os laços com quem quer que ouse questionar seus sonhos. Então, você acaba se distanciando de quem não compartilha das mesmas visões saudáveis de vida, ou acaba com todas as relações com pessoas que não valorizam academias e exercícios. Esse tipo de mentalidade intransigente também não é saudável. Já vi pessoas se isolarem por completo em seu mundinho de "saúde". A vida inteira fica concentrada na academia, no reflexo delas no espelho da academia, na preparação das refeições e na balança. Isso não é saudável e não é disso que se trata esta jornada.

Uma atmosfera positiva é crucial para sua jornada, mas isso não quer dizer que você precisa se isolar e aceitar todos os desafios em solidão. Se alguém próximo a você não partilha da sua paixão por emagrecer, não quer dizer que a pessoa não possa se conectar com você na jornada. Você está atrás de uma meta. Muitos indivíduos correm atrás de metas. Sejam metas educacionais, profissionais, empresariais etc., correr atrás de metas é uma coisa comum entre as pessoas. Só porque uma pessoa não tem a meta de perder peso não significa que ela não tenha *nenhuma* meta. Embora seja importante garantir à sua volta um círculo próximo de positividade, não quer dizer que precise realizar entrevistas para fazer amizades e associar-se apenas com pessoas igualmente motivadas em emagrecer. Desgarre-se desse mundo. Aceite as diferenças. Encontre um equilíbrio saudável. Esta jornada levará tempo, e, quando se trata de emagrecimento, não se preocupe quanto a "desperdiçar" tempo. Contanto que a balança esteja se mexendo na direção certa, continue firme e forte.

9

Onde Estão os Arcos-Íris e os Unicórnios?

Inspirei profundamente uma última vez e sinalizei para a turma expirar devagar.

— Muito bem, galera! Obrigada por terem vindo e tenham um bom resto de semana, se não encontrar com vocês aqui na nossa aula de zumba!

Dei um sorriso e dispensei o pessoal. Depois que os alunos saíram da sala, comecei a arrumar tudo e fui desligar o equipamento de som. Em geral, sinto-me ótima depois de dar a aula de resistência, pois é minha preferida. Mas naquele dia eu estava... tão insatisfeita comigo mesma. Sentia-me estufada, cansada e imensa. Minha camiseta de instrutora grudava no corpo e meus braços pareciam inchados e sem tônus. Nem sorrir eu queria, porque minhas bochechas estavam enormes e cheias de pintinhas.

— Deve ser um daqueles dias... — resmunguei comigo mesma. Peguei a sacola da academia e fui caminhando até o estacionamento.

Cumprimentei algumas pessoas na saída da academia e decidi que, talvez, se tomasse um *smoothie* de frutas na lanchonete dos alunos, eu me sentiria melhor. Pedi um *smoothie* de abacaxi com coco (uma das combinações de que mais gosto) e esperei com paciência para devorá-lo. A moça que trabalhava no lugar era uma das alunas fixas da minha aula de ginástica, então logo começou a puxar papo comigo. Abri meu melhor sorriso falso para conversar e rir enquanto ela preparava meu *smoothie*.

Quando ficou pronto, agradeci e caminhei de volta ao carro. Tomei um gole e o joguei na lata de lixo mais próxima. Estava uma delícia... mas não era isso o que eu queria. As lágrimas transbordaram dos meus olhos quando entrei no carro.

— Por que estou me sentindo assim? — Comecei a chorar sozinha. — Eu me esforço demais para estar me sentindo tão mal comigo mesma!

As lágrimas continuaram a cair enquanto permanecia sentada no carro. Peguei o celular e liguei para o Dre. Quando ele atendeu, o choro ficou intenso.

— O que houve? — ele perguntou com um tom de voz preocupado. — Tudo bem com você? — quis saber em tom de urgência.

Acalmei-o dizendo que não tinha acontecido nada de mais, mas que meu corpo estava péssimo naquele dia. Eu vivenciava uma espécie de estagnação quanto à perda de peso e a atividades físicas, e estava notando que não conseguia fazer nenhum progresso em relação ao meu corpo. Era uma sensação desconfortável; sentia-me gorda. Dre respirou fundo e continuou tentando me consolar, dizendo quanto eu era linda e me lembrando do longo caminho que eu vinha percorrendo, e também como as pessoas me admiravam por tudo o que eu havia alcançado.

Eu sabia que ele estava certo. Mas isso fez com que eu me sentisse pior ainda, porque estava incomodada, mas sem nenhum motivo aparente além de uma sensação de insatisfação com o meu corpo. Que ódio! Odiava me sentir daquele jeito! Lá estava eu, com uma história incrível de perda de peso e um *blog* que continuava inspirando centenas de milhares de pessoas todos os dias. Eu era uma instrutora de ginástica que incentivava os outros todos os dias, mas não conseguia controlar meu próprio desânimo. Sentia-me uma bela de uma hipócrita, o que não ajudava em nada para melhorar meu humor.

Confesso a você que esses dias de "insatisfação consigo mesmo" vão acontecer mais de uma vez na sua jornada, e que eles não acabam nem quando você atinge sua meta de peso. Atingir a meta de peso não impede que haja dias nos quais você se veja com uma imagem corporal péssima. Vestir o tamanho com o qual sempre sonhou não impede que haja dias "eu me sinto gordo e nada está cabendo". Superar suas metas de atividade física não vai evitar essa sensação de inchaço. Você *vai* ter dias ruins. Haverá dias em que vai chorar por qualquer coisa aparentemente idiota. Haverá um dia em que você não vai caber em uma roupa que pensava servir. Vai acontecer de você passar por aqueles dias em que se sente feio e fora de forma, não importa quão lindo e em forma esteja! Acontece! E acontece com todo mundo. Isso não significa que você é um fracasso nessa coisa de "estar em forma", mas sim que é humano. Nenhum tamanho, peso ou capacidade física farão esses dias horríveis desaparecerem ou as sensações ruins deixarem de se manifestar. *Você continuará enfrentando desafios após atingir suas metas; a única diferença é que estará mais magro ao encará-los.*

A melhor maneira de lidar com esses dias negativos é ter uma muralha de positividade com a qual possa se cercar. Pode ser uma parede motivacional em que você cola fotos de outras pessoas e de suas conquistas, um lugar onde pode visualizar suas fotos de "antes e depois". Ou uma muralha de positividade simbólica; pode ser uma pessoa ou um grupo de pessoas para quem possa ligar quando estiver se sentindo para baixo e com as quais possa ser sincero – pessoas que não esperam que você finja estar bem quando, na verdade, não está. A coisa mais difícil é fingir que não está em um dia ruim quando, por dentro, você está um lixo. Só consigo fazer isso por pouco tempo, até que começo a me sentir pior ainda! Embora um sorriso forçado possa melhorar alguns dias ruins, outras vezes, você precisa ser honesto e encontrar alguém com quem possa desabafar.

Brea e eu conversávamos noite adentro quando eu tinha esses dias ruins. Nós nos sentávamos na minha cama e assistíamos a programas de culinária, enquanto desabafávamos sobre o que passava pela nossa cabeça, o que tinha acontecido durante o dia e como estávamos nos sentindo em relação a nós mesmas. Às vezes eu me sentia péssima durante as aulas e precisava reclamar daquilo. Meu mestrado foi absurdamente difícil, mas alguns dos meus colegas de turma faziam parecer que as tarefas eram facílimas. Para mim, porém, os trabalhos de casa sempre eram um grande desafio. Eu tinha que dar 110% de mim para conseguir uma nota razoável. Era muito frustrante. Combinando dias ruins em sala de aula e dias insatisfação em relação ao meu corpo, eu me transformava em um poço de lágrimas.

Graças a Deus que eu tinha Brea e Dre para desabafar até tarde da noite, por telefone ou pessoalmente. E minha mãe, que também sempre esteve ao meu lado nesses dias horrorosos. Porque nos dias em que você sente que sua vida está uma verdadeira confusão, como o dia em que me dei mal em uma prova superimportante – nesses dias, a única coisa que você quer fazer é ligar para a sua mãe. A vida é assim. Dias ruins existem! Mas você não precisa deixar esses dias acabarem com você, e não precisa mergulhar em um pote do seu sorvete favorito para se sentir melhor. Você teve um dia ruim, e daí? Sua vida inteira não será moldada por esse único dia.

Infelizmente, criei expectativas irreais para alcançar minha meta de peso. Pensei que todo mundo acharia que eu era a pessoa mais linda do mundo e me seguiria às cegas. Pensei que pudesse usar qualquer roupa que quisesse e ficaria o máximo. Achei que ficaria como uma modelo e seria tratada como uma garota da Ilha da Fantasia. Parece incrivelmente ridículo e superficial, certo? Mas *sei* que não sou a única a pensar esse tipo de coisa. Este livro apresenta de forma honesta minhas experiências boas e ruins, portanto, estou abrindo o meu coração. Achei que a vida seria perfeita assim que perdesse 45 quilos, mas estava errada. Achei que encontraria a felicidade no fim da jornada, mas estava completamente equivocada.

Atingi minha meta e tive dias ruins. Tive dias em que me senti feia. Tive dias em que me senti gorda. Não havia pessoas aleatórias implorando por minha atenção. Continuava tendo de pedir tamanhos maiores na hora de provar uma roupa. Experimentei roupas da moda e fiquei ridícula. Tive de devolver roupas que as pessoas me deram de presente, porque elas compraram um tamanho muito pequeno. Houve dias em que minha celulite realmente me incomodou. Não conseguia andar pela casa com uma camisola pequena e me sentir confiante na frente do meu marido todas as noites. Não andava pela cozinha de calcinha e sutiã para fazer panquecas para ele. Não conseguia colocar biquíni para lavar o carro em qualquer dia da semana Ninguém me perguntava se eu era modelo. Não era puxada para dentro de casas noturnas nem me davam tratamento VIP. Não era com qualquer camiseta que eu me sentia confiante.

Sempre passava pela minha cabeça como seria quando eu atingisse minha meta de peso... e, quando enfim consegui... e nada daquilo que eu imaginava aconteceu... foi um despertar doloroso! Tive a sensação de que não havia me esforçado o suficiente, que podia ter feito mais! Eu estava na melhor forma física da minha vida e *ainda* sentia que não era o bastante. Criar expectativas irreais pode fazer isso com você. Elas armam para cima de você para que se sinta péssima, mesmo depois de ter conquistado coisas incríveis. Dei um duro danado para perder todo aquele peso, mas me sentia frustrada por minha vida não ser perfeita, por meu corpo não ser perfeito.

Não me entenda mal; minha intenção não é dar uma de pessimista e muito menos desanimar ninguém quanto a atingir suas metas! Escalar o Monte de Perda de Peso foi uma das maiores conquistas da minha vida. Só estou querendo compartilhar o fato de que sua vida não será perfeita quando chegar ao topo. E, se estiver esperando nada menos que a perfeição quando atingir suas metas, você vai se decepcionar. Essa decepção pode se transformar em uma descida lenta e contínua daquele topo, mais conhecida como "ganho de peso". E não estou falando de uma flutuação de dois a quatro quilos, mas de uma retomada de vinte quilos, até o ponto em que você volta à estaca zero. Isso acontece com mais frequência do que se imagina. E você pode estar lendo isso e percebendo que é por esse motivo que está escalando o Monte de Perda de Peso... de novo. Expectativas irreais só geram decepções reais.

Achei que, quando atingisse minha meta de peso, eu me sentiria confiante o tempo todo. Que todos os dias, 24 horas por dia, transpiraria confiança e seria capaz de ser aquela garota que coloca um jeans apertado e uma camiseta básica, e sai arrasando com um *look* impecável... Pois é, ainda não sou essa garota. Preciso de muitos minutos a mais para conseguir essa aparência "impecável". Durante algum tempo, fiquei frustrada por não me sentir "perfeita", até perceber que atingir uma meta de peso não é sinônimo de perfeição. Sempre vou querer melhorar alguma parte do corpo, e posso escolher ser feliz ou correr atrás de uma perfeição que jamais será atingida. Sou uma pessoa muito mais feliz agora que compreendo ser minha vida uma tarefa contínua em vez de um projeto concluído. Ainda tenho dias de insatisfação, mas não entro naquela de "minha vida é feita de dias terríveis". Pode até parecer um pouco dramático, mas você vai entender quando acontecer com você; quando sentir que perdeu um verão inteiro fazendo exercícios e comendo de maneira saudável, mas ainda se sente fora de forma e nada atraente. Acontece. Não há uma linha de chegada cheia de gente comemorando, fãs entusiasmados que querem encher você de elogios e aplausos. Não existe um clube do qual você passará a fazer parte, onde poderá encontrar outras pessoas solteiras igualmente atraentes. Não existe uma linha de roupas perfeita que deixa tudo o que sempre quis vestir no melhor e mais perfeito caimento. Essas são expectativas irreais sobre o que atingir o topo do Monte de Perda de Peso implica. O amor da sua vida não está esperando você chegar ao topo do Monte de Perda de Peso. E, quanto antes entender isso, menos decepcionado vai ficar ao concluir a escalada.

Não existem arcos-íris nem unicórnios lá no topo. Seus problemas não desaparecerão quando atingir sua meta de peso. Quando chegar ao topo, você não vai encontrar a felicidade e o amor-próprio em um piscar de olhos. Na verdade, a postura que você desenvolve enquanto escala o Monte de Perda de Peso é a postura que terá quando atingir o topo. Se odiar a escalada, vai odiar o topo. Se odeia seu corpo e toda hora fica concentrado em suas imperfeições, quando chegar ao fim da escalada vai continuar se concentrando nas coisas negativas e tendo uma postura ruim.

Uma postura positiva e hábitos saudáveis são necessários para uma vida saudável duradoura. Não estou dizendo que você será feliz o tempo todo, como demonstram minhas experiências com dias ruins. O que digo é que, ao escolher uma postura positiva, você pode contribuir para ajustar sua jornada e sua vida a fim de serem experiências positivas. Assim, quando vierem esses dias ruins – e eles virão –, você poderá lidar melhor com eles e seguir em frente. Tive uma parcela considerável de decepções.

Mas não fico me torturando por causa delas; amadureço com a ajuda delas. E sigo em frente. É a melhor coisa que você pode fazer na sua vida! Ou você progride, ou regride. Nunca fica do mesmo jeito.

Portanto, na próxima vez que tiver um dia ruim, lide com ele da melhor maneira possível e siga em frente. Não é porque teve um dia ruim... que você tem uma vida ruim. E não se trata daquela filosofia barata de "engula esse choro, porque existem outras pessoas em situações piores que a sua". Essa afirmação não ajuda ninguém. Você tem todo o direito de ficar chateado, frustrado e irritado. É tudo relativo! Mas entenda o seguinte: ficar chateado, frustrado e irritado não resolverá seus problemas. Embora seus sentimentos sejam válidos, eles não são a solução. Amadureça com a situação; não se torture por causa dela. Permita-se vivenciar quaisquer emoções que se manifestarem e, depois, concentre-se em achar alguma solução. Não é o fim do mundo, só uma pedra no sapato.

Então, como superar a falta de arcos-íris e unicórnios? Pois bem, a vida ainda pode ser maravilhosa sem ser perfeita. Em primeiro lugar, você tem sua saúde. E você *de fato* atingiu suas metas, ou está a caminho de atingi-las. Desde quando isso é uma coisa ruim? Não estou falando que você nunca terá dias bons. Só estou dizendo que terá dias ruins em meio aos bons. Não é todo dia que a gente acorda com um ânimo fantástico. Nem todo dia você vai querer usar roupa colada no corpo. Existem dias de roupas largas, dias de achar seu corpo um lixo, dias de se sentir inchado, dias de se sentir um balofo e dias em que sentirá todas as opções anteriores. Mas, uma vez mais, isso não quer dizer que você não terá dias maravilhosos! A vida é dinâmica. Se todos os dias fossem maravilhosos, a maravilha se tornaria a norma, e as coisas deixariam de ser maravilhosas. Dias maravilhosos se tornariam a nova média. Você precisa de variações na vida para apreciar de verdade como ela é incrível. Você não vê um arco-íris nos dias em que o céu está azul e o sol, brilhando. Só vemos o arco-íris depois que a tempestade passa e o sol começa a surgir por entre nuvens carregadas. *Espere pelo fim da tempestade, porque o arco-íris está prestes a fazer sua entrada triunfal.*

Abordaremos algumas expectativas individuais irreais. A primeira é: *a balança não vai mudar quando você atingir sua meta de peso.* Falso. A balança vai mudar todos os dias. Se você se pesar três vezes durante o dia, você verá três pesos diferentes. Por isso sempre optei por uma faixa de peso saudável em vez de um número específico. Embora eu dê o maior apoio para definir um número como meta ou uma meta ideal de peso, estabelecer uma faixa de peso saudável permite que minha meta seja mais realista e factível no longo prazo. A balança pode ser afetada por diversos fatores não relacionados ao peso: retenção de água, ingestão de sódio, inchaço muscular, hormônios etc. Se você deixar que a balança determine o tipo de dia que você vai ter, vai acabar tendo vários dias ruins. Crie uma faixa, que será seu objetivo, e se pese uma vez por semana ou a cada duas semanas. A balança deverá ser usada apenas para determinar se você está no caminho certo, não para determinar sua felicidade. No fim, você nem precisará de uma balança. Quando se tem uma vida ativa e saudável, seu peso se regula por conta própria.

Outra expectativa irreal bastante comum é o *tamanho da roupa.* Quando vou ao shopping, meu manequim varia entre tamanho 36 e tamanho 44; depende da loja. E, se eu tivesse de medir meu valor ou sucesso pelo tamanho das roupas que compro, meu humor ficaria bastante instável. Algumas lojas fariam com que eu me sentisse ótima e outras me deixariam péssima. O que é mais importante? Como a roupa fica em você. Como você se sente com a roupa. E daí se a roupa que fica boa em você tem um tamanho maior? Você está maravilhoso nela! Ela abraça seu corpo nos lugares certos e o faz se sentir pronto para uma noitada. Ninguém sabe o tamanho da sua roupa além de você mesmo e, mesmo que soubesse, não teria a menor importância. Se quiser ter um "tamanho dos sonhos", sugiro que escolha uma marca ou loja e a use como guia. Se sua meta for ter o mesmo tamanho de roupa em todas as marcas, você está em busca de um unicórnio. Isso não existe. Você não vestirá um 38 em todas as marcas. Isso é irreal.

Qual é a meta mais realista com relação ao tamanho das roupas? Ficar bonito em um *jeans*, essa é uma meta. Não usei jeans até conseguir pesar oitenta quilos. Antes, eu não me sentia bem usando calças *jeans*. Todas que usei antes de perder peso com rapidez ficaram com furos nas costuras entre as pernas, porque minhas pernas raspavam uma na outra. Isso é que é estímulo para a autoconfiança, um lembrete diário de que está tão gorda que faz as roupas se rasgarem só pela fricção enquanto caminha. Por fim, aderi ao movimento calça *legging* e parei de usar calças *jeans*. Lembro-me como se fosse hoje do dia em que comprei minha primeira calça de tamanho inferior a 50. Fiquei tão empolgada! Tenha expectativas realistas e sua jornada será muito mais agradável. Tenha uma meta para usar roupas com conforto, independentemente do tamanho. Agora mesmo, estou usando uma calça 38, mas, se eu a experimentasse nessa numeração em outras lojas, nem passaria das panturrilhas! Minha meta era ficar ótima em uma calça *jeans*, e não me preocupar com o tamanho na etiqueta.

Outra expectativa irreal que costuma se manifestar é que *todos os estilos de roupa ficarão bem em você*. Falso. Quando você perde peso, sua forma corporal muda. Antes de perder peso, eu tinha um formato razoável de "violão". Embora tivesse gordura na barriga, como era alta, meu peso era bem distribuído pelo corpo. Também tinha seios grandes. Sim, não tenho mais. Agora pertenço ao clube do "peitinho limão". Vestidos que eram apertados na cintura e largos nos quadris ficavam ótimos em mim. Agora preciso de mais estrutura nos quadris ou fico parecendo um garoto. Meus quadris agora são mais largos que meu busto (já que meus peitos resolveram entrar no processo de perda de peso), e tenho uma dificuldade tremenda para equilibrar as metades superior e inferior do meu corpo, desproporções com as quais nunca tive de lidar antes. Não posso apenas pegar uma roupa do mostrador e achar que vou ficar o máximo nela. Tenho que ficar experimentando um monte de coisa, como todo mundo.

Você vai continuar tendo que experimentar várias roupas para conseguir o tamanho ideal. Pode ser um formato novo ou um formato parecido ao que tem hoje, com a diferença de que será em tamanho menor. Mas você precisa fazer compras com um propósito em mente. Hoje em dia, acho muito mais agradável fazer compras, porque tenho mais opções, mas não me adapto a todos os estilos à venda. Vestidos longos com cintura baixa e saia plissada deixaram de ficar bons no meu novo corpo. Mas fico ótima em vestidos tubinho e saias retas. Nem sempre surgirá um arco-íris no shopping quando você atingir sua meta de peso. Você vai continuar tendo momentos de desespero no provador de uma loja e querendo jogar as roupas no chão, fazendo manha. Você está mudando seu peso, não a estrutura do universo tangível das roupas.

Outro equívoco é que, *quando você atingir sua meta de peso, pessoas atraentes vão chover na sua horta e, de modo instantâneo, adular você com todo o amor do mundo*. Tudo bem, isso pode parecer um pouco extremo, mas tenho certeza de que você já se pegou sonhando acordada, uma ou duas vezes, sobre como seria legal se a sua paixonite olhasse diferente para você quando emagrecesse. Ou sobre como se sentiria sendo a amiga "gostosona" que atrai todas as atenções. A verdade é que não existem multidões de solteiros esperando para adorá-la assim que atingir sua meta de peso. Não existe um clube das gostosas ao qual você passa a pertencer na mesma hora em que conseguir colocar o vestido que tanto desejava. Diminuir seu corpo não a fará progredir na escala universal de charme.

As pessoas são atraídas por todo tipo de corpo. No momento, sou magra demais para algumas pessoas e não tão magra para outras. Existem pessoas que me acham muito musculosa e outras que falam que pareço uma "gorda-magra". Sou muito ossuda ou muito musculosa. Mas, para ser sincera, já encontrei o amor da minha vida, então, pessoalmente, não ligo muito para quanto as pessoas se sentem atraídas por mim.

Porém, talvez você não tenha encontrado o amor da sua vida. Talvez esteja esperando até atingir sua meta de peso, assim todos passarão a achá-lo atraente quando decidir se apaixonar... Não é assim que anda a carruagem. Seu biótipo não será atraente para 100% da população mundial. Algumas pessoas vão adorar seu novo corpo, e outras podem dizer que você estava melhor com "carne nos ossos". Você sempre será muito magro, muito gordo, muito esquelético, muito musculoso, muito *qualquer coisa* para todo e qualquer tipo de gente!

Portanto, o que importa é que você se ame. Você decide como quer seu corpo. Não deixe que os outros decidam por você e não espere que todos admirem seu esforço para emagrecer, porque isso não vai acontecer. Esse é o tópico sobre o qual menos gosto de escrever, porque faço parecer deprimente atingir suas metas. Não é, eu prometo. Mas as pessoas podem criar expectativas irreais quando definem metas. Se elas não aceitarem que as coisas não funcionam assim, terão uma tremenda decepção quando atingirem o topo do Monte de Perda de Peso – isso se chegarem lá.

Algumas pessoas ficam tão arrasadas pelo peso da decepção em relação às suas expectativas que tornam isso um motivo para sequer atingirem seus objetivos. Conheci meu marido enquanto estava na minha jornada de emagrecimento. Eu pesava mais de 105 quilos quando conheci Dre. Não estava nem perto da minha meta. O que melhorou quando perdi os primeiros dez quilos foram a confiança e a admiração pelas metas e por mim mesma. Foi isso o que Dre achou mais atraente em mim: minha perseverança para atingir meus objetivos. E ele se juntou a mim nessa jornada, acabando por atingir as próprias metas de emagrecimento. Quando Dre e eu nos casamos, eu literalmente era metade da pessoa pela qual ele havia se apaixonado. Mas ele se apaixonou por mim, não pelo meu biótipo. Sua mudança de biótipo não vai ajudá-lo a encontrar o amor da sua vida, seu Príncipe Encantado ou sua Bela Rainha. Ter confiança e amor-próprio, isso sim vai ajudá-lo a continuar lutando pelas suas metas. E ninguém pode saber quem você vai encontrar nesse caminho! Nem todo mundo vai amar o "novo você", o "velho você" ou o "você de agora". Por isso, o importante é que *você* ame você!

Eis outra expectativa irreal: *quando atingir sua meta de peso, poderá comer o que quiser e ficará bem*. Falso. Você vai ter sempre que fazer escolhas alimentares conscientes. Você está adotando um estilo de vida saudável, e não seguindo uma dieta. E, se começar a pensar que não vai mais precisar prestar atenção às escolhas alimentares, vai descer lentamente pelo Monte de Perda de Peso. Há muitas pesquisas para provar que indivíduos que perdem muito peso não conseguem continuar assim. Por quê? Em virtude da mentalidade das dietas, da mentalidade de "vou comer de determinada maneira até ficar magro, depois posso voltar a comer 'normalmente'". Não é assim que as coisas funcionam! E, se achar que atingindo suas metas de peso vai passar a ter um lugar garantido na "vida dos magros", você está prestes a ter uma desilusão.

Ser saudável é para a vida toda. E, se não estiver pronto para aceitar isso, então a escalada do Monte de Perda de Peso não é para você. Você não será capaz de completar a jornada com êxito. Não preciso ser *personal coach* nem nutricionista para saber disso. Você *precisa* ter uma vida saudável depois de atingir seu objetivo se quiser manter o peso. Você *vai* ganhar peso se não aceitar essa realidade.

Indivíduos que fazem dietas só para atingir suas metas são os que engordam de novo. Pessoas que mudam sua vida para melhor e se tornam mais saudáveis conseguem manter a perda de peso. Essa é a verdade nua e crua. Se você acha que pode "abandonar" a vida saudável quando atingir sua meta de peso e mal pode esperar para voltar a comer pizza toda noite com os amigos, não vai conseguir sustentar seu peso por mais de uma semana. É uma fantasia achar que seu corpo vai continuar com um peso saudável se não seguir um estilo de vida saudável. O que lhe permitiu atingir esse peso tão baixo, na verdade, foi a mudança de hábitos alimentares. Lembra-se do seu momento fundo do poço? Como esperar que mudanças temporárias o levem a resultados permanentes? Isso é fantasia.

Isso significa que você nunca mais vai poder comer guloseimas ou ter um jantar farto? De modo nenhum. Aproveite suas noites de casal e festas do sorvete com os amigos. Mas esteja preparado para substituir as batatas fritas por salada com mais frequência, e não se sinta instigado a pegar um biscoitinho todos os dias na cafeteria do trabalho. Será que isso é uma coisa muito ruim? Eu não acho. Por que seria ruim ter uma vida mais saudável? Meu corpo se sente melhor quando como uma tigela de morangos em vez de um pedaço de torta. E seu corpo vai sentir isso também. Ser saudável não é uma punição. Comer de maneira saudável não deveria ser visto como uma técnica de terapia de aversão para gordinhos. Aproveite suas guloseimas e seu tradicional bolinho de canela nas manhãs de domingo, mas também curta os alimentos saudáveis, como frutas, legumes, cereais integrais e menos alimentos processados. Acho que é a décima vez que falo isso, mas é realmente muito importante: a maneira como seu corpo perde peso é a maneira como ele aprenderá a se manter assim. Então, o que você está ensinando ao seu corpo? O que está aprendendo durante esse processo? É algo que você poderá manter?

Outro erro conceitual comum em relação à conquista do emagrecimento é que *exercícios serão fáceis e vou sempre querer fazê-los*. Falso. Superfalso! Sou professora de ginástica, e há dias em que o único motivo para eu realizar um treino é que aquele é o meu trabalho e preciso estar lá. Nem sempre você terá vontade de fazer exercícios. E, se estiver esperando por aquele momento em que o vício em se exercitar tomará conta de você... vai esperar sentado. Embora haja dias em que eu anseie por uma boa injeção de endorfina, isso não ocorre 24 horas por dia. Existem dias em que estou tão cansada que só quero dormir. Dias em que só quero comer. Dias em que só quero fazer uma maratona de seriados e ficar deitada com meu cachorro, Tofu.

Exercícios podem se tornar um hábito e uma parcela regular da sua rotina, mas sempre serão um desafio, não importa quanto estejam impregnados em sua vida. Os exercícios não ficam mais fáceis, é você que fica mais forte. Por isso é tão importante encontrar um tipo de exercício de que goste. Caso contrário, os exercícios serão intimidadores, e você não só vai querer deixar de fazê-los como também vai odiar cada minuto da prática. Os exercícios se tornaram uma das minhas válvulas de escape para quando estou estressada (exercícios e comprar café são minhas duas válvulas de escape), mas também há dias em que detesto ter de ir à academia. Simplesmente acontece! Nem todos os dias serão incríveis. Quando atingir sua meta de peso, você não vai se sentir pronto para correr uma maratona todas as manhãs.

Já houve vezes em que estava no meio de um treino e comecei a chorar, não porque estava com dor, mas porque estava farta da academia ou do vídeo de treino. Mas tenho que insistir. Tenho que me manter forte física e mentalmente, porque, embora esteja tão frustrada com o exercício a ponto de lágrimas se formarem nos meus olhos, minhas metas dependem da minha capacidade de perseverar, mesmo nesses dias mais emotivos; nesses dias em que me lembro da época que tinha *personal trainer* e posso ouvir a voz dela na minha cabeça me desafiando a não parar: "Não desista. Você consegue".

Se toda vez eu desse ouvidos àquela voz interior que me dizia "tire um dia de descanso, só hoje", não teria alcançado minhas metas. Eu tirava dias de descanso, não me entenda mal. Mas meu corpo não precisa descansar seis vezes por semana. E seria exatamente o que teria acontecido se tivesse ouvido aquela voz. É irreal acreditar que a vontade de se exercitar virá de forma natural; exercícios sempre demandarão esforço. Mas a quantidade de esforço exigida depende de quanto você gosta da sua rotina de exercícios. Encontre um estilo de ginástica que ame, e terá de se esforçar menos. É a tal ideia de "eu consigo" *versus* "eu tenho de". Mais uma vez: os exercícios nem sempre serão o melhor momento da sua vida, e você vai querer deixar de praticá-los diversas vezes, mas insista. Se compreender que é normal querer pular a hora da malhação, será mais fácil dar continuidade ao processo pós-emagrecimento.

Mas, afinal, o que é processo pós-emagrecimento? Bom, assim que entender que não haverá um arco-íris nem unicórnios esperando por você depois de atingir suas metas, você poderá sentir a emoção do "e agora?". É a sensação de não ter mais tanta certeza do que está fazendo com sua vida. Você batalhou tanto para atingir uma meta e, agora que a atingiu... você se sente vazio – pleno e empolgado, mas vazio. Eu já me senti assim. Talvez você esteja nesse momento. Agora mesmo. Para outros, esse sentimento virá um pouco depois. A primeira vez que passei por isso, fiquei me sentindo desanimada e sem propósito. Sabia que não queria mais emagrecer. Porém, queria continuar me esforçando em prol de alguma coisa... Mas, se não era para emagrecer, era para quê?

Entrei em uma busca por novas metas que pudesse perseguir. Minha nova meta era compartilhar minha história com o maior número possível de pessoas. Deixei de ser o foco da minha jornada. Queria compartilhar minha história e a paixão por uma vida em forma e saudável.

Foi aí que mergulhei de cabeça nas aulas de ginástica e no *blog*. Também criei metas de exercícios mais exigentes. Tentei diferentes formas de exercício e quis sair da minha zona de conforto por meio de novos programas de treino. É importante definir metas para si mesmo e investir sempre em sua saúde e em sua vida. Às vezes, quando as pessoas chegam ao fim da jornada, elas param. Param de ir à academia e param de comer alimentos saudáveis. A adrenalina do pós-emagrecimento se esvai e elas se sentem perdidas, vazias, sem objetivos. Por isso é importante construir um círculo de sustentação cheio de positividade à sua volta; assim, quando tiver atingido suas metas, terá outras pessoas que poderão ajudá-lo a estabelecer novas metas e sonhos.

Tire um tempo para refletir sobre suas expectativas pessoais depois que atingir sua meta de peso. Elas são realistas? Ou está buscando inconscientemente um unicórnio e alimentando a esperança de haver um arco-íris 24 horas por dia? Ainda que fique mais forte, mais saudável e mais feliz depois de atingir suas metas, é importante a plena compreensão de que emagrecer não resolverá todos os seus problemas. Aprendem-se e adquirem-se merecidamente novas habilidades ao longo da jornada dependendo do quanto você se manteve focado em desenvolvê-las. A felicidade espera por você no topo da montanha. Mas você precisa identificá-la enquanto estiver escalando-a.

Marque com um X as expectativas que você tem para quando atingir suas metas:

- ☐ Encontrar felicidade eterna.
- ☐ Sentir amor-próprio.
- ☐ Encontrar o Príncipe Encantado ou sua Bela Rainha.
- ☐ Sentir vontade de fazer exercícios 24 horas por dia.
- ☐ Não precisar mais fazer "dietas".
- ☐ Ter o corpo ideal para usar qualquer roupa.
- ☐ Não se importar mais com o tamanho das roupas.
- ☐ Receber atenção constante de pessoas atraentes.
- ☐ Ser notado pelos outros por ter o corpo perfeito.
- ☐ Tornar-se a "garota dos sonhos" ou o "garoto dos sonhos" de alguém
- ☐ Outro:

Agora, com base nas expectativas que assinalou, você está em busca de um unicórnio? Você sonha com o dia em que sua vida será cheia de arcos-íris? Está se preparando para uma experiência positiva pós-emagrecimento? Ou está criando um caminho de frustrações, decepções e difícil gerenciamento do peso assim que atingir sua meta? Suas expectativas são realistas? Por que sim ou por que não?

_____
_____
_____
_____

Se suas expectativas estão no campo com os unicórnios, em quais expectativas mais realistas você pode se concentrar?

_____
_____
_____
_____

10

Você É Ocupado, Eu Entendo

Você está levando uma surra nas aulas. Só consegue pensar nas quantidades absurdas de tarefa de casa e prazos que o atormentam quando tenta dormir. Seu chefe está exigindo muito mais de você, e a essa altura você não consegue fazer pausas nem para ir ao banheiro, que dirá ir à academia. Não assoa o nariz por medo de perder um tempo precioso para estudar para a prova do dia seguinte. O simples fato de pensar em descansar já o faz sentir níveis de ansiedade que demandam cuidados médicos. Então, como lidar com isso? Como você vai se exercitar se não tem tempo nem para dormir? Você. Não. Tem. Tempo.

Já estive nessa situação. Fui o tipo de aluna de mestrado cuja única boa desculpa para faltar a uma aula era estar no leito de morte. E frequentei algumas aulas tão doente que achei que *estivesse* no leito de morte! Sentia-me tão sobrecarregada na faculdade que só queria gritar e rezar para que acabasse logo. Então como manter o foco, quando só o que quer fazer é chorar e desistir de tudo? Dê um passo para trás e respire fundo. Você não vai chegar a lugar algum se estiver correndo em círculos como uma galinha sem cabeça. Não vai alcançar meta nenhuma se ficar deitado em posição fetal. Nada poderá ser conquistado se sua visão de mundo prever fracasso, desgraça e derrota iminentes.

Foco naquilo que se pode controlar. Você não pode controlar o frenesi de exigências em sala de aula e não tem como controlar as tarefas que seu chefe decide jogar sobre você. Você precisa ir às aulas e preencher os requisitos do seu curso. Você precisa trabalhar e concluir todos os dias o que lhe foi pedido. E você precisa comer. Agora, qual desses "você precisa" contribuem para o peso? O que você coloca no seu corpo. Suas escolhas alimentares é que têm maior impacto no seu peso. E adivinhe qual dessas coisas está sob seu controle? As escolhas alimentares. Grande descoberta, certo?

O que você se pega querendo comer quando batem esses momentos estressantes? Vejamos alguns cenários. Chamaremos de "Alex" a pessoa estressadíssima desse cenário. Quando Alex está se preparando para uma prova, ela pega umas fatias de maçã e manteiga de amendoim. Quando solicitam que ela faça hora extra no trabalho, pede um sanduíche com legumes na lanchonete da esquina. Quando bate aquela fome no meio da noite, ela come frutas secas como pedaços de coco. Quando está atrasada para a aula da manhã, devora uma pequena tigela de mingau de aveia com frutas frescas e barras de granola com manteiga de amendoim.

Chamaremos de "Josh" a segunda pessoa estressadíssima desse cenário. Quando Josh está desesperado para terminar um artigo de dez páginas, depois de ter adiado muito, ele pede uma pizza e um refrigerante para ele e seus colegas de quarto. Quando pedem que ele ajude em um evento do trabalho, ele fica beliscando doces a noite inteira. Quando está atrasado para a aula da manhã, Josh para no primeiro *fast-food* que aparece no caminho e compra um café da manhã rápido e prático. Quando bate a fome da madrugada, ele ataca o armário de doces e se abastece com todas as suas guloseimas prediletas.

Agora, você acha que Alex e Josh, ambos estressados e muito ocupados, estão tendo os mesmos problemas com perda de peso? Claro que não. Quando você está superestressado e sente que sua vida está desmoronando, concentre-se na comida. Você tem controle sobre o que joga para dentro do corpo. Comida é uma coisa poderosa. É assim que nossos corpos vivem. É o nosso combustível. Faça as escolhas certas, a começar pelas compras no mercado, e assim terá as ferramentas para ajudá-lo a controlar sua vida maluca. Isso vai fazer com que só tire nota dez e seja promovido no trabalho? Provavelmente, não. Mas você não vai sentir as calças apertadas, e talvez até tenha de arranjar um tempo para comprar um tamanho menor. Acho que dá para lidar com esse tipo de estresse.

A boa alimentação é uma das ferramentas mais subestimadas para controlar o peso ou emagrecer. Exercícios são muito importantes e benéficos para a saúde como um todo. Mas, às vezes, as pessoas não conseguem se comprometer física nem mentalmente com os exercícios. E está tudo bem. Porém, você sempre vai ter que comer, não importa o tempo disponível. Não há negociação com a alimentação. É um evento que deve ocorrer várias vezes por dia, todos os dias da semana! Se, no momento, não conseguir se comprometer com os exercícios, tudo bem. Concentre seus esforços naquilo com que é possível se comprometer: comida. Se sua saúde, não importa a razão, o impede de incorporar exercícios à sua rotina diária – talvez por uma lesão ou proibição médica –, comece sua transformação para a vida saudável pela alimentação. O que você ingere terá uma relação direta com seu peso, para o bem ou para o mal. Coma alimentos saudáveis e colherá resultados saudáveis. Coma alimentos prejudiciais e continuará tendo resultados negativos com relação à saúde. Toda vez que entrar no consultório médico, seu peso será mencionado. Não seria legal se você entrasse no consultório e não morresse de medo da balança? Ou não tivesse de encarar aquela temida conversa sobre seu IMC (índice de massa corporal) não estar dentro da faixa saudável?

Com muito mais frequência do que se imagina, as pessoas adiam a transição para um estilo de vida saudável por conta de restrições de tempo. Elas querem ser saudáveis e têm metas para mudar a vida, mas... elas sabem que terão de mudar algum dia, só não agora, dando desculpas do tipo "agora não é uma boa hora para mim" ou "quem sabe na semana que vem, quando eu puder me planejar melhor", ou a mais comum de todas: "Começo na segunda-feira". No entanto, mesmo indivíduos com agendas loucas precisam comer. Você precisa comer. É apenas uma questão de *o que* comer, não de *se* vai comer. Eis um treino de disciplina com amor para você: sua saúde não se impressiona com a importância que você dá aos motivos para não perder peso. Nenhuma desculpa é boa o bastante para justificar a falta de responsabilidade para com sua saúde.

O tempo que você leva para pegar um saco de batata frita é igual ao que leva para pegar uma maçã. Você pode preparar uma tigela de mingau de aveia no mesmo tempo que levaria para aquecer um *burrito* congelado. O que impede as pessoas de começarem suas jornadas não é a falta de tempo, mas o medo do desconhecido. Não saber que comida comprar ou que comida é considerada saudável dá medo na gente. Os mercados são enormes. E, se você não sabe o que comprar, vai acabar comprando as mesmas coisas nada saudáveis de sempre, ou pedindo comida no *fast--food*, sobretudo se estiver estressado. Quem é que vai querer repensar a vida quando acha que a vida não tem solução? Se suas horas de sono estão limitadas, a última coisa que você vai querer é focar sua energia cerebral em quais alimentos deve ou não ingerir. Então você acaba comendo as mesmas coisas que já conhece, ainda que sua cintura esteja implorando para que repense suas escolhas. Ficar negando isso só vai atrapalhar. Em algum momento, você vai ter de encarar suas escolhas alimentares. Não espere até que seja tarde demais.

Outro pavor usado como desculpa para não entrar na jornada do emagrecimento é o dinheiro. Você tem grana para comer de forma saudável? Como isso vai afetar o seu orçamento? Posso garantir que, depois de ter passado oito anos na universidade, é bem possível comer de forma saudável com um orçamento apertado. Vegetais em geral e cereais integrais também entram em promoção. Procure os melhores preços. E não precisa sair comprando o pão de cinquenta reais, com cereais integrais germinados, assado no alento de um dragão e abençoado pelo papa. Uma marca comum de pão integral vai ter a mesma serventia. Tudo é questão de fazer compras com inteligência. Você não precisa entrar na paranoia de só comprar marcas badaladas, e não tem que comprar tudo orgânico (a menos que queira). Perdi todos os meus quilos com pouquíssimas compras de alimentos orgânicos. Eu comprava alimentos saudáveis e integrais, sem que meu progresso se detivesse pela marca no rótulo deles. Faça compras inteligentes e não caia nas jogadas de marketing. Comida saudável não precisa ser sinônimo de gastar muito dinheiro. O medo de ficar sem grana não deve impedir você de mudar seu estilo de vida. É um medo bastante comum, mas você pode se livrar dele.

Então, você se vê diante de duas opções: continuar sendo uma bola de estresse e ganhando peso, ou continuar sendo uma bola de estresse que emagrece. Você *pode* controlar suas escolhas alimentares sem alterar por completo sua rotina. E você não precisa ser uma enciclopédia nutricional ambulante para conseguir fazer suas compras. Atenha-se ao básico: frutas frescas, legumes e verduras, cereais integrais, proteínas magras e gorduras saudáveis. Evite alimentos famosos por não serem saudáveis, tipo biscoitos, bolos, batatas fritas, ou melhor, qualquer coisa frita etc. Pare de comprar alimentos que você sabe que não são bons para você. Se fizer um bom estoque de comidas saudáveis em casa, ficará menos tentado a comprar *fast-food* a caminho do trabalho ou da faculdade. Se fizer compras com inteligência, você só terá comidas saudáveis à mão durante o dia. Mais uma vez, alimentos saudáveis não resolvem todos os problemas, mas darão a você uma sensação de controle sobre o seu peso. Torradas com manteiga de amendoim e banana fatiada por cima têm um tempo de preparo de menos de seis minutos. Vai me dizer que o *fast-food* consegue preparar uma refeição em menos tempo? Tempo não é o problema. O que o impede é o medo. Você pode aprender a comer coisas saudáveis. É questão de adaptação. Mas não culpe o trabalho, os estudos ou o tempo como motivos que o impeçam de dar o primeiro passo da jornada agora mesmo. Você pode.

Esse é outro tópico que, para mim, serve para dar disciplina com amor. É uma seção de disciplina com amor, porque já estive nessa. Eu emagreci enquanto estava na faculdade. Eu vivia com pouca grana, toda estressada, e nunca sobrava tempo para nada. Mas, ainda assim, consegui mudar minha vida por completo e atingir minhas metas. Tornei-me aquela pessoa que leva o almoço para a aula. Embalava minhas barras de proteína e sanduíches integrais com manteiga de amendoim. Carregava minha maçã fatiada para todo canto e, a cada pausa, dava umas beliscadas. Se eu fosse para a lanchonete com os amigos, procurava opções integrais e, na verdade, só me servia na parte de saladas. No começo, as pessoas perguntavam por que eu estava comendo coisas saudáveis e comentavam como a minha alimentação parecia "sem graça". Mas, com o tempo, aquelas mesmas pessoas quiseram saber o que eu fazia, porque notaram meu progresso. Elas viram os resultados que eu estava obtendo e queriam fazer o que eu fazia. Queriam comer as mesmas coisas que eu comia, queriam aprender mais sobre a dieta vegana e queriam ir às mesmas aulas de ginástica que eu frequentava.

Você também vai se deparar com isso na sua vida. Aqueles que o questionam vão querer segui-lo se você der tempo suficiente para o processo. Mudanças levam tempo. Portanto, se estiver tão estressada a ponto de não conseguir fazer uma reformulação imediata na sua alimentação e na sua atividade física, comece pela alimentação. Foque nisso. A alimentação pode virar sua vida de ponta-cabeça, mas para melhor. Prometo.

Pare de frequentar *drive-through* e prepare suas refeições antes de sair de casa. No longo prazo, sua saúde e sua carteira agradecerão. À noite, assisto ao meu seriado de TV favorito e preparo minhas refeições e lanches do dia seguinte. Trata-se de prioridades. Demorei um tempo para pegar o jeito de preparar minha alimentação; havia momentos em que não preparava comida suficiente, ou preparava coisas demais e elas estragavam rápido. Mas isso se aprende com o tempo – você vai perceber o que funciona e o que não funciona! Aliás, quanto mais longe passar das lanchonetes de *fast-food*, mais fácil será superar a ânsia de entrar nelas. Se ficar enchendo a barriga de comida saudável, não vai ter espaço para coisas prejudiciais.

Na hora de preparar os alimentos, o ponto crucial é um planejamento que garanta tempo suficiente para fazer tudo o que precisa. Isso também tem a ver com prioridades. Sei que você escolheu focar apenas em comida por uma questão de estresse. Mas a preparação da sua comida é importante, portanto, essa é uma daquelas coisas sobre as quais só posso dizer: "Arranje tempo". Não custa muito ajustar sua rotina para incluir a preparação das suas refeições. Se quiser acrescentar arroz integral à sua dieta, prepare porções maiores no domingo à noite e, depois, separe-as em potes plásticos na geladeira. Dessa forma, será só uma questão de pegar um potinho quando estiver saindo para o trabalho ou para a faculdade.

Costumo fazer grandes porções de comida no domingo à noite. Isso me permite ver como será minha semana, então posso programá-la de acordo. Há anos venho preparando minhas refeições, portanto, foi uma habilidade que desenvolvi bem. Então, seja paciente consigo mesmo. Leva tempo para se tornar um cozinheiro experiente, mas você chega lá. Assim como acontece com qualquer outra coisa, a prática leva à perfeição. Não fique desanimado se levar muito tempo para pegar o jeito. Tempo é um dos componentes mais difíceis de serem compreendidos no quesito preparação da comida. E, quando você tem tempo limitado, dedicar-se às suas metas o ajudará a *criar* tempo para preparar sua comida. Lembre-se de que ninguém pode perder peso por você. Só você pode realizar as mudanças necessárias para conseguir esse feito.

Você está mais do que estressado. E este capítulo pode estar estressando você ainda mais! Mas sua saúde é importante. Você não tem como controlar a maluquice da sua vida, mas pode controlar suas escolhas alimentares. Em algum momento da semana, será preciso fazer compras, por isso, saia de casa com um plano – faça uma lista, e não deixe de segui-la! Pense com simplicidade; você não precisa fazer refeições de restaurantes cinco estrelas. Se tomar cuidado com a dosagem de sódio, é possível encontrar sopas de pacote perfeitas para o almoço. Pegue umas sopas e combine-as com uma salada variada ou uma panqueca (ou tapioca) com vegetais e proteínas magras. Saudável não significa arroz puro e montes de vegetais cozidos no vapor (embora eu ame vegetais no vapor). Arranje um livro de receitas adequado a você para encontrar ideias. Quando eu estava na faculdade, comia sanduíches de manteiga de amendoim integral com framboesas frescas no lugar da geleia. Depois, combinava o sanduíche com maçãs e peras fatiadas. Deixava-me satisfeita e era saudável, fácil e barato – o sonho de qualquer universitário!

Saudável não precisa ser desanimador ou complexo. Você pode atingir suas metas e ainda manter o trabalho e os estudos em plena atividade. Haverá um período de ajuste, mas não dura para sempre. Como eu disse, você precisa comer. Você tem de fazer compras. Portanto, faça escolhas saudáveis em relação à sua alimentação e estará muito mais próximo de atingir suas metas.

11

Nascimento do meu *Blog*

Era uma noite como outra qualquer, e eu estava tendo dificuldades para dormir. Faltavam apenas alguns meses para minha formatura na graduação e o desânimo de fim de curso viera com força total. Olhava minhas redes sociais no celular sem nenhum foco, atualizando-me sobre os dramas dos meus velhos amigos de colégio. Estava bem no meu processo de emagrecimento, e velhos amigos que eu não via fazia algum tempo não paravam de comentar as fotos que eu postava, dizendo que eu estava ótima. Em dado momento, enquanto fuçava redes sociais alheias, acabei me deparando com alguns *blogs* sobre perda de peso.

Comecei a ler uma postagem atrás da outra a respeito de dicas para emagrecer e conselhos úteis. Havia fotos inspiradoras de "antes e depois" que me motivaram a continuar na minha jornada. Mas pouco depois de entrar em comunidades de perda de peso relacionadas aos *blogs*, descobri um lado mais sombrio e deprimente. Comecei a ler histórias de garotas comendo menos de 250 calorias por dia a fim de ter um vão entre as pernas. Vi fotos de garotas com ossos protuberantes e um pouco de pele por cima, e, abaixo das fotos, as garotas diziam: "Credo, como estou me sentindo gorda hoje". Encontrei dicas sobre como não sentir fome durante o dia, ou como vencer as dores da fome e viver só com água. O que mais me impressionou não foi o conteúdo, mas o número de pessoas que achavam que aqueles eram bons conselhos. Os comentários seguintes, em geral, diziam coisas do tipo: "Nossa, que ótimo conselho, obrigada por compartilhar!" e "Preciso experimentar isso – estou tão gorda!".

Fiquei enjoada. Como as pessoas podiam ler tais *posts* e achar que aquele era o jeito certo de perder peso? Li um *post* atrás do outro sem acreditar nos meus olhos. Alguns textos incentivavam técnicas de jejuns prolongados e tinham milhares de comentários – e não eram comentários que partilhavam do meu ceticismo; eram comentários de pessoas que realmente queriam implementar esses "conselhos". Quanto mais eu lia, mais ficava irritada, triste e enojada. Era como um acidente de trânsito; não conseguia parar de olhar, lendo comentários e observando foto atrás de foto de indivíduos com graves (e autoproclamados) transtornos alimentares, mas que dividiam seus "conselhos" para emagrecer. Durante uma semana inteira, todas as noites, eu olhava para as fotos e via as novas postagens com novos "conselhos". Embora estivesse enojada com aquilo tudo, sentia-me atraída. Era sobre emagrecimento. E, por mais que eu tentasse me afastar, minha curiosidade era mais forte. *O que será que vão postar hoje? Que fotos eles colocaram como "inspiração" hoje?* De repente, eu me vi refletindo sobre aquelas coisas.

Lá estava eu, uma mulher de 21 anos, atraída por *blogs* que promoviam anorexia, só por curiosidade. Não porque eu queria ser daquele jeito, mas pelo fato de aquele ser um mundo *on-line* focado só em perda de peso. E essa era a minha missão, perder peso. Mas não desse jeito. Eu já tinha perdido quarenta quilos. Emagrecer não era uma coisa nova para mim. Mas não tinha uma válvula de escape para o meu processo de perda de peso, um universo *on-line* que fosse centrado na perda de peso... até aquele momento. Mas aquilo me deixou enojada, triste e desolada, sem motivação, inspiração ou alegria. Porém, falava de emagrecimento. Então não conseguia parar.

Minha curiosidade não durou muito. Em dado ponto, senti meu coração pesado pelo número de pessoas influenciadas por esses sites. Sabia que era possível emagrecer por meios saudáveis, mas, depois de visualizar esses *blogs* populares, ficou muito evidente que ninguém sabia disso. As pessoas acreditavam mesmo que, se tentassem desenvolver um transtorno alimentar, ou se imitassem os hábitos de portadores desses transtornos, atingiriam suas metas de emagrecimento e teriam o corpo dos sonhos. Indivíduos conversavam sobre transtornos alimentares e dietas severas como se fosse uma coisa corriqueira, a norma para a perda de peso sustentável. Fiquei farta daquilo. Não criei um *blog* para mudar a cultura da dieta ou silenciar os apoiadores de "dietas" anoréxicas. Criei um *blog* para ter um lugar onde compartilhar minha história – uma história de emagrecimento saudável.

Pensei no nome "A Funeral for My Fat"* [em tradução literal, "Um Funeral para Minha Gordura"] enquanto tentava bolar um título cativante para o meu *blog*, algo que me fizesse rir, mas que também demonstrasse a abordagem e a filosofia de continuidade e permanência do emagrecimento. E o que há de mais permanente que a morte? Quando algo morre, não volta mais. Eu tinha "zero intenção" de ter que perder 45 quilos de novo! Comecei meu *blog* e postei minhas primeiras fotos de "antes e depois". Minutos após minha postagem, comecei a receber mensagens privadas perguntando como eu tinha emagrecido. Passei a responder as mensagens todos os dias. Postava com regularidade, e meu público começou a crescer. As pessoas queriam saber como eu tinha perdido peso. O que eu comia. Que exercícios fazia. Como me mantinha motivada. Todas as coisas que tive de descobrir sozinha, agora, podia compartilhar com pessoas que passavam pelas mesmas experiências que eu.

Cada pessoa segue uma trilha diferente até o alto do Monte de Perda de Peso, a que melhor funcionar. Saudável é saudável. Dicas motivacionais são dicas motivacionais. As pessoas queriam ouvir em primeira mão como eu lidava com os altos e baixos do emagrecimento. Como eu lidava com meus ímpetos de querer comer demais. Como comia em restaurantes e conseguia me manter nos trilhos. Meu *blog* se tornou o pivô da transição *on-line* de *blogs* a favor de transtornos alimentares para *blogs* a favor de uma vida saudável. Eu queria mostrar que você pode comer *bastante* e

---

* Título do original em inglês. (N. do T.)

ainda assim perder peso. Você pode gostar de se exercitar. Você não precisa ser um atleta para se parecer com um atleta. Você não precisa passar três horas por dia na academia para atingir suas metas. Compartilhei minha história, minhas fotos e meus conselhos, e a reação foi incrível.

Ao que parece, meu *blog* cresceu de algumas centenas para centenas de milhares de seguidores em poucas semanas. Minha caixa de mensagens ficou tão lotada de perguntas que eu não conseguia mais responder tudo. Comecei a colocar guias de fácil acesso para direcionar as perguntas mais frequentes e as situações mais enfrentadas pelas pessoas. Meu *blog* sempre foi focado em duas coisas: saúde e felicidade, escolher ser saudável e escolher ser feliz. Tornou-se um reduto em que indivíduos pudessem encontrar diariamente motivação e dicas de alimentação saudável, e ouvir isso de uma pessoa que já estivera nessa mesma jornada.

Quando dei início à minha jornada até o alto do Monte de Perda de Peso, não havia uma pessoa que tivesse chegado ao cume com quem eu pudesse conversar. Tinha amigos que gostavam de exercícios, e sempre tive minha mãe ao meu lado, mas não era a mesma coisa que ser capaz de ver o progresso de alguém e ouvir conselhos relacionados às mesmas coisas que eu vivenciava. Eu queria conselhos sobre motivação. Queria aprender a comer de maneira saudável com um orçamento de estudante. Queria saber quais eram os melhores tipos de alimentos. Estava curiosa sobre como seria perder uma enorme quantidade de peso. As emoções vividas nesse caminho são incontáveis. Será que vai ficar mais fácil? Qual é a sensação de se olhar no espelho e estar "menor"? Tantas perguntas, e não havia ninguém que pudesse respondê-las.

Eu tinha algumas histórias de revistas que guardava e pendurava na parede do meu quarto – histórias de gente que, por conta própria, correra atrás de suas metas de peso ou indivíduos que se livraram de vinte quilos. Eram artigos bastante inspiradores e bem escritos. Mas não tinha como conversar com os autores dos artigos. Não podia pedir que descrevessem com detalhes os momentos de fundo do poço. Não tinha como consultar o cérebro deles para saber quais eram os melhores alimentos. Não podia perguntar qual era a sensação de perder 45 quilos, e se a vida deles era perfeita. Eu não tinha ninguém – só recortes de matérias de revistas que havia colado em um mural do meu quarto! Fotos de pessoas reais também podem ser motivadoras, não me entendam mal! Mas eu queria me relacionar com elas. Queria ver uma pessoa "de verdade" que tivesse perdido peso e ouvir dela própria sobre suas batalhas diárias. Meu *blog* se tornou essa pessoa "real" para outros que estavam na mesma situação que eu tinha vivenciado nos três anos anteriores, tentando perder uma enorme quantidade de peso e me sentindo solitária durante a jornada, porque ninguém ao meu redor estava em uma jornada semelhante.

Eu queria criar um espaço onde outras pessoas pudessem extravasar as emoções quando sentissem que suas metas estavam sendo alcançadas, ou quando achavam que suas ambições não seriam atingidas. Minha meta era criar um lugar que inspirasse as pessoas a serem ativas e saudáveis, e espalhar a esperança de que poderiam atingir suas metas. Meu *blog* também me ajudou ao longo do restante da jornada, oferecendo-me uma comunidade digital de apoio e incentivo durante as lutas diárias do emagrecimento em um *campus* universitário. Percebi que, embora muitos de nós tenham diferentes métodos para perder peso, como diferentes estilos alimentares e diferentes preferências de exercícios, estamos no mesmo barco, todos juntos. Nunca imaginei que meu *blog* fosse prosperar tanto. Nunca imaginei ser abordada em locais aleatórios, como shopping centers e supermercados, para tirarem foto comigo!

Decidi me empenhar em criar uma válvula de escape com positividade e motivações saudáveis de emagrecimento, e cheguei a um patamar com o qual jamais sonhei. Todas as pessoas com quem interajo têm uma história maravilhosa sobre como meu *blog* as ajudou a revelar o "ser *sexy* que havia em seu íntimo". Meu *blog* proporcionou a muita gente o otimismo de que precisavam para acreditar que uma garota grande poderia se transformar em uma garota pequena. Nunca afirmei que tinha todas as respostas ou que era uma especialista em emagrecimento. Caramba, na época em que meu *blog* foi criado, eu era uma mera estudante tentando tirar notas razoáveis para poder me formar! Mas meu *blog* se tornou um raio de esperança maior do que eu... e maior do que a minha história.

As pessoas perdem peso o tempo todo e compartilham suas histórias. Então, o que tornou meu *blog* diferente ou especial? Para ser honesta, não tenho a mínima ideia. Não tenho ideia do motivo de o *blog* ter se fortalecido tanto. Mas, se precisasse adivinhar, tenho a impressão de que tem algo a ver com minhas ideias fundamentais de amor-próprio, responsabilidade e inspiração. São esses os princípios fundamentais que enfatizo todos os dias. São eles a raiz da minha filosofia pessoal de emagrecimento, a raiz das ideias imbuídas em quase todos os aspectos dos meus *posts* pessoais e nas respostas que ofereço.

Amor-próprio: Se você não consegue se amar com o maior peso da sua vida, não vai se amar com o menor peso. Esse conceito é complexo de ser entendido, porque sempre associamos beleza exterior a amor e "perfeição". E essa ideia de "quando você for magro será perfeito" alimenta a ilusão de que ser magro leva ao amor-próprio. Não há número na balança ou tamanho de roupa que farão você se amar. Você precisa fazer esse esforço de modo consciente. Se esperar para se amar só quando atingir sua meta de peso... jamais chegará lá. Amor-próprio é *a* habilidade mais importante a ser adquirida para ter êxito em sua história de emagrecimento. Não detone seu melhor amigo – você mesmo – na esperança de que isso o motivará a chegar ao fim da jornada. Não é assim que funciona a perda de peso. *O ódio jamais levará a uma vida de felicidade; autodestruição jamais levará você a suas metas.* Ame-se, e sempre estará pronto para enfrentar qualquer desafio que for colocado diante de você na escalada ao Monte de Perda de Peso. Acredite quando digo que você enfrentará mais de um desafio. Mas, com as habilidades adequadas, não será impedido de atingir suas metas.

Assim como a maioria das habilidades, nenhuma das necessárias para se ter uma história de emagrecimento bem-sucedida vem com naturalidade. E, infelizmente, o amor-próprio é uma dessas habilidades. Há quem sinta aversão à mera ideia de ver seu corpo nu refletido no espelho. Ao ver fotos de si mesmo, lágrimas se acumulam em seus olhos. Tudo bem ficar chateado com o próprio peso e os hábitos adquiridos ao longo da vida, mas nem por um segundo deixe que essas coisas diminuam seu valor intrínseco. Como minha mãe sempre me disse, você é feito de todo assombro e todas as maravilhas do mundo. Nunca me senti eternamente feia, mas havia vezes em que chorava e rezava a Deus para ser magra. Houve momentos em que fiquei chateada por todos na minha família serem magros, menos eu. Todas as minhas amigas eram miúdas e lindas... e eu só tinha um rosto bonito. Eu não me odiava, mas também não era minha fã número um. Algumas vezes, cogitei a possibilidade de seguir restrições calóricas extremas. Houve épocas em que me sentia tão mal que pensava como seria mais fácil se eu tivesse um transtorno alimentar. Parece horrível, e é horrível. Mas são esses os pensamentos com os quais a maioria das pessoas que lutam contra o peso tem de lidar todos os dias! Esse é o discurso de ódio autodepreciativo. E por quê?! Porque você está gordo. Está com sobrepeso. Você é maior do que seus amigos e ocupa mais espaço. É ridículo e trágico ao mesmo tempo. Mas é verdade. Esses pensamentos são constantes. E na sucessão desses pensamentos vem a ideia: "Eu vou me amar quando for magro".

Mas o amor-próprio não funciona assim. Se ficar esperando para se amar, isso jamais vai acontecer. A única maneira de alcançar o amor-próprio é escolher tê-lo agora. Você não terá sucesso em sua jornada se o amor-próprio for a recompensa que receberá ao final do percurso. "Mal posso esperar para ser magro e poder me amar" é um conto de fadas adulto. O amor-próprio no fim da jornada é como uma camponesa que se torna princesa no fim do filme. Parece maravilhoso! Parece funcional! Parece uma história incrível e justa... mas é irreal. Está junto com os unicórnios, esperando-o no topo da montanha. Você precisa se amar *agora*, não depois.

Não pode haver procrastinação para a arte do amor-próprio. Seu crescimento em direção à meta de uma vida feliz e saudável não começará até que faça um esforço consciente e diário para ter amor-próprio. O amor-próprio não é algo que pode esperar para ser alcançado, como seu artigo de dez páginas da faculdade, que teve de aguardar até o último minuto. O amor-próprio não é uma habilidade desenvolvida da noite para o dia. É uma habilidade a ser continuamente praticada, utilizada e fortalecida. Faça um esforço. Dê valor a si mesmo. Ame a si mesmo. E fale com carinho a respeito do seu corpo. É o único corpo que você tem. Eu nunca seria a pessoa que sou hoje se a Sharee de 116 quilos não tivesse decidido que se amava o bastante para mudar. Não há como se tornar quem você sonha ser sem a ajuda da pessoa que é agora. Você pode progredir e mudar; sua vida não precisa ficar estagnada.

Responsabilidade: Sou o tipo de pessoa adepta da disciplina com amor. Uso disciplina com amor quando dou aulas de ginástica. Uso disciplina com amor quando converso com as pessoas sobre suas metas. Uso disciplina com amor quando respondo perguntas em meu *blog*. E acredito na disciplina com amor quando é preciso assumir a responsabilidade por meus atos. Não posso emagrecer por você. Sua família, seus amigos, colegas de trabalho, cônjuge etc. não podem emagrecer por você. Só *você* pode emagrecer. Só você pode decidir que chegou ao limite e que algo precisa mudar. Seus hábitos alimentares, de atividade física, a obsessão por ficar assistindo TV – coisas que o impedem de atingir suas metas –, ninguém poderá mudá-los além de você mesmo. Seus hábitos geraram um problema de peso e só você pode mudar isso.

Assuma a responsabilidade por seus atos e crie planos que possam ajudá-lo a atingir suas metas. Sou completamente a favor de se ter planos! Invento tabelas alimentares com cardápios. Faço compras com uma lista. Planejo e anoto meus treinos. Sempre ajo com um propósito em mente. Você não pode fazer corpo mole se quiser perder 45 quilos. Você não perde 45 quilos em um piscar de olhos. Cem quilos não sairão do seu corpo só porque parou de tomar refrigerante. Demanda trabalho, demanda esforço e planejamento – coisas que exigem de você assumir responsabilidades.

Passei por um período difícil para aceitar esse conceito durante os primeiros anos em que fui estudar fora. Eu tinha hábitos alimentares horrorosos. Era vegana, mas ainda comia como uma criança: tudo processado e embalado. Recusava-me a assumir a responsabilidade pelos meus hábitos alimentares e parei de perder peso por quase dois anos. Continuava ativa, mas não comia com responsabilidade. Você está comendo com responsabilidade? Planejando suas refeições? Só saio de casa com a comida de que precisarei ao longo do dia: lanche, almoço, lanche da tarde, um segundo lanche etc. Sou uma mulher preparada! Estou preparada caso meu dia dure mais do que o imaginado. Você vai sentir fome, portanto, não saia de casa sem um plano B para poder se alimentar.

Planejamento alimentar é uma das habilidades que mais vejo faltar às pessoas. Concordo que leve tempo para desenvolver um bom sistema para preparar as refeições e criar uma rotina de compras no supermercado. Mas, assim como qualquer habilidade, quanto mais você a pratica e a desenvolve, mais fortalecida ela fica. Hoje, preparar refeições é algo natural para mim. Nem penso duas vezes. Concentre-se em expandir as habilidades necessárias para ser bem-sucedido em sua jornada. Assuma a responsabilidade por suas escolhas alimentares. Lembre-se de que ninguém pode fazer isso por você.

No entanto, algumas pessoas estão no outro extremo da responsabilidade alimentar: elas são tão "responsáveis", que seus hábitos alimentares são restritivos, nada saudáveis e regidos por culpa. Comer menos do que o necessário não é demonstração de responsabilidade. Não comer o suficiente é tão prejudicial à sua saúde quanto comer demais. Em termos de alimentação, pense como você cuidaria de uma criança cuja fonte de alimentação depende de você. Você é responsável pelos alimentos aos quais a criança tem acesso. A única comida que ela pode ingerir é aquela que você dá. Com o seu corpo é a mesma coisa! O que você decide comer é o que seu corpo vai comer. Coma o bastante! Não deixe o jardim passar fome para matar as ervas daninhas. Não seja como a Sarah do Capítulo 4, que achava que ser saudável significava restrições severas e excesso de exercícios. Torne sua jornada agradável para você e assuma a responsabilidade, não apenas por seus atos, mas também pelos hábitos que desenvolverá no decorrer do trajeto. Não se esqueça de que esses hábitos representam a manutenção do seu sucesso.

Se você detesta chegar ao fundo do poço e recomeçar do zero várias vezes, reserve um tempo para desenvolver as habilidades necessárias. Pode ser que demore um pouco mais para chegar ao topo em comparação com aqueles que correm montanha acima, mas o que é mais importante? A habilidade de escalar mais rápido? Ou a capacidade de manter suas metas após chegar ao topo? Com o tempo, você sairá do "modo emagrecimento" e vai precisar fazer a transição para o "modo gerenciamento do peso". É uma mudança difícil, por isso esteja preparado. Dietas que o fazem passar fome não são responsáveis. Deixar de preparar a própria comida não é uma atitude responsável. Comer demais não é responsável. Assuma a devida responsabilidade a fim desenvolver comportamentos necessários para ser bem-sucedido, e você *vai* atingir suas metas.

Inspiração: Quem o inspira? O que o inspira? O que faz você levantar de manhã? Qual é sua força motriz para atingir metas? Se falta inspiração na sua vida, você não chegará longe. Ter aspirações e metas é ótimo, mas, sem inspiração, elas parecerão fora do alcance. Você está se cercando da positividade que cria a inspiração? Ou está cercado por pessoas negativas, que o sugam e tiram sua esperança todas as noites antes de ir para a cama? Um dos principais motivos para a existência do meu *blog* é servir de inspiração para outros. Criei-o porque só o que eu via na internet eram indivíduos negativos em uma intensa batalha contra sua doença mental, o que não era nada inspirador! Era desanimador.

A inspiração tem íntima ligação com a motivação no sentido de que ambas precisam ser revisitadas e reinventadas continuamente. "Você me inspirou!" ou "Você me motivou!" são duas frases que ouço muito no meu *blog*, e eu adoro! É isso o que eu quero fazer! E é isso o que as pessoas deveriam buscar de verdade. O que o inspira? Você está preenchendo sua vida com pensamentos, eventos e planos inspiradores, que o manterão otimista e focado em suas metas? Você deve estar pensando: *Sim, eu preciso de inspiração, mas como isso vai acontecer?* Concordo que saí pela tangente e lhe apresentei um monte de palavras, mas qual é a "cara" da inspiração em sua jornada?

Para mim, inspiração é o que me ajuda a manter a dedicação. Eu estava inspirada em ser como aquelas pessoas que tinham perdido 45 quilos. As pessoas nos DVDs de treinos que eu praticava me motivavam. Os instrutores das aulas de ginástica que eu frequentava me inspiravam a dar o meu melhor em cada treino. Inspiração é dedicação, motivação e aspiração, tudo em uma coisa só. Sem constante investimento em seus fundos de inspiração, você começará a perder a motivação, e sua dedicação vai por água abaixo. É difícil continuar se esforçando quando você não sente vontade para tal.

Lembre-se de alguma vez em que ouviu uma incrível história de conquista. Pense em como ela o deixou empolgado. Em como, no mesmo instante, você começou a planejar seu dia seguinte com um senso de ansiedade e expectativa. Aquele sentimento é o que você precisa para se restabelecer de maneira constante. Quando você para de se sentir inspirado, a visão das suas metas fica enevoada. A falta de inspiração abre caminho para dúvidas, medo e senso de inaptidão para preencher seu cérebro. Você começa a temer o desconhecido: O que vai acontecer quando atingir sua meta? Você vai ficar feliz com seu novo corpo? Será que a pele flácida vai atormentá-lo? Medos e pensamentos irracionais de situações sobre as quais você tem zero controle começam a fazê-lo se sentir impotente e fora do eixo. O medo o impede de avançar. É uma sensação de debilidade. É normal sentir medo em algum momento da jornada – mudanças dão medo, sobretudo uma mudança drástica como perder peso e alterar por completo hábitos alimentares e de atividade física! Mas é importante não deixar que o medo controle você. Você não pode controlar o desconhecido. Portanto, não deixe o medo do desconhecido controlá-lo. Foco naquilo que você pode controlar: seus hábitos alimentares, suas escolhas de vida diárias e sua atitude – você tem 100% de controle sobre essas áreas. Preocupar-se com o desconhecido o fará se sentir cansado, impotente e ansioso.

Outro sentimento que pode dominar você quando sua inspiração estiver em baixa é a dúvida. É possível alcançar sua meta? Você é bom o bastante para se ater a ela? E se não conseguir fazer tudo certo? E se estiver enganado sobre suas escolhas alimentares e de exercícios? A dúvida sobre si mesmo vai paralisá-lo. Dúvidas vão atormentá-lo a cada escolha diária que fizer e a cada ação que tomar. Vão penetrar cada pensamento que tiver, se você deixar. Mas duvidar de si mesmo é algo que pode ser superado quando fizer planos de sucesso e se sentir inspirado. Existirão dúvidas? Sim, de vez em quando. Mas você não precisa mergulhar nelas. Eu me via duvidando dos meus treinos. Será que estava fazendo exercícios demais? Será que aqueles exercícios eram adequados para o meu corpo? Eu questionava se estava dando meu máximo quando me exercitava. Dúvidas atrasam seu progresso. Elas o deixam inseguro sobre cada decisão tomada. Você não pode duvidar do processo. O processo funciona. Alimentação saudável e atividades físicas diárias dão resultado! Se suas metas, hábitos alimentares saudáveis e rotinas de exercícios estiverem focados nas suas preferências pessoais, o processo vai funcionar. Dúvidas vêm e vão, mas, como todos os sentimentos negativos, você vai vivenciá-los uma vez ou outra na vida, embora não precise viver em função deles.

    A falta de inspiração também pode levá-lo a um senso de inaptidão. Você vai começar a questionar até se merece ser feliz. Você merece atingir suas metas? Vai se pegar questionando se é bom o bastante. Sim, você é! Você merece ser saudável e feliz. Merece irradiar autoconfiança e amor-próprio. Mas, quando falta inspiração, esses sentimentos tomam conta de você. Busque essa inspiração. Vá atrás de histórias que despertem sentimentos de "eu também posso conseguir". Encontre esses indivíduos que conquistaram o que você quer conquistar. Extraia tudo o que puder deles. Leia sobre suas lutas diárias. Faça amizade com indivíduos que tenham metas e batalhas semelhantes.

    A inspiração não precisa vir de pessoas que já atingiram suas metas. Encontrei muita inspiração em indivíduos que ainda estavam em suas jornadas. A motivação incansável deles em atingir as metas me motivou nos dias em que me sentia sugada e exausta. Sentia-me inspirada pelos alunos que frequentavam minhas aulas de ginástica! A intensidade e o foco deles na aula me deixavam energizada e restaurada. Você precisa buscar sempre esses impulsos e a empolgação que sente quando se inspira em alguém. Procure histórias e mantenha boas relações com pessoas que fazem você *querer* melhorar e ultrapassar seus limites. Isso vai lhe dar o otimismo de que precisa diariamente para alcançar suas metas.

Invista em seu fundo de inspiração. Atualize seu mural de inspiração. Não há como se sentir o tempo todo apaixonado por exercícios ou sentir uma alegria inefável por comer batata-doce em vez de anéis de cebola fritos. Sejamos sinceros: anéis de cebola são *deliciosos*! Mas são essas pequenas escolhas e pequenos passos que contam. E, quanto mais você se cercar de histórias e relacionamentos inspiradores, mais fáceis serão essas escolhas e os dias "difíceis". Eu já estive no seu lugar – dias em que a única coisa que eu queria era comer bolo e batata frita –, mas não é assim que funciona minha nova vida saudável. Não posso comer bolo e batata frita todos os dias. Posso comer guloseimas, mas não todos os dias nem toda hora. Lembra-se daquela moderação para evitar o efeito bola de neve sobre a qual comentei antes? Pois é, não posso comer guloseimas o dia todo, porque isso vai se transformar em uma semana inteira de guloseimas. Mas eu me sinto melhor quando como de maneira mais saudável! As histórias de inspiração que leio todos os dias e as pessoas inspiradoras de que me cerco, como minha mãe, me ajudam a seguir em frente, mesmo naqueles dias em que só quero me enfiar de cabeça em uma tigela de doces.

Amor-próprio, responsabilidade e inspiração são os três focos do meu *blog*. Meu *blog* ajudou pessoas em seus piores dias e me ajudou quando eu também me sentia desanimada e cansada. Claro que as mídias sociais têm seus pontos negativos. Quando você se abre ao mundo digital, não há como fugir dos *haters*. E eu tenho muitos *haters* que adorariam me ver fracassar. A princípio, eu ficava chocada em ver como tantos indivíduos saíam de sua zona de conforto só para falar mal de mim. Eram pessoas que eu nunca tinha visto na vida, pessoas com quem não tinha nenhum tipo de interação pessoal, mas que reagiam a mim com base apenas nas minhas fotos, postagens e vídeos *on-line*. É desanimador ver completos estranhos insultando você de todo jeito, fazendo desde questionamentos sobre minha estabilidade mental (insinuando transtornos alimentares) até críticas à forma do meu corpo. Cheguei a me deparar com pessoas que não gostavam das minhas roupas e me esculachavam nas redes sociais por causa de uma combinação de jaqueta e camiseta.

No início, dói! Eu não estava acostumada a esse tipo de atenção negativa. Só queria compartilhar minha história para ajudar a inspirar e motivar outras pessoas, e as pessoas levavam para o lado pessoal a fim de tentar me derrubar. Cada pedacinho de mim queria retaliar contra essas tentativas de me magoarem. Mas, quando dei um passo para trás e olhei para a situação com mais calma, compreendi que podia amadurecer com aquilo. Sempre haverá aqueles que duvidam, pessoas que não sabem lidar com sua positividade; pessoas que não gostam de você por qualquer que seja o motivo, não importa quanto seja magro, feliz, positivo ou generoso.

Sempre vai ter gente na sua vida que quer o seu mal e ver o seu fracasso, só para magoá-lo. Mas isso não quer dizer que você precisa se entregar a essas demandas. Aprendi que não interessa o que os outros pensam de mim. Se as pessoas não acreditam em você, mostre-lhes quem você é! As pessoas vão duvidar até que se prove o contrário. Mas também tenha em mente que você não deve explicações a ninguém, jamais. Deixe que os outros duvidem. Isso não tem nada a ver com você! Não ligo se as pessoas querem chamar de "obsessiva" minha dedicação a metas e saúde. Não vou pedir desculpas por ter transformado minha vida ou por compartilhar minhas histórias com os outros. Nem todo mundo tem as mesmas metas que você. A dedicação para transformar por completo sua vida e mudar seus hábitos alimentares pode parecer estranha para algumas pessoas. Tudo bem. O importante é não deixar que a falta de metas dessas pessoas o impeça de querer atingir as suas. Se quiser contar uma história incrível, é preciso querer fazer mudanças extraordinárias.

Se eu me entregasse à negatividade no meu *blog*, não teria atingido minhas metas. Meu *blog* continua a ser um lugar de positividade, mas sempre há aqueles indivíduos que tentam torná-lo negativo. Que tentem. Isso não vai me deter. Mas não deixe que a atitude dos outros prejudique suas escolhas positivas. Esta é a sua jornada, sua vida saudável. Ela é só sua.

Corra atrás dos seus sonhos e crie o "você saudável" que sempre desejou. Você consegue.

Haverá momentos complicados e haverá dias em que vai querer desistir de tudo. Não vou fingir que não passei por isso, porque, para ser sincera, tive muitos dias assim! Mas nenhum dia é pior do que quando se chega ao fundo do poço. Você não precisa mais chegar àquele ponto. Se estiver no fundo do poço agora, essa é a pior sensação que vai experimentar. Só dá para melhorar a partir desse ponto. Dias ruins, dias bons, dias de preguiça, dias emotivos e dias estressantes – você vai vivenciar todos eles. Tudo faz parte da jornada. O Monte de Perda de Peso talvez não seja a maior conquista da sua vida, mas pode vir a ser seu foco por um bom tempo. Criar o novo "você saudável" leva tempo; não vai acontecer da noite para o dia. Mas vai acontecer se tiver dedicação, consistência e foco em tornar sua jornada um evento só seu.

Minha maior conquista não foi perder 54 quilos; foi transformar completamente minha vida para melhor. Foi, enfim, decidir que valia a pena cuidar da minha saúde. E, enquanto estava na jornada, encontrei e me casei com o amor da minha vida, concluí minha graduação e meu mestrado, além de ter criado a vida saudável de que tanto gosto. Você pode criar a vida saudável que sempre quis. Pode superar o Monte de Perda de Peso e, se tiver foco em aperfeiçoar hábitos saudáveis de longo prazo, a cordilheira da Manutenção do Peso estará em pleno alcance.

Reserve algum tempo para refletir sobre essas três importantes áreas que apontei: amor-próprio, responsabilidade e inspiração. Depois, responda às perguntas a seguir.

AMOR-PRÓPRIO

Você se ama agora ou está esperando atingir suas metas?

_____

_____

_____

Sua abordagem de amor-próprio é benéfica à sua jornada? Você está promovendo ou impedindo seu progresso?

_____
_____
_____

RESPONSABILIDADE

Você está assumindo a responsabilidade por seus hábitos alimentares prejudiciais?

_____
_____
_____

Está fazendo escolhas alimentares responsáveis (isto é, comendo o suficiente, comendo para atingir suas metas, escolhendo alimentos saudáveis etc.)?

_____
_____
_____

Você está comendo como um adulto?

_____
_____
_____

Está assumindo o controle da sua perda de peso e de suas metas?

_____
_____
_____

INSPIRAÇÃO

Quem/o que é sua atual inspiração?
_____
_____
_____

Você está buscando alguém que lhe sirva de inspiração?
_____
_____
_____

Suas fontes de inspiração são saudáveis e tangíveis (ao contrário de *sites* que promovem dietas de 250 calorias por dia, com severas restrições alimentares e privação de calorias)?
_____
_____
_____

Você está deixando o medo, a dúvida e o senso de inaptidão prejudicar a dedicação total às suas metas? Se assim for, como pode superar tudo isso?
_____
_____
_____

12

O Início

Estamos perto do fim do livro e agora você deve estar se sentindo *animado*. Você decidiu que tudo tem limite e que está na hora de entrar em forma, fazer o que tem de ser feito e emagrecer! Mas e agora? Por onde começar? Que exercícios fazem o quê? Devo fazer hipertrofia muscular ou aeróbicos? O que vou comer? Reduzo o consumo de pães – se é que posso comer pães. Carboidratos são bons ou ruins? Compartilhei minha história e agora você está pronto para começar a escrever sua própria história... mas a minha história não é um guia. Lembre-se de que ninguém começa uma corrida sabendo todas as respostas. Quem está no topo do Monte de Perda de Peso não chegou lá por acaso.

Ninguém que emagreceu com êxito acordou um dia com as mesmas intenções que você. Eles estavam prontos para começar e atingir suas metas, embora estivessem no sopé do Monte de Perda de Peso, com inúmeros caminhos disponíveis e se sentindo sobrecarregados com a escolha de qual deles poderia levá-los com sucesso até o topo.

Não vou dar um plano de refeições para seguir. Já discutimos como é necessário que esta seja a SUA jornada, não apenas uma cópia da minha. Mas gostaria de compartilhar alguns conselhos finais para ajudá-lo a começar a criar sua vida saudável.

Primeiro passo: defina metas de curto e de longo prazos

Exemplos de curto prazo

- Perder de 2 a 5 quilos
- Correr 1,5 quilômetro em menos de 10 minutos
- Comprar uma peça de roupa um ou dois números menores e conseguir caber nela
- Conseguir fazer mais flexões/agachamentos/pulos de corda/polichinelos/*burpees* etc. em um minuto
- Sobreviver a um desafio de um mês sem doces (pode ser uma maneira divertida para mostrar a si mesmo que pode vencer seus desejos)

Exemplos de longo prazo

- Chegar à meta de peso
- Participar de uma maratona
- Competir em um desafio de força ou circuito
- Completar uma corrida desafiadora com obstáculos
- Caber no seu manequim dos sonhos
- Usar aquela roupa que sempre quis vestir, mas que estava pegando pó no armário havia anos

Ao definir metas de curto e de longo prazos, você se permite curtir a jornada e não só ficar focado em sonhos distantes. Pequenos êxitos vão ajudá-lo a ver que suas metas são tangíveis e que você pode fazer qualquer coisa se mantiver o foco.

Reserve um momento para criar algumas metas de curto e de longo prazos.

Minhas metas de curto prazo são:

_____

_____

_____

Minhas metas de longo prazo são:

_____

_____

_____

Segundo passo: compreenda seus hábitos alimentares

Não vou dizer que você precisa se tornar a pessoa mais educada, em termos nutricionais, e ser capaz de escrever um livro sobre o que se deve ou não fazer a respeito da alimentação. O segundo passo se trata de entender seus hábitos alimentares e como eles podem ajudar ou prejudicar as metas definidas pelo primeiro passo. No espaço a seguir, escreva os hábitos alimentares que pedi que identificasse no Capítulo 5.

_____

_____

_____

Hábitos como esses vão tirá-lo dos trilhos antes mesmo que comece! Onde quer que esteja em sua jornada – logo no início, na metade, no fundo do poço ou onde for –, reserve um tempo para identificar seus hábitos alimentares prejudiciais. E, se não souber quais são os hábitos prejudiciais, faça um diário alimentar honesto por alguns dias e veja como eles são. Preste atenção à hora do dia em que você come e que tipos de alimentos está ingerindo. Em quais momentos do dia você sente vontade de açúcar? Quando sente desejos intensos por massas com queijo? Quantas vezes você se permite "exagerar"? Você frequenta o *drive-through* mais vezes do que imaginava? Talvez descubra que não possui hábitos alimentares saudáveis e que estes o estão impedindo de atingir suas metas. Qualquer que seja o caso, é sempre bom ser capaz de avaliar com honestidade seus hábitos e como eles influenciam sua vida.

Quando tiver consciência dos seus hábitos alimentares, será mais fácil identificar quais comportamentos precisam ser substituídos para ajudá-lo a ser bem-sucedido. De acordo com a minha experiência, vejo quatro tipos comuns de pessoas com hábitos ruins: quem come demais, quem come com as emoções, quem escolhe demais o que come e o relapso do *fast-food*. A seguir, estão algumas ideias para substituir os comportamentos da maioria das pessoas que se encaixam nessas categorias.

Os que comem demais: Às vezes, você vai comer tão somente porque não tem mais nada para fazer. Você pode estar cheio, mas não quer parar, porque a comida está uma delícia. Coma devagar. Beba um copo de água antes da refeição, durante a refeição e antes de atacar o segundo prato. A água é uma assassina de apetite. Ela vai controlar a gula pela comida. Encha-se de vegetais. Eles o deixarão saciado e serão uma opção saudável para você. E, se não gostar de vegetais... bom, você é um adulto, alimente-se como um. Lembre-se: ninguém pode perder o peso por você, então encontre um vegetal "menos pior" e aprenda a comê-lo com regularidade. Ao longo do tempo, se tornará mais fácil, prometo. Porém, pode demorar um pouco. Planeje-se para isso. Prepare os vegetais de que vai precisar. Faça as compras necessárias. Se a água, e apenas ela, lhe causar um gosto estranho junto com a comida (eu também não consigo beber água pura), encontre alguns saborizadores de água de baixa caloria que possa misturar a ela. É claro que não será o produto mais natural do mundo, já que é feito com elementos químicos e aromatizantes artificiais, mas nunca atrapalharam meu progresso. Todo mundo começa de alguma forma, e, se isso o fizer ingerir água no momento certo, então que seja. Não contarei nada à polícia dos alimentos saudáveis. Concentre-se no que dá certo para seu corpo e para suas metas.

Os que comem com as emoções: Comida alegre. Comida triste. Comida irritada. Comida chata. Comida ansiosa. Comida estressada. Se está sentindo alguma emoção, a comida está lá para senti-la com você. Se você se encaixa nesta categoria, um caderno de anotações ou diário pode ajudá-lo a reconhecer e superar suas emoções sem associá-las à comida. A comida é uma parte importante de nossa sociedade. É servida em casamentos, funerais, aniversários, reuniões de trabalho etc., portanto, pode ser um desafio aprender que comida não se vincula a um estado emocional. Criando um diário no qual você possa escrever sobre suas emoções, é possível desenvolver hábitos para lidar com elas sem envolver a alimentação nessa mistura. Se você sente o ímpeto de comprar doces porque terá uma prova importante no dia seguinte, então, em vez de comprar um doce, anote o que está sentindo. Anote esses três fatores da alimentação emocional:

- Por que você quer comprar um doce?
- O doce vai ajudá-lo a estudar para a prova? Ele vai resolver o seu problema?
- O que mais você pode fazer para se livrar dessa ansiedade (por exemplo, estudar, revisar a matéria, caminhar para clarear a mente, ligar para um amigo etc.)?

Fazendo essas perguntas, você pode chegar à raiz da sua alimentação emocional. Isso vai fazê-lo começar a entender que não precisa de comida para lidar com as emoções. Agora, pode até parecer uma bobagem, mas, se você come com as emoções, isso pode salvar a sua vida. Esse processo pode ajudá-lo a se entender melhor e a desenvolver hábitos saudáveis que o levarão até suas metas. Experimente por uma semana e analise os resultados. Se não estiver funcionando, pense em procurar um terapeuta que o ajude a criar habilidades mais apropriadas. Vá atrás da ajuda necessária! Encontre grupos de apoio que possam auxiliá-lo a superar essa fase. Embora a jornada deva ter você como foco, não significa que precisa estar sozinho. Assim como você, há muita gente percorrendo a trilha até o topo do Monte de Perda de Peso. Procure essas pessoas. Ajude-as também. Compartilhe suas histórias, batalhas e triunfos com os outros. Lembre-se: esta é a sua jornada, mas não é preciso percorrê-la sozinho.

Aqueles que dizem "eu odeio comida saudável" (ou quem escolhe demais o que come): Todos nós conhecemos essa pessoa (talvez ela até seja você), para quem comida saudável é o diabo! Comida saudável é nojenta, e qualquer coisa que não esteja mergulhada em um molho caprichado ou coberta por algo crocante e oleoso não presta. Para ser sincera, a chave que você precisa girar para adquirir hábitos saudáveis é uma só: cresça! Você não é uma criança. Você é um adulto. Se essa pessoa for você, então está agindo como eu quando fazia biquinho no supermercado da Escócia porque "não tinha comida nenhuma". Isso é ridículo! Às vezes, disciplina com amor é o que precisamos. Se você e eu estivéssemos tomando um café, e você dissesse: "Sharee, perder peso é muito difícil, porque não consigo gostar de nada saudável", eu olharia para você e diria com todo o carinho: "Você sabe o que é difícil também? Ter diabetes tipo 2 aos 45 anos. Não conseguir correr com os filhos, porque seus joelhos doem muito. Rezar para que o prédio tenha um elevador, porque você não tem condições de subir alguns lances de escada". Isso sim é difícil... comer coisas saudáveis é difícil só se você quiser que seja difícil. *Então escolha o que você acha mais difícil.*

Não quero parecer uma pessoa má, porque não sou. Sou direta. Quero que entenda como é ridículo não emagrecer porque você acha ruim o gosto de comidas saudáveis. Compre um livro de receitas e encontre aquelas que estimulem seu apetite. Estamos falando da sua saúde aqui! Sua vida é importante. Suas metas são importantes. Sei que um saco de batatas fritas pode apetecer mais que uma maçã. Mas uma maçã não vai obstruir suas artérias. Viver de *fast-food* e besteiras... A melhor maneira de cavar sua sepultura com um garfo é comendo uma batata frita por vez. Existem implicações vitalícias para aqueles que se recusam a assumir a responsabilidade por seus hábitos alimentares e mantêm uma postura de "isso é muito difícil". Eu sei que é difícil. Já passei por isso tudo. Mas estou dizendo que *você vai conseguir*. Você pode acabar com o círculo vicioso das dietas.

Isso não tem nada a ver com atingir uma meta de peso ou ficar magro. Trata-se de saúde. Não acredito que você precise ter sessenta quilos para ser saudável. Acredito que você precisa ter uma vida ativa e comer as coisas certas. Não importa se tem sessenta ou 120 quilos. Se tivesse que reconsiderar suas opções de sobrevivência; se precisasse correr dois quilômetros... Isso não é saudável. Eu posso odiar correr, mas garanto a você que, se acontecer o apocalipse zumbi, meu corpo está condicionado o suficiente para correr por horas. Se essa não for uma motivação, então não sei o que é!

Aquele que vive de *fast-food*: Sua sobrevivência depende de acesso a cadeias de *fast-food*. O café da manhã é consumido diariamente dentro do carro depois de parar no seu *drive-through* predileto. Almoço é sempre o "combo número 2"; os funcionários já sabem seu pedido de cor e, em 99% das vezes, seu pedido já está pronto antes mesmo de você chegar. E o restaurante onde pede o jantar para viagem tem até uma conta no seu nome. Você vive de *fast-food* e, quando não é comprado em um *drive-through*, você se alimenta de um pacote adquirido na área de lanches do supermercado. Pode ser que algumas pessoas, ao ler isso, estejam rindo, porque é algo que não faz parte da sua rotina. Mas outras estão refletindo neste momento. A ideia de preparar comida e levar o almoço para o trabalho é apenas um mito para alguns. Bem, estou aqui para dizer que não é um mito. E, *se* quiser atingir suas metas, você vai precisar parar de colocar a mão na carteira em um *drive-through* e começar a adquirir potes plásticos e uma marmita.

Você vai ter fome no trabalho, na faculdade, enquanto estiver fazendo compras e quando for resolver algum problema na rua. Portanto, leve comida com você! Prepare suas refeições. Você não vai comer alimentos prejudiciais à saúde se estiver satisfeito com alimentos saudáveis. Não é preciso ser um gênio para fazer o próprio almoço. Leva 2 minutos para passar manteiga de amendoim no pão e fatiar uma maçã. E, se isso não desperta o seu apetite, que tal ter um infarto aos 40? Que tal ser obeso para o resto da vida? Que tal dores nas articulações, nos joelhos e diabetes tipo 2? Talvez você esteja com a saúde sob controle no momento, mas continue por esse caminho e suas escolhas vão cobrar o preço lá na frente. Não há como vencer uma dieta ruim. Em algum momento, seu corpo vai refletir externamente o abuso que você ingeriu durante anos. Incluí uma seção de ideias para refeições no último capítulo do livro. Pense a respeito! Você consegue! Demanda tempo e esforço, mas você pode desenvolver essa capacidade.

E mais uma coisa antes de seguirmos em frente: não coma *fast-food*. Pare agora. Pare de mentir para você mesmo e seja honesto quanto ao que joga para dentro do seu corpo. *Fast-food* não é comida de verdade. Lembre-se: coma em prol das suas metas. Quem atinge metas saudáveis e ativas – pelo menos isso – não come *fast-food*. É um hábito terrível que está destruindo a nação. Enquanto um hambúrguer pode ser feito com rapidez, uma fruta já está pronta. E, se sua desculpa é "comida saudável não tem um gosto tão bom", então você não está se dedicando o bastante à culinária. Pratos saudáveis são maravilhosos! Leia de novo a seção dos que escolhem demais o que comer e faça algumas anotações. Você precisa superar o hábito do *fast-food*, porque sua saúde depende disso. Você só consegue viver por pouco tempo de *fast-food*. Vai chegar o dia em que seu corpo dirá: "Agora já deu". E eu rezo para que seja capaz de se recuperar da gravidade desse aviso.

Terceiro passo: faça uma limpeza na sua alimentação

Agora você descobriu onde está errando. Pode ser que você não se identifique 100% com os cenários que listei, mas talvez se identifique em certa medida. Aqui vão algumas dicas adicionais para ajudar você a substituir seus atuais comportamentos impeditivos por comportamentos de quem atinge as metas. Criei um desafio de purificação alimentar em cinco semanas fácil de seguir e que pode ajudá-lo a focar nos pequenos passos que o levarão a grandes mudanças.

1ª semana: Acrescente uma porção de frutas ou vegetais em cada refeição. Acrescentando frutas e vegetais em cada refeição, você não só ficará satisfeito mais rápido como também perceberá que vegetais e frutas são gostosos e nada difíceis de serem ingeridos. Os nutrientes das frutas e dos vegetais são difíceis de serem encontrados em alimentos processados. Seu corpo precisa e anseia por comida de verdade. Veja, a seguir algumas sugestões e dicas.

- Se for fazer um sanduíche com manteiga de amendoim e geleia, use fruta no lugar da geleia! Fatias de morango são deliciosas e frescas. A textura crocante da maçã é uma das minhas combinações favoritas com manteiga de amendoim. Banana com manteiga de amendoim também é uma combinação clássica. Manteiga de amendoim e framboesa... uma delícia! A meta é acrescentar frutas do jeito que puder.
- *Wraps* (enroladinhos com massa leve de panqueca, tapioca ou "crepioca") são excelentes maneiras de acrescentar vegetais ao seu cotidiano. No último capítulo do livro, dou algumas ideias de recheio. Use o acompanhamento de salada de que mais gostar (meu preferido é *homus*), espalhe-o como base do enroladinho e encha-o de vegetais. Você pode usar vegetais crus ou cozidos: cogumelos, pimentões, pepinos, cenouras, alface, espinafre, aipo, azeitonas, feijões, tomates, abóbora, abobrinha, brócolis – o céu é o limite. Ponha sua criatividade para funcionar. Encontre uma combinação que adore! Além disso, não se intimide para acrescentar proteínas. Nozes combinam muito bem com fatias de pera, espinafre e mostarda para os veganos. E, se você come carne, experimente um enroladinho de frango condimentado com molho, feijão-preto, cenoura ralada, espinafre e cogumelos refogados. Saudável não significa que a comida precisa ser sem graça.
- Troque um saco de batatas fritas por um potinho de uvas ou mirtilos. Se quiser um lanche superdoce, experimente uvas congeladas. Fica uma delícia!

2ª semana: Chega de *fast-food* – nunca mais! Já falamos sobre o assunto, mas, caso não tenha ficado claro da primeira vez: PARE. DE. COMER. FAST-FOOD. *Fast-food* só faz mal. Não tem nada de real ali.

Independentemente das propagandas da TV, use o seu cérebro. É uma porcaria. Pense no seu ídolo *fitness*... ou na *personal trainer* da sua celebridade favorita. Você os vê comendo *fast-food*? Lembre-se: coma em prol das suas metas.

Mas e quanto às refeições de guloseimas ou "besteiras"? Então, eu prefiro usar a expressão "refeição de guloseimas", e, sim, sou a favor da ideia de fazer uma refeição de guloseimas toda semana. Mas, se vou me dar o direito de comer guloseimas, não será em um lugar cheio de comida de mentira. Vou preparar uma refeição com guloseimas épicas e *verdadeiras*. Portanto, tenha isso em mente. O que você prefere jogar para dentro do seu corpo? Comida de mentira ou comida de verdade? Também tenha em mente o fato de a moderação ser uma coisa com a qual você ainda não consegue lidar. Quando você planeja comer guloseimas – e é preciso que seja um planejamento, sem deixar que seja algo espontâneo, de momento –, faça planos para comer em um restaurante ou em algum lugar onde a comida não seja controlada por você. A pior coisa que você pode fazer é ir ao supermercado e comprar suas guloseimas. Não há nenhum tipo de estrutura ou regulação. Você vai sair do lugar com cinco sacos de doces e batata frita para alimentar um batalhão. Trata-se de uma refeição de guloseimas, não guloseimas para levá-lo ao caixão.

3ª semana: Mude para pães, massas e arroz integrais. Cereais integrais são saudáveis e saciam mais rápido! São cheios de fibras e de todas as coisas saudáveis que são retiradas dos pães, massas e arroz brancos. Coma. Restaurantes e lanchonetes sempre têm essas opções; você só tem que pedir. Se não tiver certeza quanto ao sabor, experimente misturar metade arroz branco, metade arroz integral, e com o tempo vá aumentando a proporção dos integrais. Com relação a calorias, produtos integrais e produtos brancos ou refinados são bastante semelhantes. Não é uma questão de calorias, mas de nutrição e qualidade da nutrição. Produtos integrais fornecem mais elementos nutritivos do que seus homólogos brancos ou refinados. Calorias não são criadas da mesma forma; é a constituição das calorias que conta. E alimentos integrais são os campeões, nesse caso.

4ª semana: Baseie seus lanches e petiscos em frutas e vegetais. Isso vai ensinar a você que as frutas e os vegetais podem ser mais do que simples acompanhamentos; eles podem ser ingeridos durante o dia, quando bate aquele desejo de uma guloseima.

Veja, a seguir, algumas opções saudáveis de petiscos e lanches (você encontrará mais opções no último capítulo):

- Maçãs com manteiga de amendoim
- Morangos com chantili gelado
- Legumes com *homus*
- Peras com queijo *cottage*
- Iogurte com frutas
- Melões fatiados ou em bolinhas
- Uvas ou mirtilos congelados
- *Smoothies* de frutas frescas (uma xícara de base líquida, uma banana congelada, uma xícara de frutas ou pedaços de frutas congelados)
- Bananas com manteiga de amendoim
- Aipos cortados em tubos e temperados com sal ou manteiga de amendoim
- Pepino com *homus* ou pesto

5ª semana: Chega de refrigerante. A quantidade de açúcar em uma só latinha de refrigerante é impressionante. Você nunca vai atingir suas metas a menos que rompa relações com refrigerantes e sucos. Há um líquido muito melhor para você chamado água. A água vai amar você! E seu corpo ama água! Ele é praticamente todo feito de água! Sei que água não é a coisa mais empolgante do mundo, mas estamos falando da sua saúde e de suas metas. A água vai ajudar muito!

Chega de refrigerantes. O que ajuda a me sentir motivada para beber água é carregar para todo canto uma garrafa personalizada. Ela mantém minhas mãos ocupadas e me oferece outra coisa além de querer comer. A água é sua amiga; adote esse costume. E, como mencionado antes neste capítulo, você pode acrescentar saborizantes naturais à água até criar esse hábito. Experimente a proporção de um para um: para cada copo de água aromatizada que você bebe, tome um copo de água natural. Não há substituto para a água. Ela é essencial para a sobrevivência do corpo. Dê um tempo e, assim como ocorre com todos os outros hábitos saudáveis que você está focado em desenvolver, sua capacidade de beber água vai se fortalecer de forma gradual.

4º passo: Encontre seu estilo de exercícios

Nem todos são corredores natos. Como mencionei antes, a simples ideia de correr faz com que eu não queira sequer sair de casa. Mas eu amo zumba, aulas de circuito e aulas de condicionamento físico. Gosto de estar ao lado das pessoas, suando até formar poças embaixo delas e de mim. Mas, na minha opinião, corrida não dá... é chato demais para mim. E tudo bem. Há milhões de outros exercícios por aí! Estabeleça uma trajetória de sucesso escolhendo uma atividade que você vai aprender a amar (leva tempo, mas vai acontecer), e também escolha uma hora do dia que seja ideal para você. Não consigo malhar às cinco da manhã... jamais. Não teria atingido minhas metas se esse fosse meu único horário para dedicar à atividade física. Portanto, escolha uma hora que funcione para você e escolha um tipo de atividade que funcione para você! Crie uma vida saudável e ativa que seja prazerosa, não uma vida cheia de restrições e constantes maus-tratos ao corpo. Exercício não é punição; é um método para melhorar a qualidade de vida. Tenha prazer na atividade física, e tenha prazer em viver.

Eis aqui algumas dicas de atividade física:

- Academias só para mulheres
- *Personal training*

- Treino em grupo (*personal training* semiparticular)
- Academias com opções que você utilizaria
- Aulas de ginástica em grupo
- Aplicativos de ginástica no celular
- Treinos em DVD para fazer em casa (com todos aqueles comerciais que aparecem à noite promovendo um programa de treino, tenho certeza de que existirá um que chame a sua atenção; experimente!)
- Bicicleta ergométrica
- Entrar para um grupo de ciclismo, grupo de caminhada ou grupo de corrida

5º passo: Crie seu mural de metas

Todo o esforço que você aplica para criar o plano perfeito que o ajudará a atingir suas metas merece ser emoldurado! Portanto, crie um mural com suas metas, de curto e longo prazos. Anote em um papel seu desafio de purificação em cinco semanas e pendure-o. Crie um calendário para se manter organizado. Cole um adesivo especial nos seus dias planejados para guloseimas. Mantenha à vista os horários das suas aulas de ginástica, assim sempre estará por dentro das "reuniões" importantes da semana. Afixe citações motivacionais e fotos de transformações. Designe uma "citação da semana", algo que toque seus sentimentos e mexa com seu humor. Coloque coisas que vão ajudá-lo a manter sua dedicação. A motivação vem e vai; a dedicação é o que o conduzirá em direção aos resultados. Elabore seu mural de metas e será capaz de criar uma vida saudável e ativa para você.

Pronto. Esse é o máximo de "orientação" que vou oferecer, porque a jornada é *sua*, não é para imitar a minha. Minha história mostra que o sucesso é possível, e que você pode criar a vida saudável que sempre quis, além de ser a pessoa que sempre sonhou. Assuma o controle. Torne-se uma pessoa ativa. E use preto para o funeral da sua própria gordura.

13

Lista de Compras e Ideias de Refeições

Embora meu livro não seja um guia, achei que seria importante incluir algumas ideias para uma lista de compras de supermercado, para ajudá-lo a começar de algum lugar, sobretudo no caso de você se sentir sobrecarregado só em pensar na reformulação da despensa e da geladeira. Também achei que pudesse ser útil e servir de incentivo compartilhar algumas refeições simples e ideias para lanches. Mais uma vez: esta é a sua jornada, portanto, deixe-a com a sua cara! Mas espero que as minhas ideias o ajudem a seguir na direção certa.

As ideias de refeições são sugestões, então, por favor, leve em consideração suas necessidades calóricas e nutricionais individuais. Não comer a quantidade certa de coisas boas é tão prejudicial quanto comer demais. As duas coisas podem ter impacto negativo no seu peso e na sua saúde. Descubra o que funciona para você! Também incluí ideias para meus leitores que comem carne. Não quero que ninguém se sinta excluído – só porque me tornar vegana funcionou para mim, não significa que vá funcionar para você! Por isso, descubra o que funciona para você e adote esse hábito. Torne sua jornada prazerosa. Outra coisa extremamente importante: reflita sobre si mesmo com honestidade.

Exemplo de lista de compras

FRUTAS
- Maçã
- Pera
- Banana
- Framboesa, morango, amora (podem ser compradas congeladas para fazer *smoothies*)
- Melão e melancia
- Uva
- Cereja (congelada é excelente também)
- Laranja
- Ameixa
- Pêssego
- Nectarina

PROTEÍNAS
- Carnes alternativas: tofu, *seitan*, tempê, hambúrguer vegetariano (procure marcas que incluam vegetais de verdade)
- Carnes magras: peito de frango, peru
- Manteigas de amendoim e de amêndoa (minhas favoritas)
- Proteína em pó (se você quiser)
- Ovos

LEGUMES E VERDURAS
- Tomate
- Brócolis
- Feijão-verde
- Palitos de cenoura
- Aipo
- Pimentões: verdes, vermelhos e amarelos
- Aspargo
- Abóbora
- Cogumelo
- Abobrinha
- Alface (vários tipos)
- Feijão-roxo* e milho em lata (com sódio reduzido)
- Tomate pelado
- Ervilha-torta (também chamada de ervilha fresca ou ervilha em talo)
- Broto de feijão
- Couve-flor
- Batatas
- Cebolas: roxa e comum

CARBOIDRATOS (sim, você pode comer carboidratos!)
- Pão integral
- *Tortillas* integrais (ou tapioca)

---

* Nos Estados Unidos, é muito comum o consumo de feijões enlatados. Similar à dica oferecida pela autora, temos a ervilha em lata. (N. do T.)

- Aveia
- Granola
- Cereais integrais
- Arroz integral
- Pão pita
- *Muffins* integrais (eu amo os de grãos inteiros com canela e passas)

LATICÍNIOS

- Leites alternativos: soja, amêndoa, arroz, castanha-de-caju
- Leite: desnatado, semidesnatado
- Queijo: baixa gordura
- Iogurte: grego, normal, coco, amêndoa, soja (recomendam-se as opções sem açúcar e com alto teor de proteína)

PETISCOS

- *Mix* de frutas secas (pré-embaladas para evitar comer demais)
- *Homus*
- Biscoitos integrais
- Frutas secas (sem açúcar)
- Barras de proteína e/ou de granola (recomenda-se a proporção um para um: uma de proteína, uma de granola)

OUTROS

- Manteiga de amendoim (na lista duas vezes, porque é maravilhosa!)
- Molho para salada (verifique a quantidade de sódio)
- Molho agridoce
- Molho de soja com baixo teor de sódio
- Sementes de cânhamo*
- Sopa em lata ou em pote (baixo teor de sódio)
- Coco ralado
- Frutas secas despedaçadas: noz, amêndoa, amendoim (excelentes para jogar por cima das saladas)

Ideias para refeições

CAFÉ DA MANHÃ

- Mingau de aveia:
  – Mingau com mirtilos: aveia, mirtilos, manteiga de amendoim, lascas de amêndoas, canela (eu uso mirtilos congelados e cozinho com a aveia; fica mais cremoso e viscoso)

---

* Essas sementes são proibidas no Brasil, apesar de serem comercializadas na internet. Boas substitutas para elas são as sementes de chia, papoula, girassol, abóbora etc. (N. do T.)

– Mingau torta de maçã: aveia, maçãs picadas, canela, noz picada, manteiga de amendoim (a manteiga de amendoim é opcional, mas ela combina com tudo!)
– Mingau maravilha: aveia, banana fatiada, framboesa, mirtilo, sementes de papoula,* manteiga de amendoim (se você cozinhar as bananas com a aveia, elas ficam deliciosamente grudentas)
– Mingau de chocolate: aveia, banana fatiada, cacau em pó, manteiga de amendoim crocante, coco ralado
- Cereais integrais com frutas fatiadas
- Iogurte com granola e frutas fatiadas
- Torradas integrais com manteiga de amendoim e fatias de banana

SMOOTHIES
- *Espresso* amendoim: banana congelada, manteiga de amendoim, cacau em pó, leite da sua escolha, *shots* de café expresso (eu gosto de leite de amêndoa com baunilha ou leite de soja com baunilha)
- PB & J: banana congelada, morango congelado, manteiga de amendoim, leite de sua escolha
- Delícia tropical: banana congelada, manga fatiada congelada, pedaços de abacaxi congelados, coco ralado, leite de sua escolha (você pode jogar mais coco ralado por cima)
- Loucura de cereja: banana congelada, cereja congelada, iogurte com baunilha, cacau em pó, leite da sua escolha
- Mistura abençoada: banana congelada, mirtilos congelados, framboesas congeladas, morangos congelados, leite de sua escolha

LANCHE DA MANHÃ
- Fatias de maçã com manteiga de amendoim
- Palitos de cenoura e de aipo com *homus*
- Barra de proteína e/ou granola com uma banana
- Café com leite e frutas secas (sou viciada em café, então

---

* Essas sementes são proibidas no Brasil, apesar de serem comercializadas na internet. Boas substitutas para elas são as sementes de chia, papoula, girassol, abóbora etc. (N. do T.)

frequento cafeterias com regularidade. Café foi o motivo de eu ter aguentado passar oito anos dentro de uma universidade!)
- Uvas congeladas e mirtilos com iogurte

ALMOÇO
- Saladas recheadas (pode-se acrescentar ou não frango)
  – Salada de feijão: feijão-roxo, feijão-preto, grão-de-bico,* cebola picada, cenoura ralada, azeitonas fatiadas, tomate-cereja, abacate fatiado (tipo "avocado"), alface, tudo temperado com sumo de limão e *homus*
  – Salada de frango: frango cozido desfiado, nozes picadas, *cranberries* secas,** cenouras raladas, sementes de papoula, tudo em uma cama de alface e temperado com vinagrete ou molho de sua escolha
  – Salada mexicana: arroz integral cozido, feijão-preto, milho, cenoura ralada, coentro picado, azeitonas, pimentões vermelhos e verdes fatiados (cozidos ou crus), alface, tudo coberto com seu molho preferido (pode ser usado também como recheio de tapioca!)
  – Salada rica: maçã picada, pepino em cubinhos, pera picada, feijão-roxo, lascas de amêndoas, milho, alface, tudo coberto com o molho de sua preferência
- *Wraps* com *tortilla* integral***
  – *Homus* e vegetais: cogumelos (cozidos ou crus), pimentões, cebolas, abobrinha, azeitonas, alface e *homus*
  – Frango agridoce: frango cozido desfiado, pera fatiada,

---

* Lembrando que por lá, ao contrário do Brasil, feijões e grão-de-bico são comercializados já cozidos e enlatados. Para seguir a receita, é necessário cozinhar os grãos secos (após cerca de 12 horas de molho na água, escorra e cozinhe em panela comum ou de pressão com um pouco de sal), retirar o excesso de água/caldo e deixar esfriar na geladeira. (N. do T.)
** Encontradas em empórios e lojas de produtos naturais. (N. do T.)
*** Vale lembrar que não encontramos facilmente *tortillas* nos mercados brasileiros. Por isso, ao longo do livro, onde se leu "tapioca", no original a autora escreveu *wraps* ou *tortillas*. A aplicação e o valor nutricional são semelhantes para o intuito de reeducação alimentar. (N. do T.)

nozes partidas ao meio, *cranberries* ou cerejas secas, alface-romana, mostarda Dijon
- Vegetais crocantes: cenoura ralada, alface-romana, pepino fatiado, abobrinha, nozes partidas ao meio, mostarda amarela e Dijon combinadas por cima
- Sanduíche de pão integral com manteiga de amendoim e maçã fatiada servido com palitos de cenoura e *homus*
- Sopa (baixo teor de sódio) com torradas ou bolachas integrais
- *Muffin* integral coberto com ovo mexido ou cozido e servido com frutas

LANCHE DA TARDE
- *Mix* de frutas secas: frutas secas sortidas, coco ralado, frutas desidratadas (sem acréscimo de açúcar)
- Barra de proteína ou barra de cereais com frutas fatiadas
- Torrada integral com manteiga de amendoim
- *Smoothie* de proteína (opções do café da manhã no lugar de manteiga de amendoim)
- Palitos de cenoura com frutas secas ou manteiga de amendoim
- Fatias de pepino com sal

JANTAR
- Massa integral com vegetais grelhados e molho vermelho (para acrescentar proteína, adicione frango cozido ou uma carne vegana alternativa)
- Vegetais refogados/salteados (cogumelos, pimentões, abobrinha, abóbora) servidos com pão pita e *homus*
- Pizza saudável: utilize massa de pizza integral e coloque por cima o que quiser (molhos, vegetais, opções saudáveis de queijo e frango ou carnes alternativas). Asse no fogo máximo por sete a dez minutos. Sirva com brócolis, milho e couve-flor cozidos no vapor.
- Salada rica do almoço
- Opções de *wraps* (tapioca) do almoço

Opções de doce*
- Maçãs "assadas": cubra fatias finas de maçã com canela, um adoçante alternativo de sua escolha (Splenda, Stevia, néctar de agave, mel etc.) e amêndoas fatiadas. Dois minutos e meio no micro-ondas. Acrescente

manteiga de amendoim se quiser uma calda quente por cima (parece torta de maçã, mas sem as calorias!)
- Torrada integral com manteiga de amendoim, morango fatiado e coco ralado
- Tigela de *smoothie* crocante: qualquer *smoothie* listado no café da manhã pode ficar mais grosso e com aparência de sorvete ao se reduzir o conteúdo líquido (isto é, em vez de uma xícara de leite, coloque duas colheres de leite e, depois, água até atingir a consistência desejada). Cubra com granola. Sacie sua vontade de sorvete
- "Biscoito" proteinado: aqueça uma barra de proteína no micro-ondas. É como um biscoito gosmento cheio de proteína
- Maçã crua fatiada e regada com manteiga de amendoim derretida

* Sobremesa tem má reputação na cultura das dietas. Quantos amigos você conhece que seguem a regra de "não comer após as 19 horas"? Sinceramente, sempre comi tarde da noite. Entre dar aulas de ginástica até 21 horas e fazer tarefas da faculdade até altas horas, eu *tinha* que comer tarde. Não havia escolha. A questão é que calorias não sabem olhar as horas. O que importa é o que você come. Procure alimentos saudáveis e seu corpo vai recompensá-lo. A maioria das pessoas procura besteiras para comer à noite, e é por isso que ganham peso. Tem mais a ver com o que as pessoas comem à noite do que quando elas comem. Alimentos saudáveis mudarão a sua vida.

Itens a se evitar durante as compras

Embutidos: Carnes processadas (embutidos em geral, como presunto, salame, mortadela etc.) costumam ser ricas em sódio e cheias de produtos químicos. Procure opções naturais e com baixo teor de sódio. Ou compre carnes magras fatiadas na hora. Seu corpo não precisa de sódio extra.

Se pretende incluir carnes na sua jornada, a escolha é sua. Embutidos são ótimos para sanduíches rápidos, tapiocas e saladas. O importante é comprar o tipo ideal de carne. Embutidos não são iguais a carnes frescas ou naturais. Sempre verifique os ingredientes ou compre carnes recém-fatiadas, que não precisam de um rótulo. Sua saúde é importante e suas metas também. Compre com inteligência e com saúde.

Assados em geral: Biscoitos, tortas, bolos, *cupcakes*, *muffins* etc. – esses itens são "lotados" de açúcar, gordura, sódio e calorias, nada do que seu corpo precisa e nada que vá ajudá-lo em suas metas. Um *muffin* de tamanho padrão normalmente tem cerca de quatrocentas calorias! Até os bolinhos "naturais" e "orgânicos" estão cheios de açúcar e gordura. Um biscoito é um biscoito. Evite comprar assados processados e prefira açúcares naturais encontrados nas frutas. Frutas são cheias de vitaminas e minerais. Embora sejam cheias de açúcar, elas têm fibras. E fibra é a diferença entre ingerir uma colher de açúcar branco e comer uma maçã. Frutas inteiras (incluindo a casca) são boas para você. Elas não o farão engordar. Mas têm calorias, portanto, é preciso prestar atenção ao consumo exagerado de calorias para ter certeza de que está comendo de acordo com suas metas. Mas frutas são saudáveis e boas para você, então devem ser incluídas no seu cotidiano.

Qual seria uma boa alternativa quando bate aquele desejo de algo assado? Biscoitinhos caseiros de café da manhã preenchem meu desejo por doce. Uso a palavra "biscoitinho", ou "*cookie*", só pelo efeito psicológico, já que são, basicamente, mingau de aveia assado em formato de biscoito. O que faço é amassar uma banana bem madura em uma tigela, acrescentar três quartos de xícara de aveia, um pouco de baunilha, um pouco de frutas secas quebradiças, um pingo de leite de soja ou leite de amêndoa, e depois um pouco de mirtilos congelados. Misturo tudo, faço bolinhas do tamanho de biscoitos, coloco-as em uma forma e asso por cerca de 10 a 12 minutos.

O resultado é uma gostosura suave e saborosa, que é apenas minha tigela de mingau de aveia preparada de um jeito diferente. E o melhor é que você pode combinar diferentes tipos de ingredientes para agradar suas papilas gustativas. A base desses *"cookies"* é banana e aveia; o resto é o que você quiser. Coco ralado, cereja picada, framboesa, *chips* de chocolate amargo e sem açúcar, cacau em pó, manteiga de amendoim etc. – as possibilidades são infinitas. Outra coisa ótima é que essa receita de *"cookies"* não vai impedir seu progresso. Você obtém o melhor de dois mundos. Saudável pode ser legal e saboroso. E, se alguém tentar falar para você que ser saudável não tem graça, a verdade é que essas pessoas não estão fazendo a coisa direito.

Frituras e bolachinhas/salgadinhos: Salgado e crocante é a minha combinação favorita. Adicione chocolate, e chego ao paraíso. Mas, quando se trata de atingir suas metas, frituras e bolachinhas tendem a ser os alimentos-armadilha das pessoas. Pelo menos, são para mim. Posso comer um saco cheio de *nachos* de uma vez se tiver oportunidade. Por isso, não são apenas alimentos prejudiciais, mas também difíceis de serem ingeridos em porções. Quem quer comer apenas doze batatinhas fritas? Eu não. Portanto, frituras e bolachinhas estão na minha lista de "itens a serem evitados" pelo simples fato de que possuem muitas calorias e são difíceis de controlar. Biscoitos integrais podem ser uma alternativa saudável, mas assegure-se de não ficar tentado a comer a caixa inteira. Calorias de alimentos saudáveis também contam.

Quando estou desesperada por algo doce, salgado e crocante, esquento algumas fatias de maçã no micro-ondas e jogo por cima manteiga de amendoim, canela e frutas secas esfareladas. Essa mistura oferece a quantidade perfeita de crocância, doçura e sal, mas sem me impedir de atingir minhas metas. Tudo é uma questão de encontrar maneiras saudáveis de comer, sem se privar de nada. Trata-se de desenvolver habilidades para atender aos desejos do corpo com alimentos saudáveis e naturais em vez de produtos que se parecem com alimentos.

Desejos são a maneira natural de o corpo nos dizer que está faltando algum tipo de nutriente, como ferro, sódio, cálcio etc. Por exemplo, se estiver com um desejo ardente de carbonação, essa é a maneira natural de seu corpo dizer que seu cálcio está baixo.

A carbonação suga cálcio dos ossos, permitindo que nosso corpo o use. Mas o corpo sugar cálcio dos ossos não é saudável! Isso pode causar sérias complicações à saúde com o avançar da idade. Cálcio é o que mantém seus ossos fortes e saudáveis. E, se o seu corpo é forçado a sugar cálcio dos ossos, alguma coisa está errada.

Portanto, compreender que os desejos *significam* alguma coisa pode ajudá-lo a abordar esse problema de maneira mais saudável. Lembro-me de uma vez em que estava com baixos níveis de cálcio, e a única coisa que eu queria era tomar bebidas energéticas! Lembro-me de ter ficado surpresa com esse desejo esquisito que eu estava tendo, porque, àquela altura, estava no auge da minha atividade física e da minha alimentação saudável. Mas eu tinha o anseio irresistível de tomar energéticos toda vez que terminava um treino rigoroso! Foi quando comecei a pesquisar a causa que descobri que meu corpo tentava encontrar um meio de obter cálcio. Comecei a tomar suplementos de cálcio e o desejo acabou.

Essa jornada é uma oportunidade para aprender sobre si mesmo e sobre seu corpo. Aprenda, estude e reserve um tempo para pesquisar sobre o que funciona para você e o que seu corpo está tentando lhe dizer. Pesquise seus desejos: talvez encontre informações úteis e interessantes no meio do caminho.

Refrigerante e suco: Refrigerantes e sucos são bombas de calorias e açúcares. Eles têm zero valor nutricional. Vamos focar primeiro nos refrigerantes. Refrigerante não tem nada além de carbonação, xarope de açúcar e produtos químicos. É literalmente uma porcaria líquida feita de açúcar criada para viciar. Se eu fosse responsável por rotular itens de forma realista, colocaria exatamente isso nos rótulos dos refrigerantes: "Porcaria Líquida de Açúcar – Receita para o Vício". Mas, pelo efeito nas vendas, acho que os fabricantes de refrigerantes não ficariam muito felizes com o rótulo.

A quantidade de açúcar no refrigerante é de deixar qualquer um maluco. E eu fico de cabelo em pé só de pensar que existem pessoas que tomam litros de refrigerante por dia! Você não vai atingir meta nenhuma se continuar consumindo refrigerante. Se continuar a beber refrigerante, a reação química causada por ele não lhe permitirá superar seu vício em açúcar. Não preciso de formação em nutrição para saber disso. Na faculdade, assisti a várias aulas de Psicologia Fisiológica para saber que açúcar e *crack* apresentam padrões semelhantes de dependência química no cérebro. Se quiser superar seu vício em *junk food* (ou "besteiras", no bom português), o melhor jeito de começar é parando de tomar refrigerantes.

Refrigerantes *diet* (ou dietéticos) ou *light*, embora não tenham açúcar, ainda apresentam em suas composições os mesmos produtos químicos e suscitam os mesmos padrões químicos do refrigerante comum. Pessoalmente, percebi que tomar refrigerantes *diet* ou *light* só nos fazem querer tomar mais refrigerante. Não sou nutricionista, mas tenho um histórico e uma robusta experiência que me proporcionam uma compreensão valiosa a respeito de vícios e comida. Portanto, não precisa levar meu conselho sobre refrigerantes *diet* e *light* ao pé da letra, mas saiba que passei a me sentir muito melhor quando cortei refrigerantes em geral da minha vida. Fiquei negando a mim mesma essa questão de refrigerantes *diet* e *light* e seus prejuízos por muito tempo, mas, por fim, ouvi meu instinto saudável interior e cortei esse hábito. Posso dizer que passei a me sentir muito melhor.

Agora, vamos falar sobre sucos. Se fruta não tem problema, então por que suco de fruta está na minha lista de "Itens a se evitar durante as compras"? Porque suco de fruta não é a mesma coisa que uma fruta *in natura*. Quando você ingere a fibra e a casca da fruta, todos os nutrientes são absorvidos com ela. A fibra na fruta é a melhor parte dela para o nosso corpo! Então, se estiver ingerindo apenas suco... toda a parte boa foi deixada de fora enquanto a fruta era espremida, e só sobrou o açúcar. Fibra é o que você precisa.

E quanto aos *smoothies* de frutas prontos nas prateleiras dos supermercados e das lojas especializadas? Bem, isso vai depender da preferência pessoal e o que funciona para você. Prefiro fazer meu próprio *smoothie* para poder controlar os ingredientes e as quantidades específicas de cada coisa que incluo nele. Se você gosta de *smoothies* prontos para bater e continua vendo progresso tendo eles incluídos em sua dieta diária, não vejo motivo para interromper o consumo. Essa é uma questão *sua*, e não tem a ver com algo que funcionou ou não especificamente para mim.

Meu estilo de vida não vai gerar resultados para todo mundo. O que vai trazer resultados é tornar-se uma pessoa saudável e ativa, mas isso se apresenta de maneiras distintas para cada indivíduo. Todos os que chegaram ao topo do Monte de Perda de Peso encontraram um caminho diferente para si, mas, no fim das contas, todo mundo vai chegar ao mesmo destino. Por isso, tudo bem discordar de mim ou preferir opções diferentes – a vida é assim! Diferentes pontos de vista levam aos melhores diálogos e a oportunidades para expandir nossas ideias. Aceito 100% a realidade de que algumas pessoas que estão lendo este livro discordem de mim em vários tópicos. E não há problema algum nisso. Aqui não estamos travando uma discussão; é uma história pessoal enriquecida com alguns conselhos para quem quiser segui-los. Não se trata de impor regras de emagrecimento e oferecer a chave perfeita para uma vida saudável. Encontre o *seu* caminho, a *sua* trilha em direção ao Monte de Perda de Peso. Isso é o que importa, não a opinião de quem está trilhando o mesmo caminho que você.

Doces: Ah... o bom e velho doce. Amo doces. Mas doces não amam minhas metas. Os doces estão naquela mesma categoria dos vícios em açúcar e produtos químicos. Doces são viciantes. É fácil comer um pacote gigante de doces de uma vez só, sem sequer pensar duas vezes nas calorias. Doces são bombas calóricas. Dois ou três docinhos podem ultrapassar em muito a marca das duzentas calorias, já que ninguém se contenta com um ou dois bombons – bom... a menos que peso não seja um problema para você. O melhor a fazer é evitar qualquer tipo de doce. Livre-se desse hábito e, simplesmente, pare de comprá-los. Quanto mais tempo você ficar sem doces, menos desejo vai ter. Como estamos falando de açúcar, logo de cara você vai enfrentar um desejo intenso. Mas, uma vez que supere a crise de abstinência inicial (quando o comportamento que está tentando mitigar se torna incrivelmente intenso por um breve período), você ficará mais forte e vai se aproximar ainda mais das suas metas de desenvolvimento de hábitos alimentares saudáveis e duradouros.

Comidas congeladas: Este é outro assunto sobre o qual você pode concordar ou discordar de mim. Algumas pessoas obtêm ótimos resultados se alimentando com comidas congeladas "saudáveis". Não sou esse tipo de pessoa. Apesar de ter comido esporadicamente enquanto emagrecia, não quis incluí-las na minha rotina diária de alimentação. Refeições congeladas – mesmo que opções saudáveis e *light* – tendem a possuir alto teor de sódio, gordura e açúcar. As calorias podem até estar em uma faixa aceitável, mas lembre-se de que elas não são criadas da mesma forma, portanto, se estiver tentando superar o vício em comida ou açúcar, é muito importante prestar atenção ao conteúdo dessas calorias. Prefiro fazer meu prato de massa integral e poder controlar os ingredientes e o teor de sal a fazer uso de uma refeição industrializada pronta para micro-ondas. Quem tem de decidir isso é você mesmo, observando se funciona para as suas metas.

Se as opções *light* prontas para consumo o mantêm longe dos jantares gordurosos que você costumava pedir para comer em casa, então esse pode ser um bom começo. Mas não se esqueça de que o ponto principal é atingir suas metas, substituir hábitos alimentares prejudiciais e se sentir saudável. Você não pode fingir ser saudável e ativo. A única maneira de conquistar um corpo saudável e que esteja em forma é se envolver em atividades realizadas por pessoas saudáveis e que estejam em forma.

14

Perguntas Frequentes

A seguir, você vai encontrar respostas curtas, mas detalhadas, para muitas perguntas frequentes que recebo todos os dias. Se quiser um estímulo instantâneo de motivação e perspectiva, ou respostas para um tópico específico, este pode ser um bom lugar para encontrar informações úteis sem ter de ler um capítulo inteiro.

Emagrecer é tão desanimador e não sei por onde começar. Como você começou?

Eu sei que é desanimador. Olhar no espelho e ver 45 quilos a mais no rosto não é uma coisa que desperta um senso de "eu consigo!". Foram necessárias algumas tentativas para, de fato, encontrar um método que funcionasse para mim. Tentei vários regimes e sistemas alimentares até me deparar com a dieta vegana. E foi com ela que me dei bem. Mas é importante frisar: o peso não desapareceu da noite para o dia; foi um processo que durou cinco anos. Cinco anos para atingir minhas metas – é um tempão. Comecei com pequenos passos. Foquei na comida e depois fui agregando atividades físicas. Assim como com a comida, fiz algumas tentativas até encontrar um exercício que me estimulasse a ponto de eu querer voltar à aula no outro dia.

Se estiver muito perdido sobre por onde começar, pense no tipo de pessoa em forma ou saudável que você quer ser. Você quer ser uma daquelas pessoas na academia que ficam levantando pesos? Quer ser a pessoa que acorda cedo e sai para correr? Quer ser a pessoa que faz aulas de *spinning* à noite, logo após uma aula de circuito? Você se sente atraído por pessoas que bebem *smoothies* o tempo todo e comem tigelas de granola todas as manhãs? O que esses indivíduos fazem? Use-os de modelo. Se você sabe que tipo de pessoa ativa quer ser, imite-a por um tempo até chegar ao mesmo nível dela. Se quiser ser a pessoa que levanta de manhã e faz uma corrida, encontre um instrutor de corrida para iniciantes e comece já. Se quiser ser a pessoa na academia que levanta pesos imensos, procure a ajuda de um *personal trainer* ou encontre recursos *on-line* para iniciantes. Você poderia também entrar para uma academia que tenha treinos diários de levantamento de peso em grupo. Descubra que tipo de pessoa em forma você quer ser e reproduza sua rotina, porém para o nível de iniciante. É importante criar um hábito que esteja de acordo com seu preparo físico atual. No começo, você não será capaz de realizar tais atividades no mesmo nível de suas fontes de inspiração, mas pode criar um estilo de treino semelhante que se adapte ao de um iniciante.

Se não tiver a menor ideia de que tipo de pessoa ativa você deseja ser, mas tem certeza de que quer emagrecer e se sentir melhor, não se estresse. Descubra um exercício que desperte a sua curiosidade, como uma aula de ginástica em grupo, bicicleta, circuito, um programa de treino em casa etc. Experimente exercícios diferentes até encontrar um que faça você dizer: "É, esse aqui eu consigo seguir por algum tempo". E insista nele. Não há solução mágica para perder peso. Não há planos que sejam adequados para toda e qualquer pessoa. Encontrar um método de ginástica que você possa vir a amar e entender a importância de adotar alimentos saudáveis são as coisas necessárias para viver uma história vitoriosa de emagrecimento.

Comida é uma coisa que varia de indivíduo para indivíduo. Os fatores mais importantes em relação à perda de peso e aos alimentos são: comer o suficiente, comer as coisas certas e comer com responsabilidade. Isso inclui assumir a responsabilidade por seus hábitos alimentares e aprender a substituir hábitos nocivos à saúde por hábitos saudáveis. Você é adulto ou jovem adulto, portanto, já passou da hora de aprender a comer uma tigela de frutas e algumas torradas com manteiga de amendoim no desjejum, não um *fast-food* qualquer pela manhã. Coma o suficiente. Você não pode criar um corpo saudável comendo uma quantidade mínima de calorias. Mil e duzentas calorias *não* é um número mágico para emagrecer. Você precisa de muito mais.

O último conceito é comer as coisas certas. Esse conceito será diferente de pessoa para pessoa. Eu sou vegana, pois funciona para mim. Uma dieta vegana não funcionaria para o meu marido. No entanto, nós dois comemos de maneira saudável. O que você considera saudável? Os padrões saudáveis comuns são vegetais, frutas, cereais integrais, opções de laticínios com pouca gordura, carnes magras e carnes alternativas, sementes, frutas secas etc. Entre os alimentos que em geral devem ser evitados ou limitados em uma dieta saudável estão os alimentos processados e embalados (basicamente, toda a seção de salgadinhos e doces do supermercado), frituras, *fast-food* etc. Há uma incrível variedade de possibilidades para se comer de modo saudável; você só precisa encontrar qual delas combina com você e com seu corpo. Leva tempo para adquirir uma rotina, mas não é impossível. Você consegue. Dê tempo ao tempo e permita-se aprender. Você vai crescer, amadurecer e ficar mais forte como ser humano no fim da jornada. Consulte o Capítulo 12 para mais dicas sobre o assunto.

Você é realmente feliz com suas estrias?

Então, não fico organizando festas para celebrar o fato de tê-las, mas não as escondo nem sinto necessidade de cobrir o meu corpo. Não posso controlar minhas estrias. Tenho capacidade zero para fazê-las sumir. Não importa quantos cremes, exercícios, peso perdido, tratamentos estéticos com laser ou esfoliações eu faça, elas não vão sumir. Por que continuar focada em algo que não posso controlar? Fico contente por tê-las? Não exatamente. Mas, sendo sincera, parei de ficar perdendo meu tempo pensando nelas. Não noto a presença delas, porque segui em frente.

Quando as pessoas me perguntam sobre estrias, penso: *Ah, é, eu tenho estrias.* Mas eu as removi da minha cabeça, porque não gasto nem um segundo focada nelas. Fiquei arrasada quando elas começaram a surgir na adolescência. Ficava com vergonha de me trocar nos vestiários na época do ginásio. Eu era a única pessoa que conhecia que estava cheia delas. Nem minha mãe nem minha irmã tinham estrias, e isso costumava me incomodar bastante. Mas não tenho como controlá-las. Há algum tempo, elas clarearam bastante, e, com um bom *spray* bronzeador, ficam praticamente invisíveis. Meu conselho para "lidar" com as estrias é saber que surgirão preocupações muito mais importantes e significativas durante sua jornada de emagrecimento. Concentre-se naquilo que você pode controlar, não naquilo que não pode. Estrias fazem parte da vida, mas não são experiências que alteram nem acabam com ela.

Dê uma olhada no Capítulo 8 para mais informações sobre como "lidar" com as estrias.

Eu me sinto muito solitária. Não tenho ninguém com quem conversar sobre meu emagrecimento e ninguém da minha família me apoia.

Dar o primeiro passo na jornada ao topo do Monte de Perda de Peso é uma missão apavorante. Se estiver solitária nessa jornada, é ainda pior. O medo e o senso arrasador de solidão pode fazer você desabar até o fundo do poço. Infelizmente, não tenho como lhe oferecer uma solução simples. Não existe um passo a passo fácil para obter apoio na sua jornada nem para construir amizades duradouras e significativas. É muito difícil estar em uma situação dessas, mental, física e emocionalmente. Embora eu não tenha uma solução rápida e prática, tenho algumas dicas que podem ajudá-la a expandir suas possibilidades a fim de encontrar maneiras de se sentir amparada durante sua jornada.

Entre para um programa de emagrecimento em sua academia ou um programa de emagrecimento *on-line*. Muitos programas de emagrecimento oferecem reuniões em sua região. Procure na internet um programa de emagrecimento perto de você. Embora isso exija sair da zona de conforto, pode ser uma ótima oportunidade para encontrar pessoas com os mesmos propósitos e gerar em você uma sensação de amparo. Embora seja a única pessoa capaz de perder o próprio peso, isso não significa que você precisa trilhar sua jornada sozinha. Há muita gente traçando o percurso em direção ao topo do Monte de Perda de Peso; vocês podem fazer essa escalada juntos. Se não puder frequentar reuniões – ou caso não haja uma dessas – na sua região, muitos programas de emagrecimento possuem versões *on-line* que poderão oferecer apoio e acesso a comunidades de emagrecimento.

Comunidades *on-line* de emagrecimento, como *blogs* iguais ao meu, são mais uma opção para que possa se conectar com indivíduos que estão atrás das mesmas metas que você. Existe um mundo *on-line* gigantesco, com indivíduos que compartilham suas histórias, batalhas constantes, experiências e cotidiano enquanto percorrem sua jornada. Essas comunidades *on-line* podem ser uma ótima fonte de motivação, apoio, amizade e inspiração. Muitas vezes, você acaba até encontrando pessoas perto de você e marca encontros com diversos indivíduos que participam dessas comunidades. A comunidade digital pode ser um bom lugar para buscar ajuda em situações específicas. Funcionará como uma válvula de escape em que poderá falar sobre as próprias batalhas e encontrará conselhos de outros que estejam passando por situações semelhantes. Apesar de isso não substituir o apoio da família ou de amigos próximos, vai ajudar a não se sentir solitária.

Se não tiver apoio à sua volta, construa-o. Encontre essas comunidades *on-line* e peça ajuda. Outra opção é postar alguma coisa nas próprias redes sociais. Poste que está procurando amigos que queiram formar um círculo de apoio. Perder peso é uma meta comum; muita gente, em algum momento, decide que quer perder peso. Tenho certeza de que existe algum amigo (pessoal ou *on-line*) que também deseja perder peso. Dê o primeiro passo e crie um grupo de apoio. Se o suporte que você deseja não está perto de você, crie um. Não vai ser fácil, mas dá para fazer. Esta é a sua jornada. Mergulhe nela e siga os passos necessários para ser bem-sucedida.

Este é o meu primeiro ano na universidade e não quero ganhar os "dez quilos dos calouros". Socorro!

Há uma crença irreal de que, quando você vai para a faculdade, automaticamente ganha dez quilos. A ideia é que a liberdade de estar longe de casa resulte em ganho de peso indesejado. Você não vai engordar se não assumir esse tipo de postura. Se comer besteiras, frequentar festas todas as noites e negligenciar atividades físicas como ir caminhando para aulas e festas, você vai ganhar peso. Essa será a única alternativa, caso decida que será assim sua experiência durante a faculdade. Você não vai engordar, a menos que suas ações propiciem o ganho de peso (claro que não me refiro aqui a pessoas com problemas de saúde).

Se comer direito, mantiver o corpo em atividade constante e fizer outras coisas que não sejam apenas ir a festas e beber até cair, você não vai engordar. Você não precisa ficar bêbado todas as noites para ter uma experiência maravilhosa na universidade. Eu não bebo. Sequer provei bebidas alcoólicas até completar 21 anos e poder beber legalmente. Álcool nunca foi uma coisa que eu quisesse provar. Na minha opinião, tem um gosto horrível, é um total desperdício de calorias e não traz nenhum tipo de benefício nutricional ao meu corpo. Portanto, nunca fui daquelas que frequentam festas e bebem até o mundo acabar. Contudo, sei que, para algumas pessoas, festas são compromissos obrigatórios de quem vai para a faculdade. Existe a ideia de que uma verdadeira experiência universitária só ocorre quando você não consegue se lembrar de metade das noites em que esteve por lá.

Eis a minha opinião: seja adulto. Coma com propósito. Frequente a academia ou o ginásio de esportes estudantil. Você vai engordar se não agir para ser saudável. Vai ficar estressado por causa dos deveres de casa e, se não estabelecer hábitos alimentares saudáveis, vai recorrer a batatas fritas, doces, biscoitinhos, refrigerantes e pizza. Embora eu já estivesse na minha jornada saudável durante a faculdade, também fui vítima de ciclos noturnos de estresse em que comia como uma condenada. O estresse vai tomar conta de você e você vai querer comer. Ter hábitos alimentares saudáveis pode transformar esses momentos em ocasiões para ingerir lanches saudáveis em vez de sair correndo em busca de um *fast-food* emergencial. Você não pode controlar a quantidade de deveres de casa nem de provas na faculdade, mas pode controlar os alimentos que ingere, os exercícios que pratica e os hábitos alimentares que lutou para criar.

Para mais informações sobre como lidar com o estresse e a vida estudantil, dê uma olhada no Capítulo 10.

Você tem vergonha da sua cicatriz da abdominoplastia?

Já tive de usar roupas com tamanho 50/52 por causa dos meus 116 quilos. Cheguei a conhecer um médico que me disse que eu jamais seria magra, e agora uso tamanho 36/38. Comecei sendo incapaz de completar uma flexão ou correr um quilômetro e meio sem sentir que meus pulmões estivessem pegando fogo, e hoje dou aulas de ginástica e compartilho minha história de emagrecimento com milhares de pessoas. Por que preciso ter vergonha? Minha cicatriz é um pequeno capítulo de uma jornada muito maior e mais ampla. Não tenho vergonha de ter perdido metade do meu peso corporal, transformado por completo minha vida e criado a vida saudável com a qual sempre sonhei.

Eu venci a obesidade e saí dessa com uma cicatriz. Por mim, está ótimo! Gosto de pensar na minha cicatriz como um ferimento de guerra – como aquelas heroínas dos filmes, mulheres que têm corpos maravilhosos e um ferimento de guerra *sexy* que representa quanto elas são duronas e tudo o que enfrentaram. Embora eu não tenha dado nenhuma surra nem assumido um nome diferente, venci a obesidade. Essa foi a minha batalha. Minha cicatriz da abdominoplastia é meu ferimento de guerra. Nunca terei vergonha da batalha que encarei durante minha jornada.

Mais informações sobre flacidez e recuperação da abdominoplastia podem ser encontradas no Capítulo 8.

Como você manteve a sua disciplina? Esta é minha maior luta.

Não é fácil empenhar-se em uma meta quando você não faz o que gosta. Eu estava cansada de odiar academias em geral. Estava exausta de ter que me convencer de que "comida de dieta" poderia ser uma delícia.

Queria ser saudável, mas não achava nada legal nisso. Sentia-me presa tentando me convencer a amar todas as coisas erradas. Tentei métodos de resultados rápidos. Tentei regimes da moda. Forcei-me a realizar exercícios que não eram ideais para mim. Tudo isso me deixava esgotada e fazia com que a cada dia eu detestasse minha "vida saudável". Foi quando resolvi mudar a estratégia.

Encontrei exercícios que adorava, que me faziam querer voltar no dia seguinte. Descobri exercícios que me faziam sentir energizada, realizada e motivada, e não derrotada, destruída, como uma gorda fracassada. Fiquei apaixonada pela dieta vegana. Descobri que torradas com manteiga de amendoim é um café da manhã maravilhoso. Havia um monte de opções de alimentos saudáveis para os quais eu estava cega, porque estava superfocada no quanto odiava minha vida "saudável". Quase desisti de tudo, porque estava cansada de uma vida da qual não gostava, por uma meta que, na minha cabeça, pouco a pouco saía do meu alcance.

Então mudei minha mentalidade. Percebi que, se eu quisesse atingir minhas metas, teria de parar de ver a meta final como um prazo, e sim como um estilo de vida. Precisava inventar a vida que queria viver. Eu tinha uma vida que odiava e perseguia uma meta que estava prestes a abandonar. Então encontrei minhas paixões: alimentos saudáveis. Dar aulas de ginástica em grupo. Compartilhar minha história. Ouvir a história dos outros. Malhar com meu marido e minha mãe. Suar como uma condenada, rindo com os outros, enquanto nos entreolhávamos com aquele ar de "será que vamos conseguir fazer este treino até o fim?". Eu amo isso! Amo tudo na minha vida.

Se estiver sentindo vontade de desistir, mude sua estratégia. Não mude suas metas. Você merece ser feliz e saudável.

Eu até que me saio bem durante a semana, mas, quando chega o fim de semana, não consigo me controlar e acabo comendo um monte de besteiras. O que posso fazer para parar de sabotar meu progresso?

Essa é uma experiência bastante comum. Você não está sozinho. Todo aquele planejamento que você faz para sua semana – preparar refeições, treinos agendados, compras diligentes no supermercado – não é para ser apenas de segunda a sexta. A semana tem sete dias. Você deveria preparar refeições equivalentes a sete dias. Você vai comer no sábado e no domingo, portanto, deve preparar comida para sábado e domingo. Não pode deixar tudo ao acaso quando se trata de atingir suas metas. Se projetou seu sucesso preparando refeições de segunda a sexta, por que deveria mudar isso no fim de semana?

Prepare suas refeições de fim de semana. Planeje suas compras de mercado aos fins de semana. Organize seus fins de semana do mesmo jeito que faz com os dias de semana. Não se trata de ser um fracassado ou alguém incapaz de ter autocontrole; o mais frequente é que você apenas não está se permitindo ser bem-sucedido. Não está dando os passos além, ou seja, preparando comida para o fim de semana, e isso está causando o tal problema de foco.

E se fizer um planejamento e preparar a comida para o fim de semana? Ainda assim você será incapaz de controlar seus hábitos alimentares nesses dias? E se, independentemente do seu planejamento e da diligente preparação de refeições, você ainda acabar comendo muito mais do que pretendia, e alimentos que só o afastarão de suas metas? Isso pode ser resultado de comer pouco durante a semana. Quando seu corpo está faminto, ou sem receber calorias suficientes durante a semana, quando chega o fim de semana e você está cercado de mais comida, seu corpo *vai querer* comer mais. Você se verá comendo muito e comendo mal, porque o corpo está tentando desesperadamente encontrar nutrientes e combustível.

Sendo assim, se estiver tendo fracassos de fim de semana, avalie se não está se preparando para esses dias ou se não está comendo o bastante durante a semana. Ambas as situações podem causar a mesma experiência: refeições exageradas no fim de semana. Reserve algum tempo para avaliar qual é a raiz do problema.

Minha família gosta muito de comer em restaurantes, e eu me vejo sem saber o que pedir. Como você se mantém na linha quando come em restaurantes?

Eu também gosto de comer em restaurantes. Comer de forma saudável não significa ter de viver isolada de todas as formas de interação social, em especial quando há comida envolvida nesses programas. Você pode ser saudável e interagir socialmente em ocasiões nas quais há o envolvimento de comida. Trata-se de ser perspicaz e compreender o básico da alimentação saudável. Você não precisa ser nenhum gênio da área. Não precisa dedicar horas à leitura de livros de nutrição ou à exploração dos mais recentes estudos sobre o mundo acadêmico nutricional. Você não precisa ser uma enciclopédia ambulante da nutrição para ser bem-sucedido nessa jornada. O importante é você entender o que significa praticar uma alimentação saudável para você e a que alimentos seu corpo reage melhor. Qual forma de alimentação saudável traz os melhores resultados ao seu corpo? Isso é o que importa.

Portanto, quando for comer em restaurantes, com seus métodos pessoais de alimentação saudável em mente, atenha-se ao básico:

- Vegetais são seus amigos. Peça-os. Peça todo tipo de vegetais. Procure pratos que sejam, sobretudo, compostos por vegetais, e comece por aí. Pergunte como os vegetais são cozidos. Se forem cozidos na manteiga, peça para não usarem manteiga. Como não como carnes, quase sempre peço que tirem a carne do prato, e eles acrescentam mais vegetais se for solicitado. Quando como em um restaurante, sempre dou preferência ao prato que oferece mais vegetais e penso em formas de "veganizá-lo".
- Se estiver comendo na hamburgueria favorita da sua família, peça hambúrgueres alternativos. Eles tendem a ter menos calorias, e hambúrgueres vegetais são deliciosos. Você não precisa ser vegano nem vegetariano para apreciar um bom hambúrguer de vegetais. Se não consegue pedir um hambúrguer feito de vegetais, porque isso vai contra os seus "princípios"... tudo bem. Não estou aqui para julgar ninguém. Procure opções com carnes magras e evite excesso de molhos, queijos e bacon. Você não vai atingir suas metas se seu hambúrguer for suficiente para você ter um infarto. Também peço que meu hambúrguer vegetal seja envolto em alface em vez de pão. O pão é um desperdício de calorias, então prefiro criar uma crocância a mais envolvendo o hambúrguer com alface.
- Estão a caminho de um restaurante italiano? Massas integrais são suas amigas. Se ainda não notou, gosto de me referir aos alimentos saudáveis como "amigos". Penso dessa forma, porque alimentos saudáveis tratam bem do meu corpo. Vejo resultado quando como de forma saudável. Alimentos saudáveis são bons para o corpo e ajudam a atingir minhas metas. Viva os alimentos saudáveis! Massas integrais são suas amigas e vão ajudá-lo a atingir suas metas.

Massa integral coberta com alho, manjericão e vegetais grelhados – é um prato bem simples, e tenho certeza de que um restaurante italiano serve esse tipo de coisa. Mais uma vez, faça trocas e ajustes quando precisar e sempre pergunte sobre o molho que será usado. Com frequência utilizam-se molhos cremosos em opções de pratos mais saudáveis. Você pode pedir para que o molho venha separado ou escolher um molho diferente e menos calórico. Embora isso soe um pouco "repulsivo", tenha em mente que cada pequeno passo que você dá vai ajudar a concretizar grandes mudanças no futuro. Flexibilizando os músculos da escolha saudável com mais frequência, eles tendem a ficar mais fortes do que os músculos dos hábitos alimentares prejudiciais. Quais músculos você pretende fortalecer? A escolha é sua.

- Diga *não* para queijos. Sigo essa regra geral, pois sou vegana. No entanto, queijo é uma bomba calórica. Peça queijo extra nas porções de restaurantes, e estará diante de uma bomba atômica calórica. Queijos, apesar de deliciosos, são opções com quantidades monumentais de calorias. É comum ver pessoas subestimando o valor calórico do queijo e superestimando a questão de quanto queijo está sendo ingerido. Macarrão com queijo, sanduíches com queijo derretido, *cheeseburger*, palitos fritos de queijo, *nachos* cheios de queijo, pães de queijo, pizza de muçarela com borda recheada de queijo, biscoitos com queijo por cima e torradas com queijo ralado etc. são os prediletos para, quando servidos em porções comuns de restaurantes, você atingir sua meta diária de calorias em uma só refeição. Quando eu era vegetariana, queijo era meu grupo alimentar principal, a tal ponto que acabei engordando. Se pretende continuar consumindo queijos, tudo bem, mas tenha cautela. Treine seu controle sobre as porções e preste atenção ao consumo diário de calorias. Quando for comer em um restaurante, recomendo que evite refeições com queijo. Coma laticínios em casa, assim você pode ter certeza de que está ingerindo a quantidade certa deles, e não o suficiente para alimentar um exército.
- Complementos para saladas podem ser variados e cheios de nutrientes. Ou podem ser bombas calóricas que tornam a sua salada tão pesada e densa, falando em termos calóricos, quanto um prato

de fritura e lotado de queijo derretido. Existem duas categorias diferentes de complementos para saladas:
- Categoria um: maçãs em cubos, vegetais fatiados, sementes de girassol, lâminas de amêndoas, framboesas frescas, mirtilo, *chips* de banana, feijões-pretos, feijões-roxos, *homus*, coentro fresco, manjericão fresco ou seco, cebolas, tomates, sementes variadas, ovos cozidos, carnes frescas em fatias, sumo de limão, vinagretes, gomos de laranja etc.
- Categoria dois: *crisps* de bacon, *croutons*, *crisps* de cebola, frango frito, queijo ralado, embutidos fatiados, molho *ranch*, molho *blue-cheese*, nozes, amêndoas ou amendoins caramelizados etc.

Essas duas categorias distintas de complementos para saladas geram resultados completamente diferentes no seu peso. Uma opção vai ajudá-lo a perder peso e a outra vai contribuir para que engorde. Se for pedir uma salada no restaurante, observe os complementos. Evite opções fritas. Algumas saladas de cadeias de restaurantes agregam tantas calorias, gordura e sódio quanto um gigantesco *cheesebacon*. O simples fato de levar o nome "salada" não torna o prato saudável. Ter alface no fundo de um prato feito com bacon, queijo, frango frito, molho cremoso, anéis de cebola e *croutons* não constitui um prato que possa ser chamado de salada. Se você vai comer todas essas coisas, para que pedir salada?

Uma salada é feita de muito mais coisas além de alface. Pense em opções frescas, como frutas, verduras e legumes picados ou fatiados. Obtenha uma crocância saudável com nozes, sementes e maçãs em cubinhos. Aprenda a desfrutar o gostinho de sumo de limão ou morangos frescos na salada. Proteínas podem vir de feijões, carnes magras ou carnes alternativas, ou mesmo de ovos cozidos fatiados.

Saladas podem ser deliciosas e nos deixar satisfeitos, se você assim o quiser. Acabaram aqueles tempos em que saladas vinham com alface murcho, tomate fatiado e cenoura ralada. Você pode tornar a sua salada saborosa e empolgante. Veja quais opções o restaurante pode acrescentar à sua salada. Já que peço minhas refeições sem carnes e queijos, toda hora pergunto se posso adicionar complementos dos outros tipos de salada.

- Evite opções com frituras. Isso equivale a calorias, gordura, sódio e muito óleo, e só vai manter você longe das suas metas. O ideal é dar preferência a opções assadas, grelhadas ou cozidas no vapor. Frango ou *tofu* assado, vegetais no vapor, peixes e carnes grelhados – essas opções são muito mais leves e vão mantê-lo na linha.
- Verifique o cardápio pela internet antes de ir a um restaurante. Na minha família, se o jantar será em um restaurante, em algum momento da tarde uma mensagem de texto é enviada a todos. Pode ser dos meus pais ou de quem decidiu que o jantar poderia ser em um restaurante. Mais algumas trocas de mensagens até que o grupo decida a qual restaurante irá. Assim que descubro o nome do restaurante, entro no *site* deles e dou uma olhada no cardápio. Dessa maneira, não sou tomada por aquela sensação de "Ah! Mas o que eu vou comer? Será que eles vão ter o que preciso para minha dieta especial? Será que vou conseguir me manter na linha?".

  Não preciso me estressar com o fato de comer fora, porque posso acessar o menu e decidir o que vou comer antes mesmo de chegar ao local. Verificar o menu *on-line* também me permite buscar a seção alergênica dos restaurantes, assim não preciso perguntar para o garçom se o molho contém laticínios ou ovos. Pesquise pela internet antes de sair e decida com antecedência o que vai comer. Você vai chegar ao restaurante preparado e não vai precisar se estressar com a sua alimentação.
- Não se sinta obrigado a comer o complemento dos seus pratos. Você não precisa comer batatas fritas só porque vieram com o seu pedido. Escolha outra coisa. Confira as opções de complementos e peça para substituir as fritas por uma tigela de fruta, uma salada ou vegetais cozidos. A menos que o restaurante tenha a melhor batata frita do universo, para mim, não compensa comê-la. Se vou me dar o direito de comer batata frita, então elas precisam ser fritas

com casca e em pedaços maiores. Não vou desperdiçar uma refeição de guloseimas com uma batata frita murcha, que nem parece ter sido preparada direito. Então, se estiver no seu restaurante preferido, use sua refeição de guloseimas previamente planejada. Só não caia no hábito de, toda vez que for comer fora, transformar isso em uma refeição de guloseimas. Refeições de guloseimas não podem acontecer todos os dias. Sempre mantive a média de uma ou duas por semana. Gosto de utilizá-las quando saio com meu marido nos fins de semana.

- Pense na possibilidade de fazer substituições saudáveis. Se o grupo com o qual pretende sair está com muita vontade de tomar um sorvete ou algo gelado e doce, recomende um lugar que venda *frozen yogurt*. Com todas aquelas combinações de sabores, seu grupo vai gostar de *frozen yogurt* em vez do sorvete. Muitos lugares de *frozen yogurt* oferecem *sorbets* à base de fruta e sem leite, que são perfeitos para quem está atento ao consumo de calorias. Para as opções de cobertura, você pode escolher coisas saudáveis e acrescentar frutas frescas, nozes picadas, granola ou coco. Seus amigos podem colocar todas as opções que quiserem, cheias de doces, chocolates, biscoitos e bolos. É o melhor dos dois mundos. Você curte uma guloseima saudável que o mantém na linha, e seus amigos conseguem acalmar a ânsia por açúcar e coisas geladas e cremosas.

Meu aniversário está se aproximando. O que posso comer para continuar minha jornada?

Quando é o meu aniversário, eu como o que eu quero. Como coisas saudáveis e coisas nada saudáveis. Preparo guloseimas veganas para mim e guloseimas tradicionais para os convidados. Uma vez que nem todos que vão às minhas festas comem as mesmas coisas que eu, gosto de oferecer alimentos de que todos gostem, inclusive eu. Nas minhas festas de aniversário (normalmente organizadas pela minha mãe), você vai encontrar:

- Travessas de vegetais e *homus*, incluindo palitos de aipo, cenoura, azeitonas, brócolis, couve-flor e pimentões verdes e vermelhos.
- Bandejas de frutas frescas, como morango, melancia, melão, mirtilo, abacaxi e maçã.
- Uma travessa de biscoitos e queijos.
- Meus *cookies* caseiros de chocolate com manteiga de amendoim.
- Uma tigela de amêndoas cobertas com chocolate amargo.
- Um prato com frutas secas variadas (gosto de acrescentar lascas de chocolate meio amargo para dar um toque de sabor).
- Bandejas de "faça seu sanduíche", incluindo uma variedade de pães fatiados (integrais, brancos, centeio etc.), vários frios frescos fatiados, acompanhamentos (alface, picles, tomate, cebola), fatias de queijo e condimentos (maionese, conservas, *homus*, mostarda etc.).

  A bandeja de sanduíche é uma ótima maneira de permitir que as pessoas comam o que quiserem ao mesmo tempo que criam sua opção saudável de sanduíche. Novamente, dessa forma, você vai poder dar uma festa que deixará todo mundo feliz e saudável, sem "forçar" seus convidados a serem iguais a você.
- Petiscos (*tortilla*, pita, churrasco, batata).
- Petiscos são *obrigatórios* nas minhas festas de aniversário.
- Pastinhas (*homus*, molhos, pastas cremosas etc.).
- *Cookies* e bolo.

  Esses últimos podem ser veganos ou não, dependendo de se fui eu ou não quem decidiu cozinhar. Nem sempre faço bolo para o meu aniversário; às vezes, não estou a fim. Minha mãe acaba comprando um bolo comum (em geral, bolo de cenoura, porque é o preferido do Dre) e servimos isso.
- Sorvete sem lactose (feitos com leite de soja, de amêndoa, de coco etc.).

Meu pai sempre compra sorvete sem lactose para mim, em qualquer evento em que bolos estejam sendo servidos, assim não me sinto "excluída".

Agora, fora dessa lista, quais coisas gosto de comer no meu aniversário? Você vai ver meu prato cheio de *cookies*, petiscos e molhos, pita com *homus*, frutas e alguns legumes com *homus*. Toda hora faço uma visita à tigela de amêndoas com chocolate e pego punhados do *mix* de frutas secas com chocolate. Provavelmente, vou fazer um sanduíche com várias opções de vegetais (adicionando uma porção extra de picles), *homus* e mostarda. Como a mesma coisa até o fim da festa, mas você vai sempre me encontrar perto da tigela de petiscos. Minhas guloseimas de aniversário são planejadas. Eu me preparo para comer guloseimas nos meus aniversários e aproveito tudo ao máximo. Sou conhecida por detonar os petiscos e os molhinhos! No entanto, não como o que sobra. Não levo para casa os *cookies* restantes. Todos os petiscos que sobram são embalados e levados pelos convidados ou guardados (bem longe dos meus olhos, normalmente). As bandejas de legumes e frutas são poupadas, mas todo o resto é muito "tentador" para mim – sobretudo os petiscos e coisas com chocolate –, então é tudo levado embora ou jogado fora.

Por que eu me livro de tudo? Porque sou capaz de encontrar um novo lugar para toda a comida que sobra, porque moderação não combina comigo. Vou continuar comendo *cookies* até que todas as travessas tenham acabado. Vou comer todos os petiscos e ainda querer mais. Embora eu *consiga* me controlar quando há alimentos não saudáveis na minha casa, nem sempre foi assim. Minha jornada levou cinco anos e, depois disso, fiquei em modo de manutenção do peso por dois anos. Tive que trabalhar um bocado para desenvolver alguns hábitos saudáveis duradouros.

Antes de desenvolver meu autocontrole e minha força de vontade, ficava muito frustrada quando ouvia as pessoas dizendo: "Basta comer com moderação". Eu não conseguia. Moderação funciona para pessoas que nunca tiveram um problema desses. Se havia alguma comida disponível para mim, sem que estivesse sendo supervisionada, eu abusava. Moderação era um método que, para mim, estava destinado ao fracasso. Eu ficava louca, porque todo mundo parecia conseguir parar de comer quando estava satisfeito. Mas eu não. Eu sempre queria mais. Sempre conseguia comer mais que todo mundo e, logo em seguida, comer mais um pouco depois de terminar uma refeição.

Assim foi até eu conseguir limitar meu acesso a esses alimentos; passei então a ter mais resistência. Nem todo mundo luta para dizer não, e isso é ótimo. Contudo, a maioria de nós, nessa jornada de emagrecimento, enfrenta batalhas diárias para dizer não. É uma tarefa quase impossível, e a simples ideia de conseguir dominar a capacidade de recusar comida parece impossível. A simples tarefa de entrar no refeitório do trabalho e evitar as rosquinhas disponíveis parece algo insuportável. Se houver comida disponível, eu vou comer. Mesmo alimentos de que não gosto tanto, se estiverem disponíveis, eu vou comer. É uma sensação apavorante saber que não consigo recusar comida. Toda vez que um colega traz biscoitos para a aula, você não consegue se segurar e acaba pegando uns três ou quatro a caminho da porta. Se houver balas sobre o balcão de uma loja, você pega algumas. Você nem sabe se são boas ou não, mas pega mesmo assim! Toda vez que entra no mercado, sai de lá com alguns *cupcakes* e uma garrafa de refrigerante.

Você se envereda por esse comportamento por um simples motivo: você tem problemas com a comida. Seja por conta de um vício, pouca habilidade de enfrentar suas necessidades, falta de capacidade para gerenciar o estresse ou por transtornos alimentares, você tem um problema com a comida. Por isso seu peso está fora de controle e você está toda hora no fundo do poço. Estou aqui para dizer que, com o passar do tempo, vai ficando mais fácil dizer não, mas você precisa praticar os hábitos alimentares saudáveis todos os dias e fortalecer seus músculos de hábitos saudáveis. Eu aproveito minha festa de aniversário e, depois, a comida é tirada do meu campo de visão. É uma festa de aniversário, não um tormento de uma semana.

Algumas pessoas, ao lerem isso, devem estar pensando: *Mas que diabos! É o seu aniversário! Coma o maldito bolo e se divirta. Pare de se estressar com o peso e coma a droga do* cookie!". E isso acontece porque cada um tem uma luta diferente. Você, meu caro amigo, não tem problema em dizer não para a comida, então não sabe o que é essa luta. Mas tudo bem! Não espero que compreenda algo contra o qual nunca lutou. Se esse é você, então aproveite o seu bolo de aniversário. Apenas saiba que nem todo mundo consegue comer um pedaço e parar por aí; é por isso que, para essas pessoas, é importante ter um plano.

Mais informações sobre desenvolver hábitos alimentares saudáveis e agir com moderação, assim como outros tópicos relacionados à alimentação, podem ser encontradas nos Capítulos 4 e 7.

Como vegana, ou mesmo como alguém que come de maneira saudável e quer perder peso, como você lida com feriados em família, como Natal ou Dia de Ação de Graças?

Ser vegana não significa estar restrita a comer apenas mato. Infelizmente, esse é um equívoco comum sobre o que os veganos comem. Sou sistemática com o que como. Foi assim que consegui ter êxito na minha jornada de emagrecimento, por causa da habilidade que desenvolvi de planejar com antecedência e me ater ao plano. Como, todo dia, as mesmas coisas no café da manhã, não porque é sem graça, mas porque adoro ingerir minha tigela matinal de mingau de aveia com mirtilos. Adoro comer torradas com manteiga de amendoim como lanche da manhã. Consigo comer as mesmas comidas todos os dias e ficar bem. Quem recusaria um *smoothie* de banana com cereja coberto por coco ralado? Eu não. Portanto, estou 100% feliz por comer minhas comidas veganas "sem graça". Acho tudo uma delícia, e essas coisas me ajudaram a atingir minhas metas. Apaixonei-me por comer alimentos simples, pois os resultados vieram por meio deles.

Quando chegam as épocas de Dia de Ação de Graças ou Natal, essas são oportunidades para que eu flexibilize meus músculos culinários veganos inexistentes. É hora de procurar por receitas veganas gostosas inspiradas em feriados e tentar prepará-las. Encontro um equilíbrio entre pratos saudáveis e pratos flexíveis. É feriado, então quero curtir os sabores tradicionais do feriado... mas não preciso sacrificar minhas metas por causa de três pedaços de torta de abóbora (durante a Ação de Graças, você sabe que sente culpa por comer mais de um pedaço de torta!). Passo o Dia de Ação de Graças na casa dos meus pais, onde minha mãe e eu nos damos bem dentro da cozinha. Tudo bem, admito, ela faz quase tudo e eu sirvo de ajudante. Mas sempre tem alguns pratos que *preciso* fazer, só para sentir que meu Dia de Ação de Graças vegano foi um sucesso. Preciso de coisas recheadas, purê de batatas, enroladinhos e algum tipo de sobremesa. Minha meta é encontrar um equilíbrio entre o saudável e o gostinho do feriado.

Esse equilíbrio fica diferente a cada ano. Ainda estou aprendendo a lidar com os feriados, quando a expectativa é de exagerar no garfo. Nos últimos anos, tenho focado em criar versões mais saudáveis dos meus pratos favoritos. Recheios podem ser feitos de um jeito mais saudável. No passado, eu acrescentava ingredientes nutritivos e deliciosos aos meus recheios: cebolas e cogumelos salteados, sementes de girassol, aipo picado e caldo de legumes com pouco sódio. Uso uma boa mistura de pães que combina com minha tentativa de dar um ar mais leve ao Dia de Ação de Graças. Essa é uma alternativa mais saudável em vez de um prato cheio de molhos, pães e manteiga. No Dia de Ação de Graças, minhas maiores criações ficam por conta das sobremesas. Minha mãe e eu descobrimos uma receita ótima de torta de maçã na primeira vez que tentamos tornar os pratos do Dia de Ação de Graças um pouco mais leves. Desde esse primeiro feriado mais saudável, essa se tornou a regra dos feriados. Adaptei-os ao veganismo, então continuo sendo capaz de dar graças à mesa da família após fazer essa mudança. É um dos pratos favoritos da minha mãe; acho que é porque ele traz muitas memórias boas.

Nosso primeiro Dia de Ação de Graças focado em alimentação saudável ocorreu logo após entrarmos para o programa de emagrecimento sobre o qual comentei no Capítulo 1. Ficamos tão empolgadas para dar um toque saudável ao feriado! Adotamos uma abordagem para os pratos de feriados: "Encha seu prato de ilhas, não de continentes", que é a ideia de controle de porção para não fazer uma pilha de comida no seu prato. Os itens não podem tocar uns nos outros, porque você está fazendo ilhas. Até hoje usamos essa frase nos feriados.

A cada ano, o Dia de Ação de Graças é um pouco diferente para mim. Alguns anos atrás, foquei mais na questão saudável; em outros, dei-me o direito de comer mais. No fim das contas, ainda consegui atingir minhas metas. Portanto, essa é uma questão pessoal. Não tenho dificuldade para resistir aos pratos do Dia de Ação de Graças no dia seguinte, porque não incluem os meus tipos prediletos de comida (petiscos e molhos são minha fraqueza, e, na minha casa, eles não são uma opção no Dia de Ação de Graças). Amo o Dia de Ação de Graças, mas sou capaz de chegar ao dia seguinte e não me sentir impelida a continuar comendo as sobras.

Por fim, nos últimos tempos, venho fazendo meus próprios pratos veganos: recheios, purê de batatas, *wraps* (que são comprados prontos, porque não sou tão boa na cozinha), molho de cogumelos e *cookies*. Acompanho meus pratos com salada verde, batata-doce, inhame, feijão-verde e milho em espiga. E é assim que esta vegana que vos fala passa o Dia de Ação de Graças. Divido o meu recheio e os pratos que preparo com quem quiser experimentá-los. De modo geral, os convidados nem sabem que esses pratos são veganos e repetem toda hora. Com isso, meus pratos acabam até o começo da noite, e eu me sinto satisfeita e pronta para dormir às seis da tarde. No dia seguinte, acordo, tudo volta ao normal, e como minha famosa tigela de mingau de aveia com mirtilo.

É assim que passo meu Dia de Ação de Graças. O Natal é bem parecido. Acrescente um ou dois presuntos cozidos à mesa da família, mas minha abordagem é a mesma. Preparo alguns pratos saudáveis, como um pouco a mais e aproveito o dia. Na minha cabeça, é uma coisa de um dia. É parecido com a questão dos aniversários que respondi agora há pouco. Encontre aquilo que funcione para você. Eu faço pratos, levo-os até a casa dos meus pais e divido com todo mundo. Se for celebrar o feriado na casa de outra pessoa, leve suas opções saudáveis para compartilhar com os outros. Use isso como oportunidade para preparar aquela receita que chamou sua atenção há algumas semanas. Misture opções saborosas e opções saudáveis, e curta a noite. No dia seguinte, coma de maneira saudável, faça exercícios e aproveite a vida. Um dia de alimentação pouco saudável não vai arruinar sua vida do mesmo jeito que um dia de alimentação saudável não vai ajudá-lo a atingir suas metas (a menos que um dia de alimentação pouco saudável o faça perder o controle... Não viva dessa maneira; encontre um modo de manter suas metas).

Sei que algumas pessoas concentram-se em proporções: para cada extravagância, coma duas porções de algo saudável. Ou tome um copo de água antes de se sentar para comer. Ou só repita o prato após uma pausa de 30 minutos. Todos esses métodos podem funcionar... mas eu sei que o que funciona para mim é ter as duas opções disponíveis. Eu como por mim, e curto a minha família. Não como o bastante para alimentar quinze pessoas. Não como um bolo inteiro sozinha. Divido meus *cookies* de chocolate e manteiga de amendoim com meus familiares. Mas o mais importante: aproveito a companhia de todos e desfruto de uma boa refeição de feriado.

Lembre-se de que você está criando uma vida para ser curtida, não uma existência cheia de restrições e dietas complicadas.

Mais informações sobre o desenvolvimento de hábitos alimentares saudáveis, moderação e outros tópicos relacionados à alimentação podem ser encontrados nos Capítulos 4 e 7.

Como é uma semana comum de exercícios para você? O que representavam os exercícios para você enquanto esteve na sua jornada?

A primeira parte da pergunta é mais relevante para os meus anos de manutenção de peso, já que as pessoas querem saber o que estou fazendo no momento para manter meu corpo em forma. Não compartilho especificidades da minha rotina de exercícios (isto é, faço X repetições desse treino, corro X quilômetros na esteira e uso X quilos quando faço agachamentos etc.). Isso se dá por três motivos:

- Talvez eu esteja concluindo um programa de treino em casa que pode ser comprado. Nesse caso, eu compartilho o nome do programa com a pessoa que pergunta, assim ela pode comprá-lo.
- Minha agenda de treinos atual está cheia de aulas que eu estava ou estou dando e/ou frequentando. Nesse caso, compartilho o nome do formato e incentivo as pessoas a encontrarem uma aula semelhante em academias locais.
- Posso estar concluindo um plano individualizado, com ou sem professor, criado para minhas metas pessoais. Nesse caso, seria muita irresponsabilidade minha compartilhar um plano com uma pessoa para a qual esse treino não foi especificamente criado.

Em relação a como era a minha rotina de exercícios durante minha jornada, essa pergunta é difícil de responder, porque meu estilo de ginástica mudou tanto nos últimos cinco anos, ou mesmo nos últimos sete anos, se incluir o período em que fiz a manutenção de uma faixa saudável de peso. O que faço hoje é bem diferente do que eu fazia quando comecei. O que fiz quando estava na metade da minha jornada é completamente diferente daquilo que realizei perto do fim da jornada. Suas rotinas de exercícios variam dependendo do ponto onde você está hoje em sua jornada. Quando comecei minha jornada, eu odiava exercícios. Odiava academia. Odiava roupas de ginástica. Na verdade, não tinha nenhuma roupa de ginástica quando comecei minha jornada. Eu usava calças de moletom que pareciam pijamas e camisetas velhas de um acampamento da igreja. Minha primeira experiência mais séria com exercícios foi em uma academia só para mulheres na qual entrei com a minha mãe. Havia um estilo de treino em circuito em que você usava um aparelho por determinado tempo e, em seguida, saía dele e passava para o próximo, e assim por diante. Eu só seguia o embalo. Não fazia nenhum tipo de esforço durante esse meu "treino". Odiava. Mas adorava ir com a minha mãe. Adorava as pessoas que trabalhavam lá. Adorava as pessoas que se exercitavam lá. Só não conseguia sentir nenhum prazer pelo tipo de exercício que estava fazendo.

Minha mãe e eu frequentávamos o local, pelo menos, cinco noites por semana. Com o tempo, essa frequência caiu para duas noites na semana, até que parei de vez. Tentei encontrar maneiras de gostar mais daquilo, mas não consegui. Minha mãe e eu resolvemos entrar para o circuito "avançado", então a intensidade aumentou. Eu tinha certeza de que aquilo me traria resultados! Mas ainda assim precisava me esforçar mais... e eu não estava nem um pouco a fim.

Quando essa fase acabou para mim, fui procurar uma *personal trainer* na academia perto de casa. Minha mãe viu que tinha um desafio de verão que a academia estava promovendo e achou que seria "bom" se nos inscrevêssemos. Concordei e me matriculei. Odiei. Odiei os treinos. Odiei *muito* aquela academia. Odiei os espelhos, e toda aquela gente malhada fazia com que eu me sentisse ainda pior comigo mesma. Espero que esteja percebendo a tendência da minha péssima postura a essa altura da minha jornada. Minha postura era péssima em relação a qualquer coisa que tivesse a ver com atividade física. Não havia encontrado nada que me fizesse *querer* malhar... então eu tinha aversão pela academia e sentia desdém pelas pessoas em forma. Eu queria ser como elas... mas era incapaz e não tinha a menor vontade de dedicar meus esforços para aquilo.

Minha experiência com uma *personal trainer* durou oito semanas. Naquela época, perdi alguns quilos, mas meus treinos diminuíram dos recomendados seis dias por semana. Tinha sorte quando conseguia ir a dois treinos semanais. Algumas semanas depois do fim da minha experiência com a *personal trainer*, minha mãe e eu nos deparamos com uma apresentação de zumba na feira local. Parecia tão divertido! Eu amo dançar, e queria perder peso. Então pensei: por que não tentar algo que combine os dois?

Minha mãe e eu fizemos nossa primeira aula na semana seguinte. *Boom!* Fui picada pelo mosquitinho da atividade física. Enfim tinha encontrado algo que me fazia *querer* malhar. Não via a hora de ir às aulas. Começamos a frequentar as aulas seis dias por semana, às vezes, duas aulas no mesmo dia. Nunca fui uma pessoa matinal, mas queria acordar cedo aos sábados só para ir à aula de zumba. A zumba fez com que eu me apaixonasse por exercícios. Naquele momento, senti o chamado para os exercícios físicos. Até aquele ponto, eu vinha fazendo tudo errado na minha jornada. Precisava encontrar algo que me deixasse satisfeita, algo que tornasse os exercícios não só suportáveis, mas também divertidos. Para mim, foi a zumba.

Àquela altura, os exercícios se tornaram uma rotina semanal. Eu fazia cinco ou seis aulas por semana. Quando fui estudar e morar sozinha, continuei frequentando não só a zumba, mas outras aulas também, como bicicleta, circuitos, aulas de força e resistência etc. Expandi para um novo mundo de aulas de ginástica em grupo, só porque me apaixonei por um tipo de exercício. Essa paixão e empolgação que senti com a zumba me estimularam a buscar mais exercícios que me fizessem sentir daquela maneira.

Avançando um ano, comecei a dar aulas de zumba. Acrescentei treinos pessoais de um programa para se fazer em casa que ganhei de Natal e que me fez chorar largada no chão de tão intenso que era. Estava dando quatro aulas por semana (zumba e bicicleta) e, depois, adicionei o programa para fazer em casa, que consistia em seis treinos semanais. É muito exercício! Meu corpo adorou. Eu me desafiava de um jeito que nunca tinha feito antes, e, em consequência, meu corpo mudou drasticamente. Também acompanhava o guia de refeições que tinha vindo com o programa e meu peso começou a cair. Estava comendo as coisas certas, comendo o suficiente, comendo com responsabilidade e ralando até não poder mais... e os resultados vieram. Saí do manequim 46/48 para o tamanho 40 em sessenta dias.

Agora eu estava viciada em ginástica. Chegava a sentir falta. Amava meus treinos diários. Só o que eu precisava para ser picada pelo bichinho da ginástica era encontrar algo que fizesse os meus esforços valerem a pena. Assim que a empolgação tomou conta de mim, todo o resto ficou mais fácil. Eu não odiava mais a academia. Tinha dias em que me vestia com um pouco mais de lentidão, mas não ficava mais de mau humor nem fazia birra o tempo todo. Apliquei mais esforços nos meus treinos. Prestava atenção à minha intensidade e aos batimentos cardíacos. Eu me *importava* com o que estava fazendo. Desejava melhorar meu preparo físico. Estava no caminho certo para ficar como aquelas garotas atléticas que eu tanto invejava na academia quando comecei minha jornada.

Desde então, minha agenda de treinos continuou bastante regular: cinco a seis dias por semana, com um dia de descanso pleno. Os treinos em si foram variando tremendamente. Entrei para uma academia de treinos de força e frequentava aulas em grupo que combinavam treinamento de força com exercícios de intensidade. Completei outros programas de treino em casa que incorporavam métodos de treino de resistência atlética e esportiva. Até deixei um pouco de lado os aeróbicos para me dedicar a treinos de força mais intensos e específicos, enquanto treinava para uma competição de biquíni.

Meus exercícios mudavam de acordo com o ponto em que estava na minha jornada; variaram de forma drástica entre modo emagrecimento e modo manutenção de peso, e também variaram com base na meta que eu tentava conquistar na ocasião. O que continuou igual foi minha dedicação de cinco a seis dias por semana para vencer meus treinos com alta intensidade e foco, e mexer meu corpo com um propósito. Encontre o *seu* estilo de exercício e você vai liberar seu deus *fitness* interior.

Mais informações a respeito da minha jornada de atividades físicas podem ser encontradas nos Capítulos 3, 5 e 6.

Quais são suas próximas metas em relação aos exercícios físicos? Você está lutando para chegar aonde, agora que parou de perder peso?

É sempre uma sensação estranha quando paro para lembrar que, realmente, cheguei ao topo. Agora virei a chavinha para a manutenção de peso... e pareceu ter acontecido do dia para a noite. Um dia eu estava lutando para perder peso, no outro, consegui atingir a meta. Já faz dois anos, e ainda fico um pouco confusa quando paro para pensar nisso. Suei a camisa literalmente por cinco anos, portanto, não é incomum levar um tempo para me acostumar à ideia de manutenção de peso *versus* perder peso.

O foco em criar metas de preparo físico facilitou um bocado essa transição. Estabelecer metas de preparo físico me deu um senso de propósito, por mais estranho que isso pareça. Reconquistar minha saúde foi meu propósito por muito tempo, e eu consegui. Transformei completamente a minha vida, meu corpo e minha perspectiva de vida, e atingi o topo do Monte de Perda de Peso. Oba! Encontrei a boa saúde. Mas e agora? Fiquei me sentindo sem metas. Senti uma falta de propósito. Meus treinos pareciam estagnados. O que eu faria agora? Os últimos cinco anos da minha vida haviam sido delicados a uma meta central, e eu a tinha alcançado. Então, o que poderia vir em seguida?

Percebi que estava pronta para enfrentar mais desafios e criar novas metas para o meu bem-estar e o meu corpo. Emagrecer é apenas uma pequena faceta do amplo domínio da saúde. Poderia, agora, tirar o "peso" da minha lista de preocupações e focar em algo novo. O lado positivo é que eu estava saudável e continuo assim. Não precisava mais me preocupar com doenças relacionadas ao peso, ou ficar apavorada por ter que ir ao consultório médico e saber que meu peso seria mencionado em algum momento da conversa. Na verdade, ficava imaginando sobre como seria entrar no consultório do médico que me disse que eu nunca seria magra, que eu "não tinha estrutura" para isso. Queria ver a cara desse médico quando eu subisse na balança e ele olhasse meus gráficos para verificar a mudança no peso.

Porém, isso nunca aconteceu. Ele permaneceu na clínica do meu médico de família por pouco tempo. Contudo, quando fui fazer um *check-up* de rotina com a nova médica familiar, que não me via fazia quatro anos, ela teve que verificar mais de uma vez o gráfico para ter certeza de que examinava a paciente certa. Isso fez com que eu me sentisse ótima. Quase compensou o fato de não poder ter visto aquele outro médico... quase.

Consegui. Atingi minha meta... Agora era hora de me dedicar aos exercícios. Defini várias novas metas para mim; algumas foram alcançadas, outras eu continuo trabalhando duro para atingir:

- Conseguir fazer uma flexão de braços na barra sem ajuda (em progresso).
- Conseguir um abdômen definido (conquistada).
- Correr uma longa distância sem parar (conquistada: onze quilômetros, sem parar).
- Melhorar minha velocidade de *sprint* (em progresso).
- Concluir as versões avançadas dos meus programas favoritos de treino em casa (conquistada: consegui até as camisetas como prova).
- Conseguir escalar uma corda (em progresso).
- Treinar e concorrer em uma competição de biquíni (conquistada: duas vezes).
- Participar de uma maratona (em progresso).
- Concluir uma corrida com obstáculos (em progresso).
- Melhorar minha flexibilidade com yoga (em progresso).
- Obter minha certificação de *personal trainer* (em progresso).
- Ser capaz de fazer direito uma flexão de um braço (em progresso).
- Expandir meu currículo de aulas de ginástica ministradas (conquistada: tenho feito isso e sei dar aulas de *spinning*, resistência, condicionamento físico, circuito, zumba e Mixed Fitness).

Minha lista de metas "em progresso" é longa, portanto, tenho muita coisa com que me manter ocupada, focada e pronta para suar a camisa na academia. Pretendo continuar sempre buscando metas novas.

Não gosto de água. Como faço para aprender a gostar?

Para mim também foi difícil aprender a gostar de água. Lutei por muito tempo! Na verdade, só comecei a beber água pura *depois* de ter atingido minha meta de peso. De repente, meu estômago não conseguia mais suportar os saborizantes sem açúcar que eu acrescentava às minhas garrafinhas de água. Meu estômago começou a ficar inchado de um jeito dolorido, até o ponto em que se contorcia de dor sempre que eu me mexia. Busquei a ajuda de uma amiga que é terapeuta de alimentação holística. Ela disse que meus hábitos em relação à água precisavam mudar. Eu queria viver em negação, porque água pura não era para mim. Mas não podia continuar praticando um hábito que estava causando dores insuportáveis no meu corpo. Comecei também a sentir dores de cabeça intensas. Fiquei um caco. Parei de adicionar saborizantes à água e meu corpo foi voltando ao normal. Acabaram os inchaços e as dores de cabeça.

Não bebi água pura na minha jornada; acrescentava saborizantes a ela, e mesmo assim atingi minhas metas. Não vou dizer a você que deve evitar adicionar saborizantes sem açúcar à água por causa dos produtos químicos, pois eu mesma tomei isso durante toda a minha jornada – religiosamente. Não teria parado de usar saborizantes se meu corpo não tivesse entrado em pane. Trata-se de uma preferência pessoal. Para você, como é ter uma vida saudável? É importante tomar água pura? Essa é uma meta que quer atingir? Você está com sensação de inchaço? Adoçantes químicos podem estar contribuindo para o seu problema?

Se quiser começar a aprender a beber água pura, defina um sistema de proporções. Para cada água saborizada que bebe, você precisa tomar a mesma quantidade de água pura. Se tiver como meta beber água pura, comece com essas proporções e, aos poucos, aumente a proporção de água pura à água saborizada (ou seja, para cada água saborizada que beber, tome duas porções de água pura etc.). Outra tática é começar reduzindo a quantidade de saborizante. Coloque a metade da porção e, depois, diminua devagar a quantidade. Já vi gente que faz infusões de água com frutas frescas. "Infusão" parece uma coisa chique, mas, basicamente, trata-se de colocar fatias de frutas frescas em uma jarra com água. Não é nada exagerado, mas dá um gostinho frutado e adocicado à água.

Não saberia dizer se os adoçantes químicos para água atrapalham na perda de peso, porque tomei muito deles. O tempo todo. Dre e eu tomávamos água saborizada o tempo todo. Brea e eu tomávamos água saborizada o tempo todo. Comprávamos quantidades imensas de saborizantes, de todos os sabores possíveis, e eu tomava aquilo como se não houvesse amanhã. Não tomava água pura nunca (exceto quando estava dando aulas de ginástica).

Como disse, trata-se de uma questão pessoal. Não tenho como argumentar nem a favor, nem contra. Por um lado, perdi 45 quilos tomando água desse jeito. Por outro lado, elas acabaram causando em mim dores de cabeça intensas e graves problemas digestivos. Cabe a você decidir se quer acrescentar saborizantes ou não à sua água.

Se você não curte saborizantes de água e só quer aprender a beber mais água, compre uma garrafa de água bem legal e ande com ela para todo canto. Se você gosta de tecnologia, pode comprar garrafas "inteligentes", que acompanham a quantidade de água que você está bebendo, emitindo um alerta quando precisa tomar um pouco mais. Até eu fui beneficiada por esse sistema de alerta para me lembrar de tomar mais água durante o dia. Levo comigo uma garrafa de água para todo lugar, e isso me ajuda a consumir uma quantidade maior. Também mantém minhas mãos ocupadas, então não me sinto tentada a pegar guloseimas com as quais me deparo no cotidiano. Água pura ainda é algo novo para mim. Quando estava na faculdade e na pós-graduação, se estivesse tomando algum líquido, ou era um café, ou era água saborizada. Café costuma ser o seu tipo sanguíneo quando se está em qualquer um dos programas de pós-graduação!

Sinto que nunca estou me esforçando o bastante. Se não sinto o corpo dolorido no dia seguinte, presumo que meu treino não valeu nada. Depois de um treino, sempre fico me perguntando se eu poderia ter me esforçado mais ou feito mais séries. Como posso saber se estou me esforçando o suficiente?

Você está fazendo um esforço enorme durante um treino. Os braços tremem, você está coberto de suor, há uma poça no chão, seus pulmões queimam e o coração está aceleradíssimo. Seu treino termina e, após 5 ou 6 minutos, você se sente ótimo. A frequência cardíaca está normal.

O suor secou. Agora você se observa no espelho da academia e se pergunta por que seu corpo não está doendo, se há poucos minutos você achava que estava prestes a desmaiar.

Você pertence a uma espécie rara. Que tem um extremo preparo físico. Você anseia por doses de endorfina dignas de atletas olímpicos. Porém, também exige demais de si mesmo. Quando seu corpo mostra sinais de exaustão, ele não está fingindo. Seu corpo não está tentando fazê-lo pensar que está se esforçando mais do que a realidade. Você *está* se esforçando muito, mas está em forma. Seu corpo se recupera com rapidez, porque o coração e os músculos já estão condicionados. E isso não quer dizer que seu treino foi uma perda de tempo e que você não conquistou nada. Você não vai ficar dolorido após qualquer treino. Nem todo treino será como uma maratona. Você não vai se sentir incapaz de caminhar após todo treino de pernas. Isso não significa que não se esforçou o bastante! Não caia no hábito de medir a eficácia do seu treino por quanto o corpo dói no dia seguinte. Apesar de ser "divertido" (um termo relativo) ficar insuportavelmente dolorido, porque faz você acreditar ter dado um duro danado no último treino, o fato de criar uma mentalidade de equiparar suas dores à eficácia do treino é bem perigoso.

É perigoso, pois seu corpo nem sempre vai ficar dolorido após um treino, o que o fará aumentar continuamente a duração e a frequência deles. Isso tende a prejudicar a capacidade de cura e reparação do corpo após o treino. O que costumava ser um treino de alta intensidade de 45 minutos vai se transformar em um treino de alta intensidade de 60 minutos. Depois, você vai querer que um treino de 60 minutos de alta intensidade seja seguido por 30 minutos de treino concentrado em força. Você vai continuar acrescentando segmentos e mais tempo aos seus treinos, até que, por fim, o excesso de treino causará uma lesão séria.

Para ter "certeza" de que está se esforçando o bastante, invista em um monitor de frequência cardíaca. Monitorar minha frequência cardíaca foi uma das melhores práticas já introduzidas aos meus treinos. Um monitor de frequência cardíaca me permitiu acompanhar quanto eu me esforçava de fato, e não apenas quanto eu achava que me esforçava. Eu podia ver a que zona de frequência cardíaca estava chegando. Podia verificar em quanto tempo eu me recuperava. Pude aprender qual era minha frequência cardíaca em repouso. Pude entender qual era minha frequência cardíaca máxima e saber quando estava atingindo o auge da minha capacidade. Se você não tem certeza de se está se esforçando o bastante, invista em um monitor de frequência cardíaca. Ele indica quantas calorias você queimou e outras informações, mas o mais importante é que você pode acompanhar a intensidade do seu treino. Você será capaz de saber ao certo se está obtendo o máximo de proveito do seu treino. Assim, não haverá mais perguntas nem dúvidas.

Não se torne uma vítima ao achar que não está se esforçando o suficiente. Não permita que o desejo de atingir suas metas o faça abusar da sua capacidade. Você não vai querer causar uma lesão que poderia ter sido evitada se não abusasse da sua capacidade física e treinasse com inteligência. Atletas não treinam sob o risco de machucar o corpo. Se quiser se parecer com um atleta ou uma modelo *fitness*, treine como eles. Atletas prestam atenção ao que o corpo diz. Monitore sua intensidade, mas não meça a eficácia do treino pelo tanto que seu corpo estiver doendo no dia seguinte. Cuide do seu corpo, seja diligente com os treinos e não extrapole sua capacidade.

Fico preocupada que, após emagrecer, ninguém vai me amar por causa da flacidez e das estrias. Sinto tanta vergonha pelo que poderei causar ao meu corpo que, talvez, não consiga mais ficar nua na frente de ninguém.

Estrias e flacidez não são aspectos que impedem uma pessoa de amar você. Você não é uma pessoa pior se já foi ou está com sobrepeso. Estar com sobrepeso não é o fim do mundo de ninguém. Sei bem como é a luta diária de sentir que seu peso está completamente fora de controle. Sei como é sentir que o mundo inteiro está menosprezando você por causa do espaço que ocupa. Compreendo que sinta os olhares de desdém em todos os lugares aos quais vai. Entendo tudo isso. Já estive nessa situação. Mas digo a você que não é preciso ficar nesse espaço mental negativo. Você pode escolher ser feliz. Você merece ser feliz. Deus não colocou você na Terra para que passasse a vida inteira se odiando.

Você pode encontrar alguém que a ame por quem você é, mas antes *você* tem que se amar. Não acho que o problema seja ter medo de não encontrar ninguém que vai amá-la. O que vejo é que você está preocupada com o fato de ninguém poder amá-la porque você não consegue se amar. Há um motivo para que eu tenha começado o primeiro capítulo deste livro com o tópico amor-próprio. Amor-próprio é a força motriz dessa jornada. O amor-próprio será o motivo para você se levantar e continuar se movimentando após se deixar abater. Você precisa se amar o suficiente para se esforçar mais. Você precisa se amar o suficiente para saber que merece ter uma vida saudável da qual se orgulhe, e não uma vida cheia de ódio por si mesma, dúvidas e solidão.

Quando você conseguir se amar, não vai se preocupar com o amor dos outros por você. Com o tempo, acabará encontrando aquela pessoa especial com quem vai querer passar o resto da vida. Mas, por ora, concentre-se em aprender a amar a si mesma. Reze. Faça um planejamento. Faça um diário. Escreva cartas de amor para si mesma. Escreva mensagens de incentivo a si mesma durante o dia. Você é sua melhor amiga. Você será a única pessoa que poderá levá-la às suas metas. Você será a única pessoa que poderá levá-la ao topo do Monte de Perda de Peso e, se não puder estar a seu lado... como espera ter êxito?

Você precisa ser sua fã número um. Haverá momentos em sua jornada em que os outros vão duvidar de você. Essas dúvidas podem deprimi-la se não tiver força de vontade suficiente para continuar se esforçando. Foque na sua saúde. Foque em suas metas. Você tem muito a ganhar quando completar essa jornada. O que são algumas pelancas e estrias em comparação com uma vida longa e saudável, novas perspectivas de mundo e amor-próprio? Há tanta positividade a ser conquistada quando se embarca nessa jornada, e a única coisa que terá de perder é o peso.

Procure não focar no que não pode controlar. Você não pode controlar as estrias. Não pode controlar pele flácida. Não pode controlar quando encontrará o amor da sua vida. Não pode controlar o resultado hipotético de tirar a roupa na frente de alguém em algum momento da vida. Não tem controle nenhum sobre todos esses momentos "e se". O que você pode controlar? Sua postura, sua atitude. Sua dedicação às metas. O planejamento das suas refeições. O esforço dedicado às suas metas. O jeito que fala consigo mesma. As palavras que usa para se descrever. Você tem controle sobre essas áreas. Concentre-se nisso! Se estiver preocupada, escreva sobre o assunto. Está preocupada com o quê? Anote em um diário seus medos e suas preocupações, mas não deixe que as coisas passem a controlá-la.

Você pode atingir suas metas. Você vai atingir suas metas. Você vai aprender a se amar, portanto, comece a praticar. Comece lendo todos os dias a carta que pedi que escrevesse na Introdução. No momento atual, sua jornada não tem a ver com encontrar um amor romântico ou preocupar-se com cenários hipotéticos. A jornada começa encontrando o amor-próprio. Não será possível atingir nenhuma meta se não estiver jogando a seu favor.

Eu não seria a pessoa que sou hoje sem que a Sharee de 116 quilos não tivesse suado a camisa. Jamais terei vergonha daquilo que vivi, porque não estaria aqui sem minhas experiências do passado.

Mais informações sobre amor-próprio, flacidez e estrias podem ser encontradas na Introdução e no Capítulo 8.

Ainda não tenho a menor ideia de como decidir de que modo quero me alimentar durante a minha jornada. Por onde começo? Há tanta informação por aí! Como saber o que vai funcionar para mim?

Começar é um suplício. Há mesmo muita informação por aí. Logo quando pensou ter encontrado uma coisa de que poderia gostar, por exemplo, na mesma revista que estiver lendo você vai encontrar um artigo conflitante com o que acabou de ler. Até mesmo nutricionistas discordam sobre o que é ou não saudável. Como é possível navegar por um mundo em que nem sequer os especialistas conseguem chegar a um consenso? Em virtude de toda essa informação, você precisa dar um passo para trás, respirar fundo e focar nas suas metas.

Quando você pensa em uma pessoa saudável, o que você vê? Qual é a sua ideia de uma vida saudável? Quando visualiza o ideal de pessoa saudável ou a pessoa que deseja se tornar, o que você gosta na abordagem dela? Quando pensa na pessoa que o inspira e em quais foram seus métodos e abordagens, tenha em mente que, mesmo que uma dieta específica tenha dado certo para ela, não significa que será a correta para você. No entanto, ao explorar como suas fontes de inspiração comem, isso pode servir de ideia e pode ser um lugar para se começar. A essa altura da sua jornada, você não sabe o que é melhor ou pior para você e seu corpo. Não sabe se o seu corpo vai reagir a uma dieta com pouco carboidrato, vegana, ou a uma simples dieta de purificação etc. Você não pode comparar essas novas escolhas de alimentação, porque está começando do zero.

A vantagem? Você pode escolher qualquer tipo de alimentação saudável e ver como seu corpo vai reagir. Escolha um método de alimentação e o experimente por algumas semanas, observando como se sente. Está vendo resultados? Você se sente energizado e vibrante? Ou se sente cansado e com preguiça? Beira o impossível ver todos esses tipos de alimentação e concentrar-se em apenas um deles para experimentar. Você não tem nem como comparar, porque está só começando. Tenha em mente, contudo, que também não há como "fracassar", pois só está experimentando diferentes métodos de alimentação e aprendendo o que funciona melhor para o seu corpo.

Meu corpo não responde bem a uma dieta com pouco carboidrato. Antes mesmo de me tornar vegana, tentei uma dieta de pouco carboidrato, porque é assim que meu pai gosta de comer. Acabei me dando mal. Aprendi que meu corpo tem uma aversão natural à baixa ingestão de carboidratos. Eu gosto dos meus carboidratos! Esse é o tipo de coisa que você também vai aprender. Faça um diário alimentar e examine não só o que está consumindo, mas também como está se sentindo. Você se sente saudável – não "saudável" igual a Sarah, que associava passar fome com estar saudável –, ou seja, sente-se energizado, revigorado e feliz?

Claro que você não vai ficar feliz o tempo todo, e alguém vai acabar oferecendo a você alimentos que terá de recusar. Mas você pode se sentir feliz na maior parte do tempo, porque estará tomando atitudes positivas para a saúde. Embora esse processo de início possa ser desgastante, lembre-se todos os dias de que essa experiência toda é um processo de aprendizado e leva tempo. Além disso, ninguém espera que você acerte de primeira e saiba tudo sobre alimentação saudável. Você está apenas começando. Permita-se dispor de um tempo para aprender como será esse processo para você. Experimente coisas diferentes. Conheça o básico: grãos integrais, opções de laticínio com pouca gordura, carnes magras ou carnes alternativas, gorduras saudáveis, frutas, legumes e verduras são melhores para você do que alimentos processados e refinados. Memorize esses princípios da alimentação saudável e encontre as proporções e variedades dos alimentos que funcionarão para o seu corpo. Se começar a se sentir desesperado de novo, lembre-se de que está aprendendo o que funciona para você. Esse processo leva tempo. Não entre em pânico nem enlouqueça. Você vai descobrir o que funciona para você. Recomendo que reserve um tempo para concluir o guia de primeiros passos que se encontra no Capítulo 12.

Mais informações sobre hábitos alimentares, alimentos saudáveis e diferentes estilos de alimentação podem ser encontradas nos Capítulos 4 e 7.

Algum daqueles aparelhinhos chiques – tênis com microchip, contador de passos, monitores de frequência cardíaca, pulseiras inteligentes – vale a pena?

Vou dividir com você o que utilizei na minha jornada. Eu tinha o famoso tênis de treino que vinha com microchip. O microchip ficava localizado na parte inferior do tênis esquerdo e calculava meu ritmo, distância, calorias queimadas, amplitude da passada e outras estatísticas relacionadas a corrida. O microchip enviava toda a informação para o meu celular e/ou o meu computador. Eu era capaz de ver e ouvir todas as estatísticas enquanto corria.

Comprei esse tênis com a intenção de aumentar meu desejo pela corrida. Não funcionou. Usei por algumas semanas. Tentei aprender a gostar de correr. A informação fornecida era bastante útil e bacana de acessar. Foi a primeira vez que comecei a ter metas de tempo para correr 1,5 quilômetro. Eu queria correr mais rápido e distâncias maiores. Mas a empolgação logo acabou; eu não gostava mesmo de correr.

Se você gosta de correr ou quer ver se passa a gostar de corrida, o tênis pode lhe ser útil. Foi um bom incentivo analisar minhas estatísticas e detalhes da corrida. Alguns programas *on-line* têm módulos de treinamento que são sincronizados com o tênis. Isso permite criar um plano para ajudá-lo a aumentar as distâncias e a velocidade, ou mesmo treinar para uma corrida, como uma maratona, meia maratona, uma corrida de 10 quilômetros etc. Se quiser dar uma chance para a corrida, o tênis pode ser algo divertido para se dar de presente, ou algo interessante para pedir de aniversário ou Natal.

Eu usei tanto monitores de frequência cardíaca quanto pulseiras inteligentes. Qual é a diferença entre os dois? Um monitor de frequência cardíaca acompanha sua frequência cardíaca, calorias queimadas, duração do exercício, frequência máxima atingida durante o exercício e média de frequência durante o exercício. Monitores de frequência cardíaca são usados apenas durante o exercício. A maioria das opções é com uma faixa peitoral que você coloca antes de começar o exercício. A faixa possui sensores que medem sua frequência cardíaca, e os dados são exibidos na pulseira que acompanha o produto. Alguns monitores e pulseiras inteligentes de dupla função têm sensores de frequência cardíaca embutidos na pulseira.

Uma pulseira inteligente registra os passos dados por dia, fornece uma meta diária de passos, calcula as calorias queimadas durante o dia e monitora os padrões de sono. Algumas monitoram sua frequência cardíaca o dia todo, e outras, a frequência cardíaca apenas durante os exercícios. Uma pulseira inteligente tem mais opções em termos do que ela registra se comparada ao monitor de frequência cardíaca, que é utilizado apenas durante os exercícios.

Comprei um monitor de frequência cardíaca enquanto estava na minha jornada e ele me ajudou a compreender meus níveis de intensidade. Eu era capaz de ver e analisar o esforço dedicado aos meus treinos. A balança nem sempre reflete quanto você se esforça. Se eu ficasse frustrada com a balança, logo em seguida, conseguia retomar o foco mental e manter a positividade, porque *sabia* que estava dando meu máximo nos treinos. Meu corpo só estava tendo um dia estranho ou uma semana fora de forma. Mas eu estava treinando com todas as armas disponíveis no meu organismo.

Sinto que as tecnologias podem tornar os treinos agradáveis e oferecer um *feedback* que você não obtém com a balança. A balança não consegue medir avanços em sua frequência cardíaca em repouso. A balança não consegue mostrar se você está sendo capaz de se recuperar mais rápido entre os intervalos. Um monitor cardíaco ou uma pulseira inteligente podem ajudá-lo a definir novas metas de atividade física. A balança não consegue mostrar que você deu 10 mil passos ontem, em vez dos 3 mil de costume. Uma pulseira digital vai ajudá-lo a prestar atenção em movimentos que, do contrário, nunca seriam notados. Quantos passos você dá em média todo dia? Quando você tem uma meta diária de passos, se verá andando mais, estacionando mais longe e trocando o elevador por escadas. Quando você está atento ao movimento, ou à falta dele, começa a mudar seu comportamento.

Pessoalmente, gosto muito dos dois. Gosto de acompanhar meus passos diários. Gosto de saber qual é minha frequência cardíaca em repouso. Presto atenção à minha frequência enquanto treino. Adoro saber o total de calorias queimadas no fim de um treino. Pulseiras inteligentes me ajudam a estar sempre consciente das minhas metas. Para mim, elas são um investimento positivo. Se quiser uma maneira de assumir as rédeas das suas metas diárias de preparo físico, e ter certeza de que está se exercitando com intensidade e propósito, sugiro que considere acrescentar uma pulseira digital ou um monitor cardíaco à sua rotina.

Como foi sua recuperação da abdominoplastia?

Posso dizer logo de cara que não foi nada fácil. Mas valeu a pena. Se por algum motivo eu tivesse que passar por outra, faria sem pensar duas vezes. Fui atendida por uma equipe fantástica de médicos e enfermeiros, que me guiaram por todo o processo antes da cirurgia. Eles não aliviaram na hora de explicar como seria a recuperação. Não caminhei no dia da cirurgia nem tive expectativas irreais sobre o processo. Sabia que ele seria longo. Já sabia que partes da minha recuperação seriam dolorosas. Sabia que teria batalhas mentais e emocionais. Eles me prepararam da melhor maneira possível para encarar tudo o que viria pela frente.

Logo que acordei da cirurgia, tive de ir com urgência ao banheiro. Ainda estava zonza por causa da anestesia, então meus movimentos foram lentos, pois tentei me sentar na própria maca de cirurgia. A equipe de enfermeiros falou que era para eu me mover devagar e deitar de novo. Olhei para eles e disse:

— Tudo bem, eu faço exercícios.

Após alguns minutos, me levaram para o carro da minha mãe na cadeira de rodas e fui para casa. Minha cirurgia durou seis horas e meia. Cheguei às seis e meia da manhã e saí da clínica por volta das catorze horas. Dormi no carro durante a maior parte do trajeto até a minha casa. Meu corpo estava uma rocha de tão travado. Não sentia dores; só sentia tudo duro. Quando cheguei em casa, minha mãe e Dre me ajudaram a sentar em uma cadeira reclinável, que se tornou minha cama pelas duas semanas seguintes.

Quando acordei no dia seguinte à cirurgia, foi o momento em que a dor se manifestou. Eu tinha drenos dos dois lados na parte inferior da minha barriga… Era nojento. Os drenos me ajudavam a eliminar o excesso de líquido do corpo (supernojento). O inchaço me pegou de jeito no segundo dia, parecendo que tinha uma tonelada de tijolos sobre mim. Eu estava imensa, cheia de hematomas, sangrando e ainda tentando encontrar uma boa dosagem para os analgésicos. Meu corpo teve uma reação negativa aos analgésicos, o que me provocou um ataque de pânico. No meio da noite, tentei arrancar minha cinta de compressão abdominal e mandei minha mãe procurar alguma outra incisão. O remédio estava me dando alucinações; senti como se estivesse trocando de pele, e não conseguia parar de chorar. Depois que minha mãe reduziu a dose dos analgésicos, comecei a me sentir normal e confortável.

Uma vez que foi resolvida a questão da dosagem do medicamento, o processo de recuperação foi mais tranquilo. Novamente, voltei a dormir na cadeira reclinável por mais duas semanas. Meus músculos abdominais estavam tão rígidos que tinha a impressão de que romperiam se eu me alongasse demais. Desenvolvi uma corcunda ao caminhar, então tinha de ficar me lembrando o tempo todo para endireitar as costas. Consegui ficar de pé e me sentir confortável com isso lá pelo décimo quinto dia. A dor em si não era absurda. Sentia-me dolorida, rígida, cansada e machucada; era como se eu tivesse sido submetida a uma cirurgia de grande porte. Mas não sentia dor o bastante para lágrimas rolarem. Exceto quando eu espirrava... Aí era terrível. Não espirre depois de uma abdominoplastia.

Fiz a cirurgia entre os exames finais e o recesso de primavera. Após dezessete dias de recuperação, voltei às aulas. Não estava mais tomando analgésicos, porque precisava dirigir e me manter ativa. Imagine só estar em uma aula de estatística, no mestrado, sob a influência de forte medicação para dor. Então passei a tomar um analgésico comum e fazia com regularidade compressas de gelo no corpo. Ajustar-me à vida acadêmica após uma cirurgia dessas gerou vários colapsos emocionais. Eu ficava física e mentalmente exausta assim que terminava de fazer qualquer coisa. Permanecer sentada o dia todo em uma carteira fez o inchaço aumentar, o que, por sua vez, deixou-me irritada e agitada. Uma ida ao supermercado era motivo de comemoração, pois eu só queria saber de dormir. Recuperar-se de uma cirurgia desse porte é uma experiência incrivelmente desgastante para o corpo.

A parte mais difícil da recuperação não é o aspecto físico ou a dor. O mais difícil de superar é o aspecto mental. Saí de estar na melhor forma da minha vida, ou seja, dava mais de cinco aulas de ginástica por semana e fazia meus treinos pessoais, e passei a não conseguir levantar nem um peso de dois quilos. Sentia-me exaurida com as tarefas mais simples. Porém, apesar de uma recuperação lenta, sempre soube que valeria a pena.

Após oito semanas, o médico me liberou para voltar à rotina de treinos. Não havia restrições quanto à atividade física, então, é claro, quis voltar aos meus treinos superintensos e arrebatadores... Mas eu não conseguia terminar sequer uma flexão de braço. Meus músculos abdominais, basicamente, estavam novos e nunca tinham sido treinados, fortalecidos ou condicionados. Mesmo com braços e pernas ainda fortes, minha força abdominal tinha sumido. Você só se dá conta de quanto utiliza o abdômen em vários exercícios no dia quando perde toda a força abdominal! Fiquei arrasada. Por semanas, havia esperado ansiosa para voltar a treinar, e agora meus treinos precisavam ser modificados.

Fiquei constrangida em frequentar alguma outra aula de ginástica, não por causa da cirurgia, mas porque não sabia qual seria o preparo físico do meu novo corpo. Sabia apenas o que meu velho corpo podia fazer. Meu velho corpo podia completar com facilidade muitas e muitas séries de flexão, dar várias aulas seguidas e realizar tantos outros exercícios por horas. Com meu novo corpo, não sabia direito o que conseguiria fazer. Não queria estar no meio de uma aula quando descobrisse não ser capaz de fazer um abdominal ou uma prancha lateral. Só queria mais tempo para entender até que ponto meu corpo ainda estava em forma. Comecei com alguns aeróbicos leves, em uma bicicleta ergométrica, e fui progredindo a partir daí.

Incorporei dois a três treinos por semana. Sempre que tentava adicionar qualquer exercício, meu inchaço aumentava de maneira dolorosa. Eu ainda aplicava gelo ao meu corpo e usava minha cinta de compressão abdominal todas as noites. O inchaço diminuía aos poucos, mas diminuía. Não é à toa que chamam isso de "inchaço dos infernos". Conforme dias e semanas foram passando, comecei a me sentir melhor comigo mesma.

No início, por causa do inchaço, nenhuma roupa servia em mim. Só conseguia usar calças *legging* e camisetas largas. Com o passar do tempo, o inchaço foi diminuindo e passei a usar minhas roupas antigas. Então, certo dia, vesti meu primeiro *top* e o meu primeiro *short jeans* em uma loja.

Não podia acreditar no meu reflexo no espelho. Havia poucos anos, eu tinha 116 quilos, e agora era capaz de andar por aí com um *top* e um *short* minúsculo. Estava muito orgulhosa de mim mesma. Pedi a Brea para tirar fotos minhas antes de sair de casa, assim poderia compartilhar o momento nas mídias sociais. Voltei a dar aulas de ginástica cerca de quatro meses e meio depois da operação, e minha vida foi voltando ao "normal". Ainda tive dificuldades com a força abdominal nos primeiros oito ou nove meses. Cheguei a sentir dores em alguns pontos isolados quando tentei escalar uma corda, doze meses após a cirurgia. Meu corpo demorou para se adaptar, mas comecei a me sentir normal de novo, e agora não há nada que eu não consiga fazer.

Casei com o amor da minha vida seis meses após minha cirurgia abdominal, e na nossa lua de mel no México foi a primeira vez que usei um biquíni na praia. Uma abdominoplastia não é um procedimento simples, mas, na minha opinião, não é a pior coisa do mundo.

Se está pensando em fazer uma abdominoplastia, pesquise previamente sobre o médico e veja as fotos de "antes e depois" no *site* do cirurgião. Encontre a foto de alguém com um tipo de flacidez semelhante ao seu e veja se gosta dos resultados. O que notei e gostei nas fotos do meu cirurgião foram os umbigos que ele fez. Você não refaz o umbigo todo em uma abdominoplastia, apenas a incisão para o umbigo é nova. Fica no mesmo lugar e tem a mesma estrutura interna; é apenas um novo buraco do lado externo. Às vezes, os cirurgiões criam novas aberturas esquisitas e disformes; ficam parecendo artificiais e alargadas. Nesse aspecto, meu cirurgião fez um excelente trabalho.

Também fiquei bastante atenta à localização da cicatriz e da linha de incisão. Alguns cirurgiões deixam cicatrizes mais altas do que outros. Embora isso também dependa do caimento de sua pele flácida, eu sabia que queria uma cicatriz baixa. Foi um assunto que quis discutir com o cirurgião durante nossa consulta: qual era o ponto mais baixo que ele conseguiria deixar a cicatriz. Pesquise muito para encontrar o seu médico, alguém que possa esclarecer todas as suas dúvidas e deixá-lo tranquilo quanto ao procedimento. Você vai receber muitas visitas no pós-operatório, portanto, confirme se gosta do seu médico e da equipe dele.

Malhei tanto esta semana, mas, quando fui me pesar, tinha engordado dois quilos! Como isso é possível? Agora estou com vontade de desistir.

Bem-vindo aos jogos doentios e macabros proporcionados por uma balança. Odeio essa sensação. Odeio quando sei que me esforcei para caramba a semana toda e a balança decide mostrar um aumento de um ou dois quilos. A balança é uma filha da mãe mentirosa – já vou dizendo isso logo de cara. A balança não mede esforço, dedicação às metas, hábitos alimentares saudáveis ou as vezes que você treinou, mesmo sem estar com vontade. A balança mede a relação, ditada pela gravidade, entre o seu corpo e o planeta Terra. Ganho de peso não significa ganho de gordura. Só porque engordou não significa que ganhou gordura. Em mais ou menos meio quilo, existem 3.500 calorias. Para ganhar um quilo, você precisaria ter consumido 7 mil calorias a mais do que as calorias queimadas pelo seu corpo só por estar viva. Você não engordou um quilo de gordura. O ganho de peso na balança pode ser um reflexo de retenção de líquidos, músculos doloridos (músculos doloridos retêm água), sódio (níveis de sódio elevados podem causar retenção de líquidos), desequilíbrio hormonal (isto é, ciclo menstrual) etc. Existem muitos motivos para a balança ter exibido um aumento de peso, apesar do esforço dedicado durante aquela semana. Essa é uma das razões pelas quais optei por me pesar apenas uma vez a cada duas semanas em vez de uma vez por semana.

Quando eu estava na minha jornada, ficava tão desanimada quando a balança não refletia quanto eu achava ter me esforçado naquela semana! Quando comecei a me pesar com menos frequência, não via as flutuações causadas pela retenção de líquidos. Eventualmente, passei a me pesar apenas uma vez por mês. Agora, em modo de manutenção de peso, não dou atenção à balança, a menos que esteja fazendo algum treino específico. Ou subo na balança para garantir que estou na linha – só por uma questão de paz interior.

Eu usava a balança na minha jornada para verificar se estava indo na direção certa, mas, depois de algum tempo, comecei a encontrar outras maneiras de medir meu progresso, como tamanho da roupa, a maneira como as roupas se assentavam no meu corpo, como eu me sentia, minha definição muscular e medidas corporais. A balança mede uma área da sua jornada, mas não mede a jornada inteira. Não tem como ela mostrar todo o progresso que você fez até aqui. Por isso mesmo é tão importante estipular outras metas e outros métodos de medição para acompanhar o seu progresso. A balança não vai dizer se você aumentou de velocidade ao correr. A balança não vai mostrar quanta massa magra você ganhou. A balança não vai dizer quantos centímetros você perdeu na cintura. A balança não vai dizer quantos quilos você passou a levantar na academia. A balança não vai lhe mostrar quanto evoluiu nas suas aulas de zumba.

A balança não mede sua jornada completa. Ela mede seu peso. Há muito mais coisas envolvidas nessa jornada do que perda de peso. Esteja focado em todas essas áreas. Peso é só uma área. E quanto aos seus hábitos alimentares? Eles melhoraram? Está fazendo escolhas alimentares mais saudáveis? Está lanchando fatias de maçã em vez de comer batata frita o tempo todo? Seu consumo de água aumentou?

E quanto ao preparo físico? Está conseguindo correr mais rápido? Você consegue pular mais alto? Consegue concluir exercícios mais desafiadores? Está experimentando novas formas de exercício? Sua força aumentou? Sua resistência está maior? Há muito mais coisas na sua jornada do que a balança é capaz de mostrar.

Sempre me sinto mal quando faço uma refeição de guloseimas. Como faço para essa sensação desaparecer? Quero poder curtir as minhas refeições de guloseimas sem sentir culpa.

Pense na alimentação saudável como uma avaliação escolar. Digamos que você coma três refeições por dia (eu faço umas cinco refeições por dia, mas, para esse exemplo, vamos utilizar três). Três refeições por dia, sete dias por semana, resultam em 21 refeições por semana. Isso significa que, durante a semana, você tem 21 oportunidades para fazer escolhas saudáveis. Segunda e terça, você se atém ao básico e come os alimentos saudáveis preferidos. Na quarta-feira, você sai para almoçar com os colegas na padaria predileta de vocês. Você come o seu amado sanduíche com batata frita e termina a refeição com um *muffin* especial de chocolate da casa. Quinta e sexta, sem surpresas com as suas refeições. Você trabalhou durante a maior parte do dia e levou todas as refeições consigo. Sábado, você vai ao cinema com uma amiga e pede uma pipoca grande e um doce de que gosta. No domingo, você encontra sua família para almoçar e pede uma rabanada com creme de baunilha coberta por fatias de morango.

Você comeu 21 refeições, sendo que três delas foram guloseimas. Isso quer dizer que dezoito delas foram saudáveis. Dezoito equivale a 85% de 21. Portanto, você comeu de maneira saudável em 85% da semana. Desde quando 85% é uma marca ruim? Dezoito de 21 é uma proporção incrível. O que você faz todos os dias tem mais importância do que aquilo que faz de vez em quando.

Se você fica preocupado com todas as refeições liberadas que faz, pense na sua semana. Foi uma boa semana? Você se manteve firme nas suas refeições saudáveis? Qual é a pontuação da semana? Uma ou duas refeições de guloseimas por semana não vão fazê-lo retroceder, a menos que essas guloseimas sejam ingeridas durante um dia inteiro e, depois, continuem fim de semana adentro. É difícil não se sentir culpado, mas, por favor, foco no lado positivo, não no negativo.

Caso se sinta culpado toda vez que faz uma refeição de guloseima, verifique seu "dever de casa alimentar". Veja qual é a proporção entre refeições saudáveis e refeições liberadas. Isso pode ajudá-lo a acalmar a mente e reforçar que é seu comportamento diário que molda você, não comportamentos esporádicos. Leva algum tempo para atenuar essa sensação de culpa toda vez que você não come as refeições de costume. Mas não deixe a culpa tomar conta de você. Esta é uma vida saudável, não uma vida de culpa. Se toda vez que você come um biscoito fica duvidando das suas escolhas alimentares, isso não é ter uma vida divertida. Esta precisa ser uma vida que você *quer* ter. Você quer curtir sua vida e não há nada de bom em sentir culpa. Encontre esse equilíbrio. Você pode comer biscoitos durante a sua jornada. Apenas use a inteligência. Compreenda o que funciona para você. Se precisar dar um tempo nos *cookies*, dê um tempo (ou seja, moderação não é uma opção para você no momento). Curta suas refeições de guloseimas e curta suas refeições saudáveis. Encontre aquilo que é bom para você e seu corpo. Encontre o método ao qual seu corpo responde melhor. Algumas pessoas comem uma guloseima por dia, outras fazem uma ou duas refeições de guloseimas por semana. Prefiro a segunda opção; meu corpo responde melhor dessa maneira. Outras pessoas tiram dias para comer bobagem... isso não funcionaria para mim. Um dia inteiro de guloseimas só tornaria mais fácil continuar comendo guloseimas nos dias seguintes, e assim por diante. Eu adoro comer minhas guloseimas!

Descubra o que funciona para você. Esse processo inteiro é uma experiência de aprendizado. Haverá solavancos, mas a vida é assim. Esta é a sua jornada para criar um feliz, saudável e incrível *você*. Demora um tempo até chegar ao final, então aproveite e coma uns biscoitinhos pelo caminho. A questão é não deixar de adotar uma alimentação saudável.

Além de perder peso, qual foi a coisa mais difícil que teve de superar durante a sua jornada?

Um dos maiores desafios foi entender que perder peso leva tempo e demanda muito esforço. Eu achava que, como queria emagrecer... deveria acontecer em um piscar de olhos. Achava que, se eu começasse a seguir as orientações dos métodos de emagrecimento, meu peso simplesmente iria diminuir. Emagrecer não funciona desse jeito. Transformações corporais não ocorrem por mera vontade. Foi por isso que desenvolvi esse senso de responsabilidade pelo meu emagrecimento. Sentia-me responsável por emagrecer, porque estava farta de carregar todo aquele peso. Achava que, se aceitasse mentalmente que tinha chegado a hora de emagrecer, seria o bastante para iniciar um processo de emagrecimento. Era quase como pensar que, como eu tinha sido gorda por tanto tempo, havia sofrido o bastante e já tinha cumprido a minha "pena". Não havia nenhuma ética no relacionamento entre meu emagrecimento e a transformação da minha vida.

O fato de ser saudável não era um conceito estranho para mim; meus pais eram saudáveis. Eu só *queria* ser magra, mas não estava a fim de fazer o que era preciso para ser magra, esguia e saudável.

Lembro-me de ir a aulas de nutrição durante um dos primeiros períodos da faculdade. Era o tipo de aula chata que todo aluno de graduação precisa fazer, mas não tem nada a ver com o curso. Cinco anos depois, eu teria adorado fazer aulas de nutrição. Mas, na época, nem tanto. Eu assistia àquela aula todos os dias, mas nunca prestei muita atenção. Já "sabia" todas as informações. Sabia como era uma alimentação saudável. Sabia da importância dos exercícios. Sabia que gorduras saturadas deveriam ser evitadas. No entanto, lá estava eu, com quase cem quilos, e achava que sabia tudo sobre como perder peso. Apenas não queria me esforçar e assumir a responsabilidade pelos meus atos. Diria que amadureci muito quando me mudei para a Escócia e abri os olhos em relação à alimentação, quando fui forçada a não só "saber" o que era alimentação saudável, mas passar a praticá-la. Um conceito e tanto.

Com o tempo, minha ética se expandiu, inclusive, para a questão da atividade física. Quando amadureci nessas duas áreas, meu emagrecimento progrediu de maneira impressionante. Isso ocorreu em um período de três anos e, para mim, foi um duro processo de aprendizado. Eu tinha de aprender que, na verdade, é preciso praticar os comportamentos e realizar as ações que me levariam rumo às metas. Você não pode apenas ficar falando que vai colocá-los em prática, ou pensar em como pretende colocá-los em prática... Você precisa, de fato, seguir em frente. Incrível, não acha? Se eu quisesse estar em forma, teria de fazer o que as pessoas em forma fazem: exercícios. Se quisesse ser saudável, precisaria fazer o que pessoas saudáveis fazem: não comer besteiras.

Não sou a única que lutou e ainda luta com esse conceito. Alguém lendo isso agora mesmo pode estar tendo uma epifania, uma percepção de que não basta querer, estudar ou ler sobre o assunto e depois fingir praticá-lo. Você precisa dedicar-se ao assunto, praticá-lo, adotá-lo e dar o seu melhor. Você não vai chegar ao topo do Monte de Perda de Peso com um esforço de 75% da sua capacidade. Não é assim que a banda toca. Você precisa dar tudo de si para concluir essa jornada. Cem por cento é o mínimo para se ter sucesso na jornada do emagrecimento. Noventa por cento é uma história de "quase consegui". Não seja uma história de "quase consegui". Quando aprendi, da pior maneira possível, que precisava dar 100% de mim, reclamei por um tempo, mas depois comecei a levar a sério esse compromisso. Você não pode fazer corpo mole e achar que 45 quilos vão embora em um estalar de dedos. Ou você quer ficar com a melhor forma física que já teve na vida, perder peso e atingir suas metas, ou não quer. Não há meio-termo. Você não pode querer uma meta pela metade. Comprometa-se com suas metas e crie um plano para atingi-las.

Perdi apenas um quilo esta semana. Eu me esforcei tanto, só que agora estou desanimado, porque esse processo parece durar uma eternidade. Detesto o fato de demorar tanto para conseguir emagrecer.

A vida não melhora de uma hora para outra. Não existe um botão para se apertar e pronto. Não existe "se cair nesta casa, pode avançar mais quatro casas", porque a vida não é um jogo de tabuleiro. Com educação e aprimoramento de carreira, não há como pegar um atalho para dominar uma habilidade. Emagrecer é a mesma coisa. Não existem atalhos. Há métodos diferentes, sendo que alguns funcionam mais do que outros, mas não existem atalhos que resultem em perda de peso duradoura e saudável. Não existem "jeitinhos". Esse processo leva tempo. Quanto antes aceitar isso, mais fácil será o processo. Emagrecer é difícil. Ter um corpo definido é difícil. Reformar hábitos alimentares prejudiciais é difícil. Mas só porque é difícil tem de ser ruim?

Quando é que as dificuldades passaram a ser algo a se evitar? Você não progride quando as coisas são fáceis. Quando as pessoas compartilham os momentos que transformaram sua vida, momentos que forjaram suas habilidades e quem elas são hoje, não há relatos de contos de fadas. Os relatos pessoais são histórias angustiantes sobre superação de obstáculos e dar tudo de si para atingir uma meta: a própria definição de momento difícil. A única maneira de crescer é quando você é desafiado. Você não vai mudar, crescer e se desenvolver se estiver confortável.

Difícil não é ruim. Nunca deixe de se esforçar. Esse processo vai demorar. Você vai ter de se esforçar muito, e se esforçar mais um pouco, por um longo período de tempo. E tudo bem! Você vai amadurecer. Vai desenvolver habilidades duradouras que o ajudarão a emagrecer. Trabalho árduo pode não ser o melhor método do mundo, mas é a única opção que vai levá-lo a atingir e manter suas metas. O emagrecimento será uma viagem só de ida apenas se reservar o devido tempo para desenvolver as habilidades que o manterão no seu destino. Caso contrário, o emagrecimento pode se transformar com rapidez em sucessivas viagens de ida e volta.

Está chateado por ter perdido apenas um quilinho? Como você se sentiria se tivesse engordado um quilo? Ainda continuaria sendo um número pequeno? Duvido. Você ficaria maluco. Questionaria seus métodos ou se está se esforçando o bastante. Ficaria preocupado, pensando se está comendo as coisas certas. Examinaria cada escolha alimentar feita durante a semana. Se a balança está indo na direção certa, pare de questionar o processo. Sei que deseja perder dez quilos em poucas semanas, mas emagrecer isso tudo em tão pouco tempo é irreal e incrivelmente prejudicial. Emagrecer leva tempo! Deixe que o processo funcione. Poupe seus questionamentos e análises para o caso de a balança começar a avançar no sentido oposto. Comecei duas vezes a minha jornada. Da segunda vez, decidi que não olharia mais para trás. E não me importei com quanto tempo demorou. Dar um número qualquer de passos na direção correta é por si só um passo na direção correta. Não se prenda à quantidade de tempo que levará para atingir suas metas. Apenas decida que, a partir de então, vai começar a fazer esforços conscientes para atingir suas metas.

Um garoto partiu meu coração e estou fazendo uma força tremenda para não me consolar com comida. O que posso fazer para manter meus pensamentos longe da comida e dessa porcaria de situação?

Já vivi isso. Términos de relacionamento são horríveis. É difícil suportar a dor de um coração partido. Comer besteiras parece a melhor ideia no momento, mas pense na situação sob uma perspectiva mais ampla. Esta é uma boa oportunidade para usar uma estratégia de enfrentamento e trabalhar em prol da substituição de hábitos alimentares prejudiciais por hábitos saudáveis. Então, o que fazer?

- Converse com um amigo ou amiga
- Ligue para os seus pais ou irmãos
- Escreva um longo relato e mande-o para os amigos
- Monte um quebra-cabeça
- Baixe um jogo novo no celular
- Saia para caminhar ou correr
- Faça um treino mais pesado na academia
- Pinte ou desenhe um quadro
- Pegue um livro de colorir
- Vá até uma cafeteria e comece a escrever
- Leia seu livro ou revista favoritos
- Vá à manicure
- Convide uma amiga para fazer o pé e a mão junto com você
- Vá ao *shopping* e compre um vestido, uma camiseta, um sapato, um brinco etc.

- Fique toda emperiquitada e tire algumas *selfies* legais
- Vá para o quintal e quebre algumas coisas velhas com um martelo (em um ambiente controlado)
- Vá a uma loja de animais e acaricie filhotinhos de cães e gatos (ou acaricie seus próprios animais)
- Rasgue listas telefônicas velhas

Essas são só algumas dicas de atividades que podem ajudá-la a lidar com as suas emoções, sem que tenha de voltar sua atenção para comida em geral. A falta de habilidades de enfrentamento pode fazê-la comer em excesso. Concentre-se em atividades que possam ajudar você a lidar com a situação, e não fugir dela.

Mensagem Final

Se eu tivesse como olhar para trás e visualizar minha jornada do início ao fim, diria que o comecinho de tudo foi aquele momento em que chorei no carro com a minha mãe – o momento seguinte a ver 116 quilos na balança pela primeira vez. Sentei e chorei, dominada por uma sensação de autossabotagem, fracasso e frustração. O fim da minha jornada seria quando usei um biquíni na praia do México, enquanto estava em lua de mel... cinco anos depois. Caminhei pela praia toda e me senti maravilhosa. Eu me senti saudável, forte, em forma e feliz. Tinha acabado de me casar com o homem dos meus sonhos e era a garota com a qual cresci sonhando ser.

Comecei como aquela garota chorando no carro e se sentindo impotente em relação ao próprio peso, sem nenhum controle sobre a alimentação e a vida, dominada pelo fardo de precisar perder, no mínimo, 45 quilos... e me tornei a garota com amor-próprio, apaixonada por saúde e atividades físicas. Comecei odiando o modo como vivia e passei a amar tudo o que havia em minha vida. Durante esses cinco anos, transformei completa e profundamente cada aspecto de minha vida, para, assim, construir a vida que sempre quis. No decorrer da minha jornada, chorei, rezei, gritei, berrei, suei, sangrei e considerei abandonar tudo. Mas continuei assim mesmo. Você também pode. Mantenha-se forte; com um plano bem organizado, você vai saber lidar com qualquer adversidade dessa jornada. Quando se sentir motivado, planeje. Quando se sentir arrasado, sobrepujado e solitário, reze. Quando sentir vontade de abandonar tudo, lembre-se por que começou. Jamais voltarei a ser a garota que chorou no carro com a mãe. Lute por sua saúde. Assuma o controle dos seus hábitos. Curta a jornada e comemore suas conquistas ao longo do trajeto. Lembre-se: não importa quanto tempo isso vai levar, contanto que esteja caminhando na direção certa.

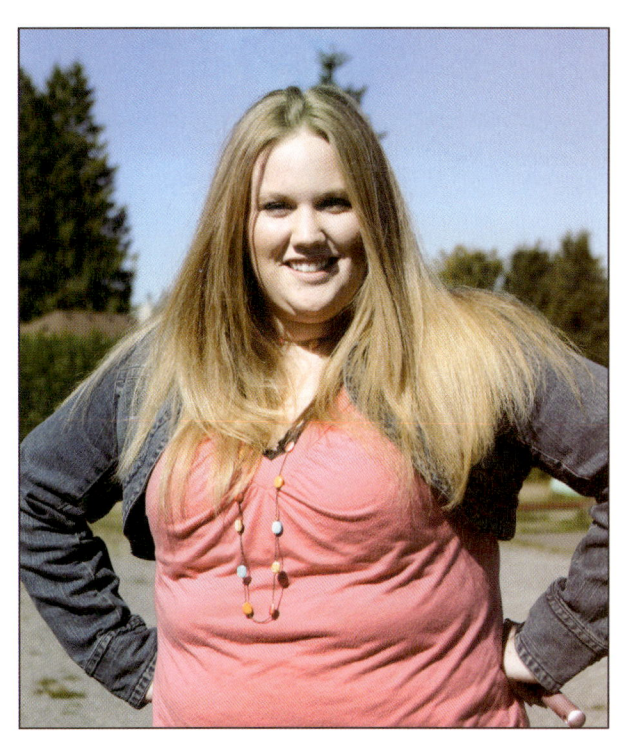

Fotos do meu último ano de Ensino Médio. Durante essa sessão de fotos, eu me sentia muito desconfortável na minha própria pele. Esse foi o período da minha jornada em que pensei já ter atingido o fundo do poço… mas ainda estava por vir meu maior peso registrado na balança. Meu chamado estava chegando lentamente.

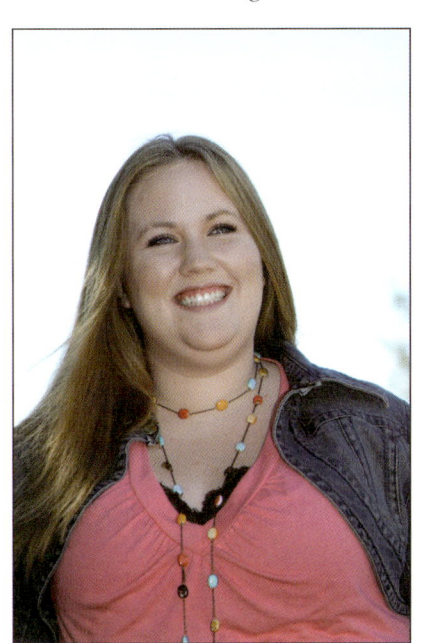

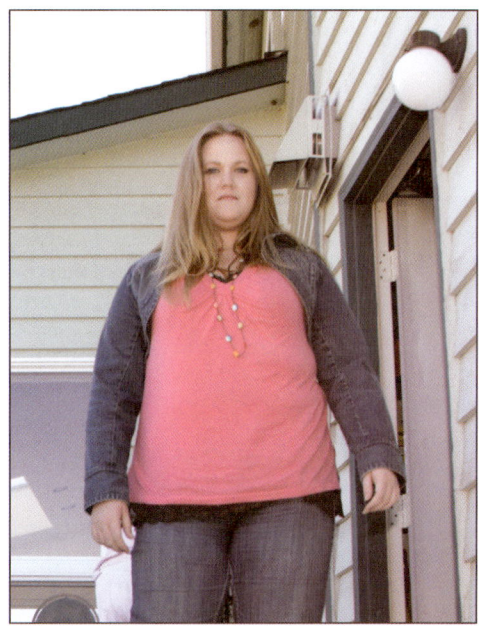

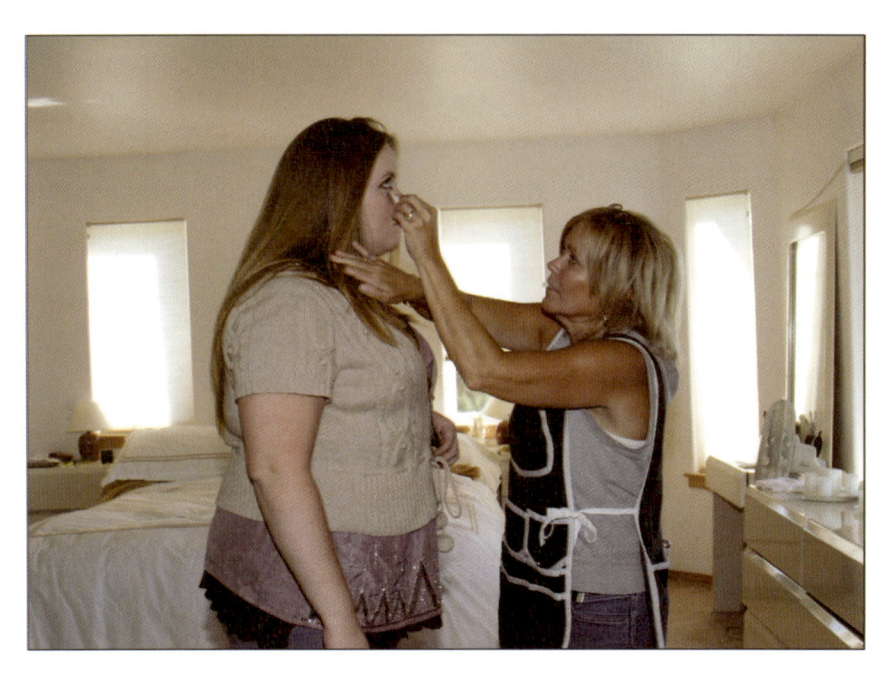

Minha mãe fazendo minha maquiagem antes da foto do último ano de Ensino Médio.

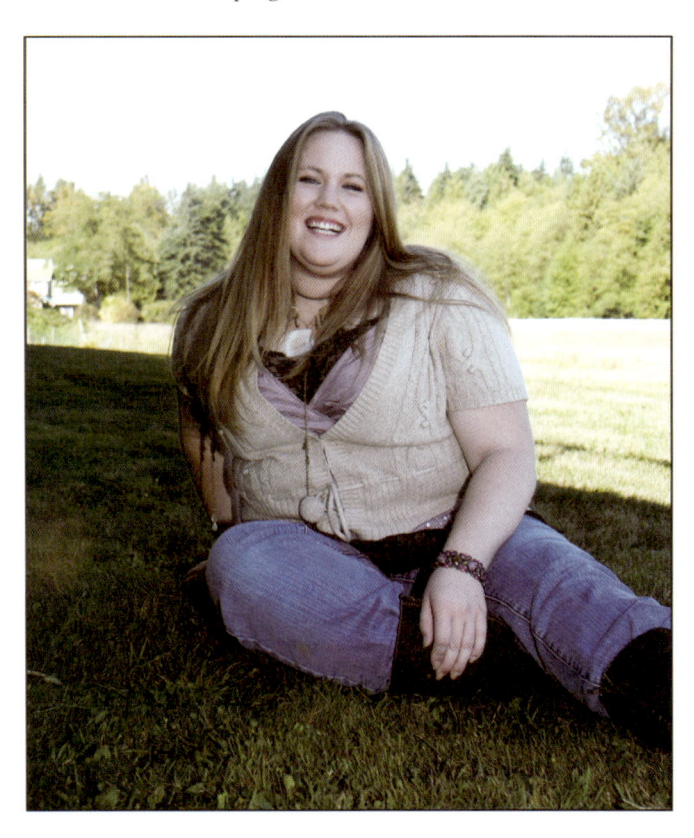

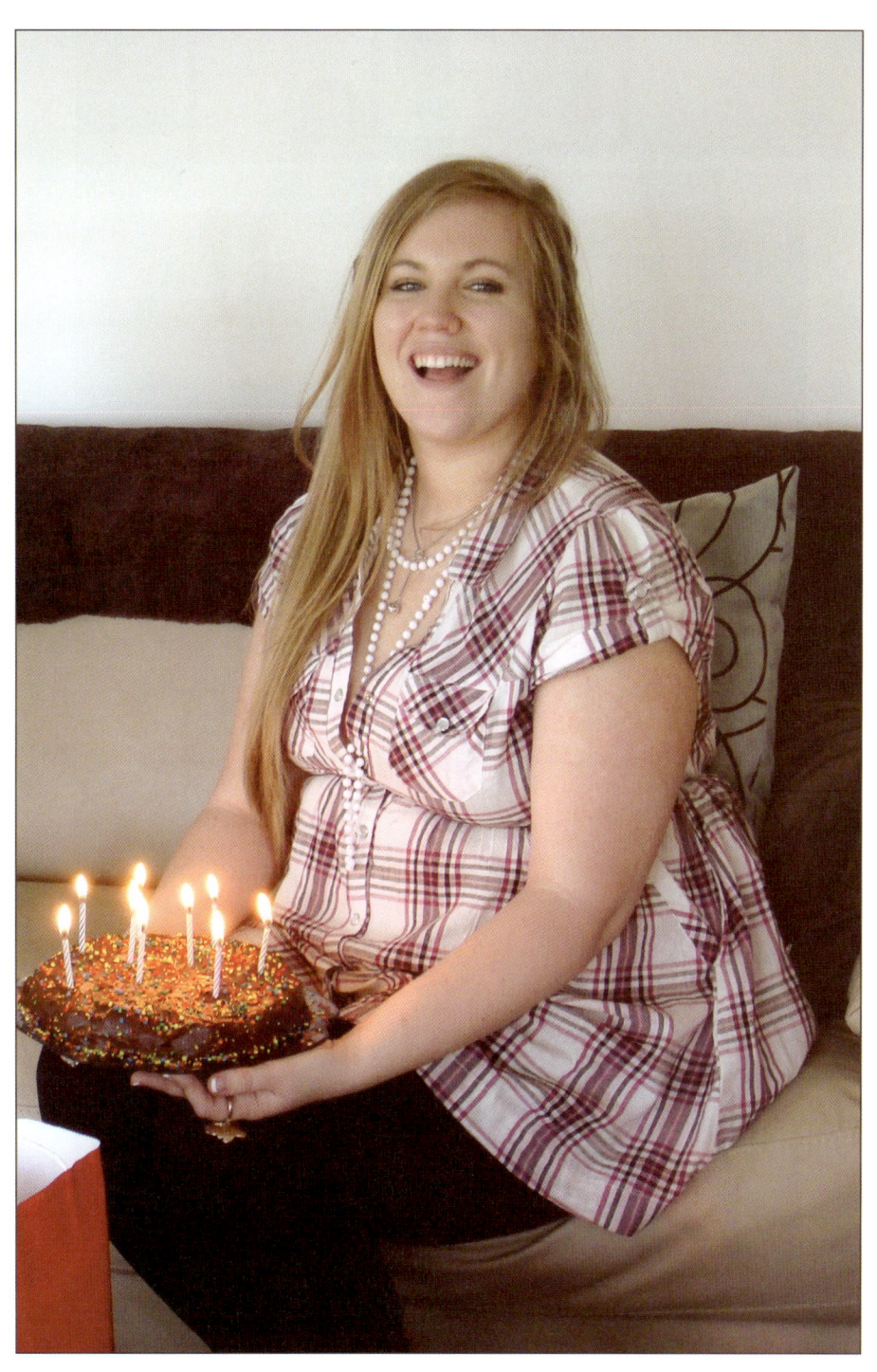

Comemorando meu aniversário de 21 anos com a minha família. Eu pesava cerca de 100 kg quando a foto foi tirada. Eu já era vegana há dois anos, mas ainda estava no estágio "vegano *junk food*". Essa foi minha primeira tentativa de fazer um bolo vegano.

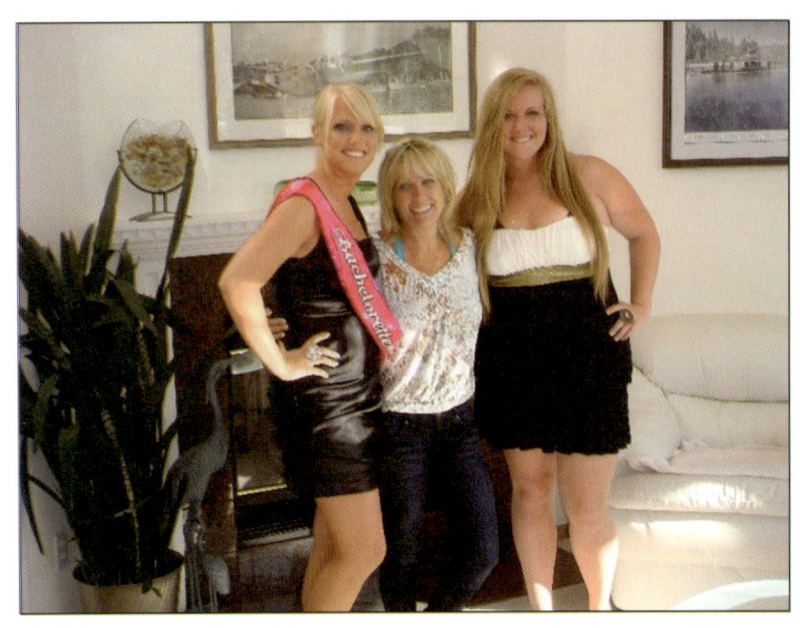

Da esquerda para a direita: minha irmã Ganelle, minha mãe e eu. Minha irmã e eu a caminho da despedida de solteira dela. Essa foto foi tirada alguns meses depois do meu aniversário de 21 anos. Minha irmã parece (e sempre pareceu) com uma boneca Barbie; senti muita inveja dela naquele vestido preto.

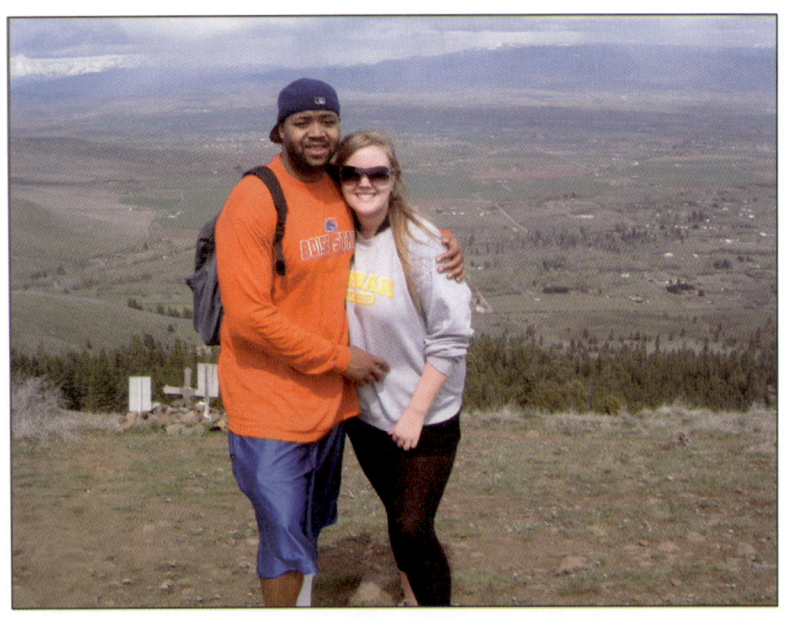

Dre e eu fazendo a trilha de Manastash Ridge, em Ellensburg, Washington. Nunca fui muito fã de trilhas até conhecer Dre – nós fazíamos essa trilha constantemente. Essa foto foi tirada alguns meses depois de começarmos a namorar. Eu pesava cerca de 105kg quando nos conhecemos. Três anos depois, ele me pediu em casamento nessa mesma trilha.

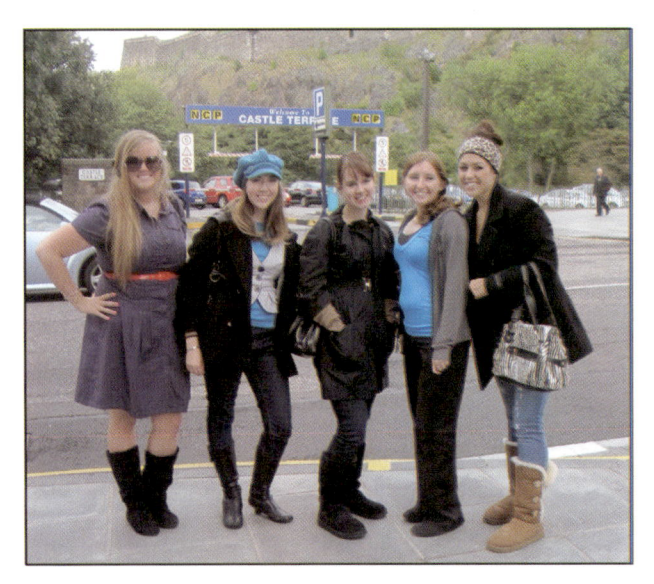

Primeiro dia em Edimburgo, na Escócia, caminhando pela cidade com minhas novas colegas de quarto. Nessa foto, eu pesava cerca de 100 kg. Da esquerda para a direita: eu, Clarissa, Megan, Jessica e Kristin.

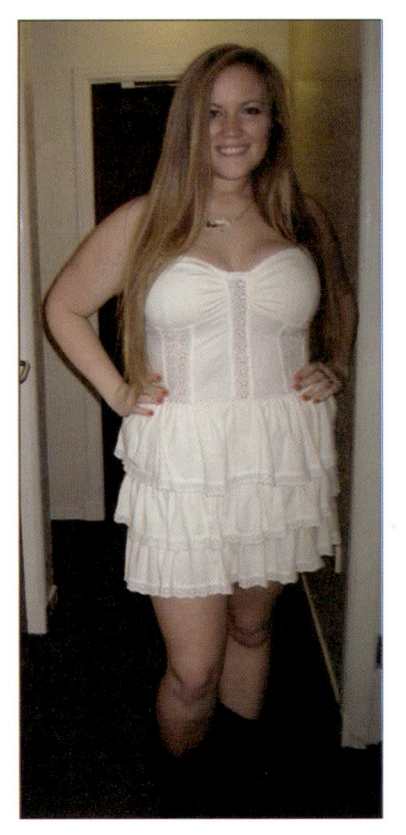

Pronta para uma noitada em Edimburgo, Escócia. Essa foto foi tirada um pouco antes de voltar para casa por conta das férias de inverno. Aí eu pesava cerca de 86 kg e estava me sentindo maravilhosa. Eu não sabia quanto estava pesando (já que não tive acesso a nenhuma balança quando morei fora), mas sabia que estava perdendo peso, e isso fazia com que eu me sentisse ótima. Não ter acesso a *junk food* vegana e caminhar todos os dias estava valendo a pena!

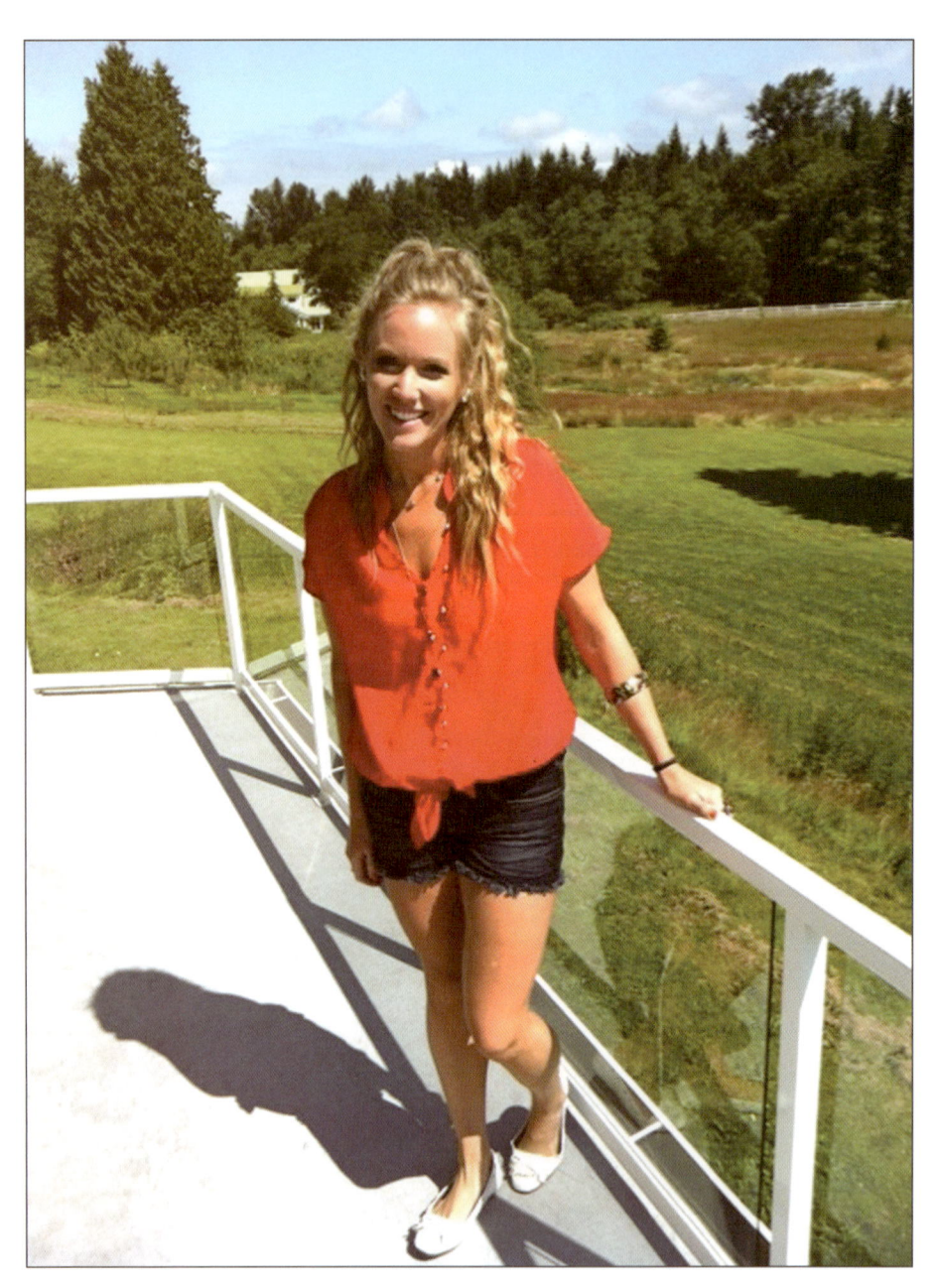

Fim de semana ensolarado na casa dos meus pais em Stanwood, Washington. Eu tinha acabado de descer as escadas e Dre disse "você está tão linda, temos que tirar umas fotos!". Eu pesava pouco menos de 68 kg nessa foto e me sentia a rainha do baile!

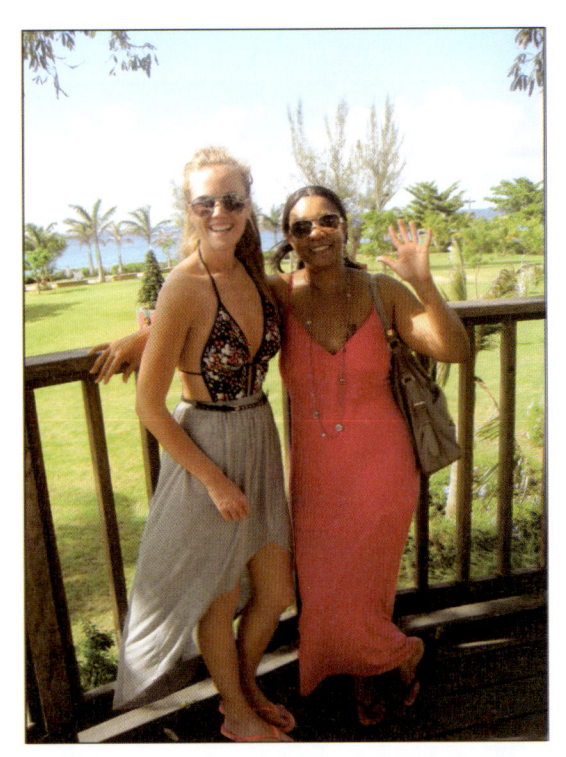

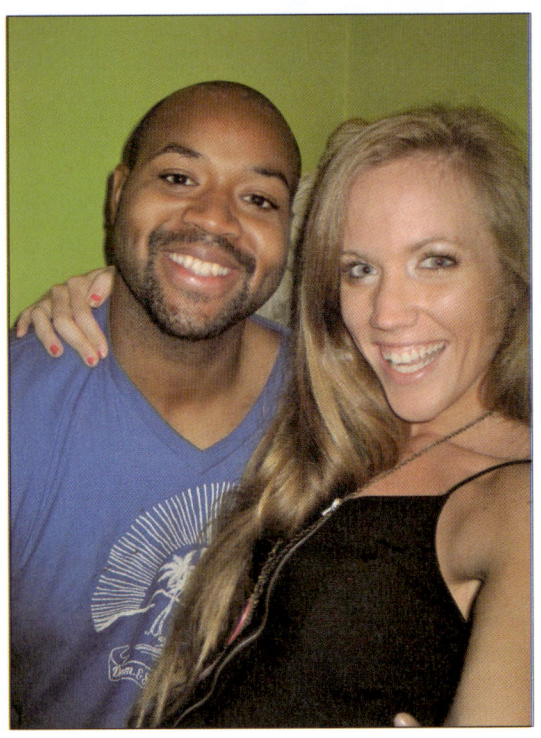

Montego Bay, Jamaica, numa viagem para conhecer minha nova família. Dre foi criado na Jamaica e se mudou para os Estados Unidos com a mãe no início da adolescência. Pouco depois de ficarmos noivos, ele me levou para a Jamaica no Natal para conhecer o resto de sua família (estou na foto de cima com a mãe dele, minha nova sogra). Nessa foto, eu pesava cerca de 63 kg.

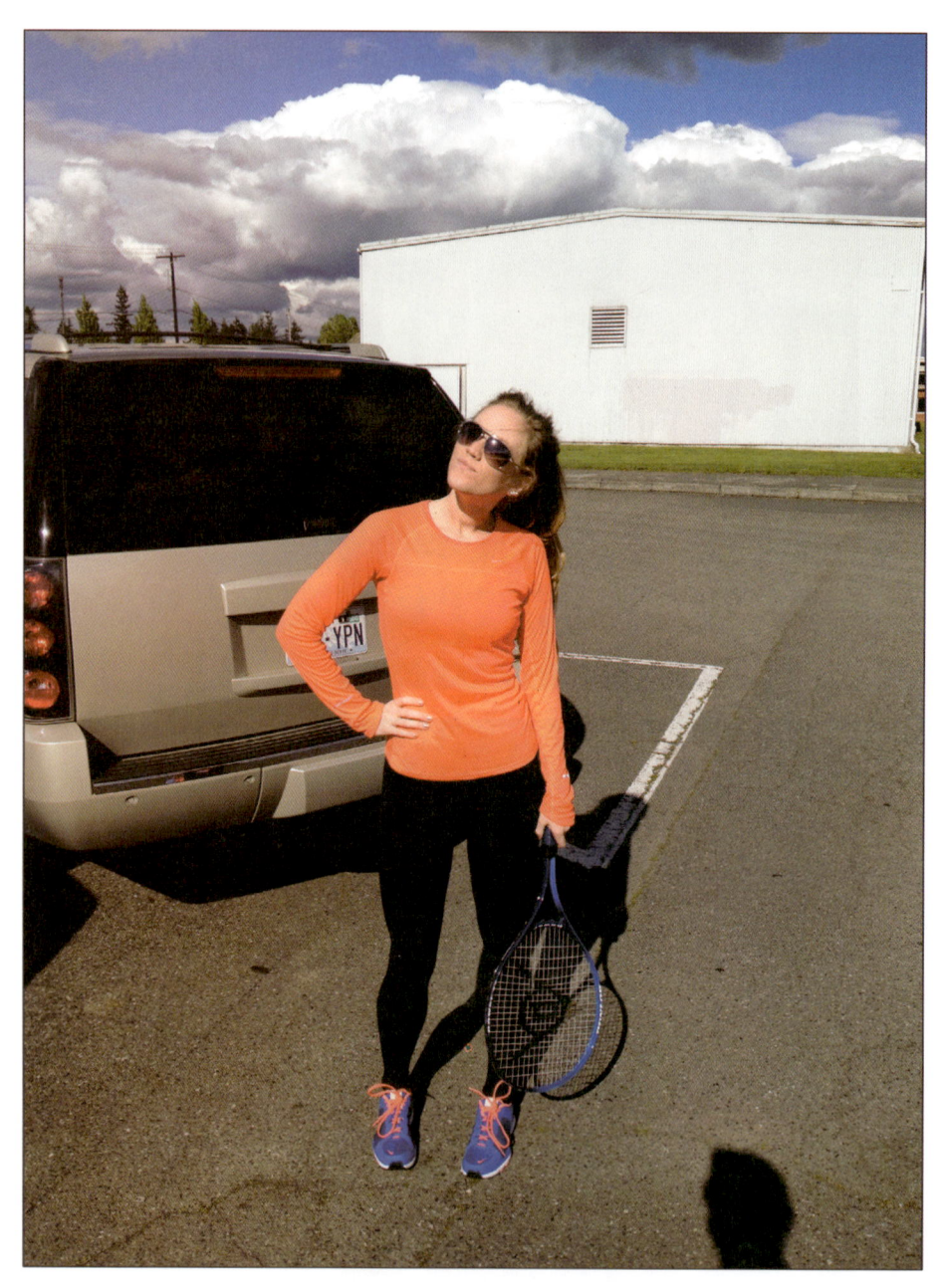

Embora minhas habilidades na quadra de tênis deixem muito a desejar, Dre, eu e minha nova família adoramos ter jogado juntos. Eu mais parecia um corpo se arrastando na quadra num jogo de duplas, mas foi um jeito divertido de acelerar meus batimentos cardíacos! Essa foto foi tirada dez semanas depois da minha abdominoplastia; aos poucos estava retomando as atividades físicas, e o tênis foi uma maneira boa para me manter ativa sem exagerar.

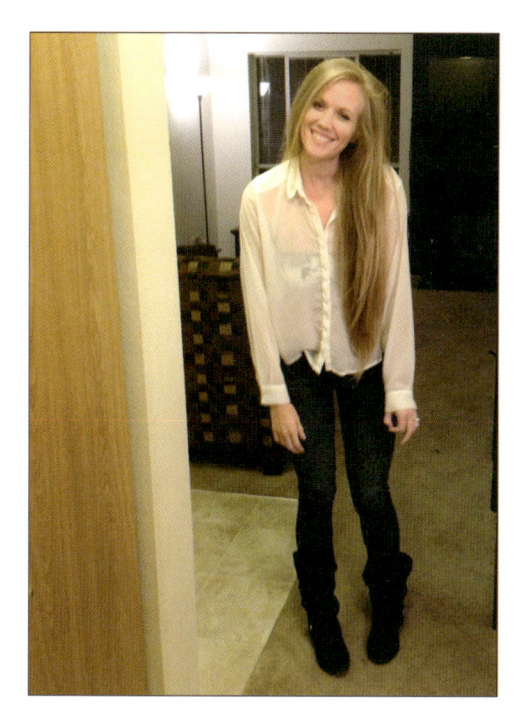

Dre gosta de calça jeans, mas sempre fui do tipo "calça *legging* que é calça de verdade". Por isso, toda vez que coloco um jeans, o Dre sente a necessidade de documentar. Essa foi uma dessas oportunidades.

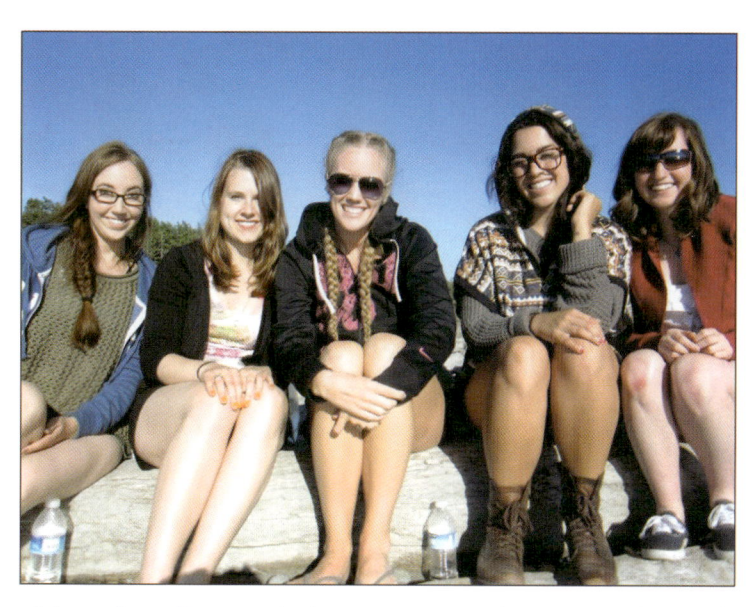

Todas as minhas colegas de quarto da época em que morei no exterior vieram até Seattle de várias partes do mundo na semana antes do meu casamento. Nosso ano juntas na Escócia criou um laço para a vida inteira. Da esquerda para a direita: Clarissa, Megan, eu, Kristin e Jessica.

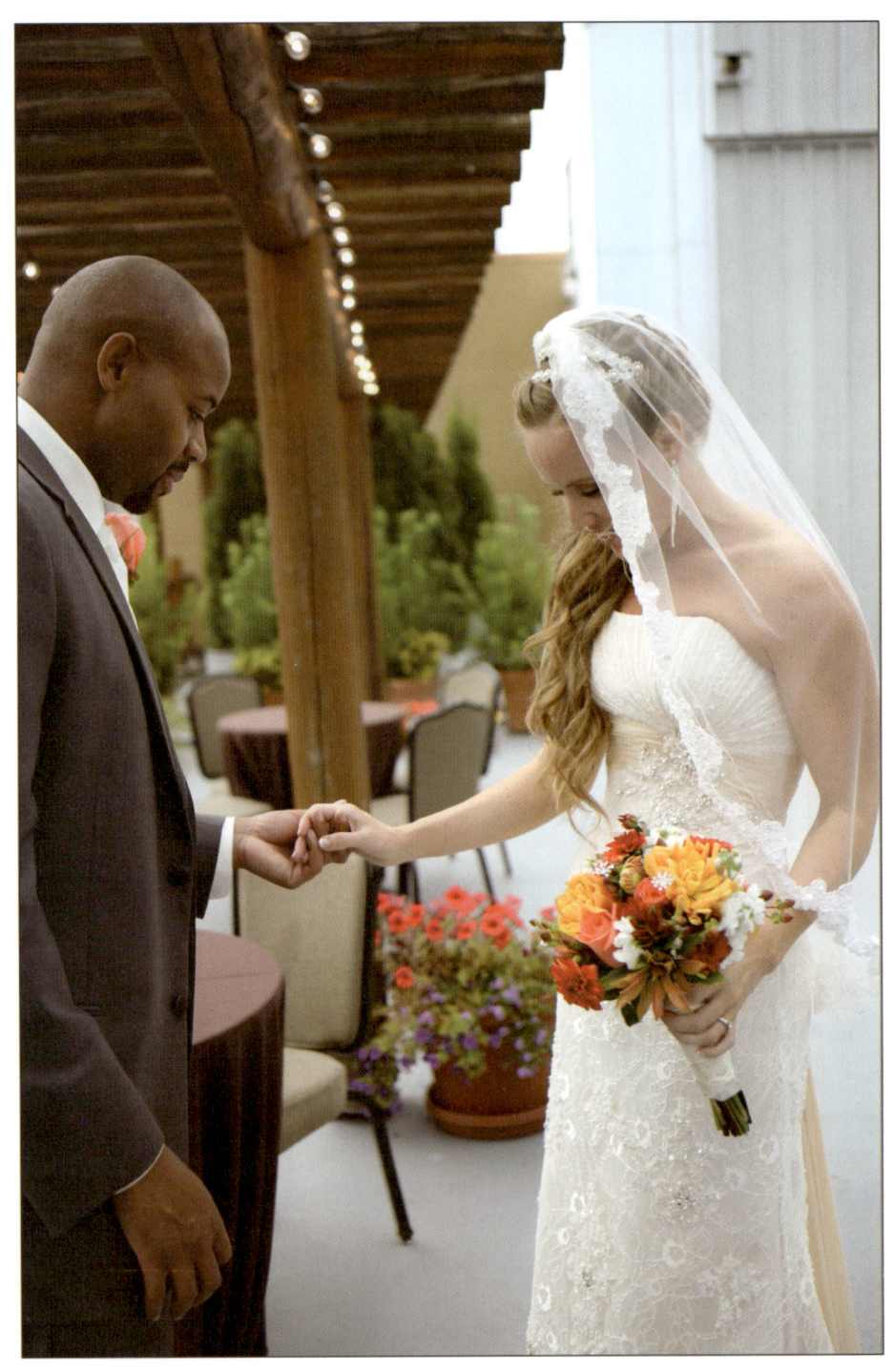

Sonhar acordada é... casar com o amor da minha vida, usando o vestido dos meus sonhos. (Créditos: Yuen Lui Studio)

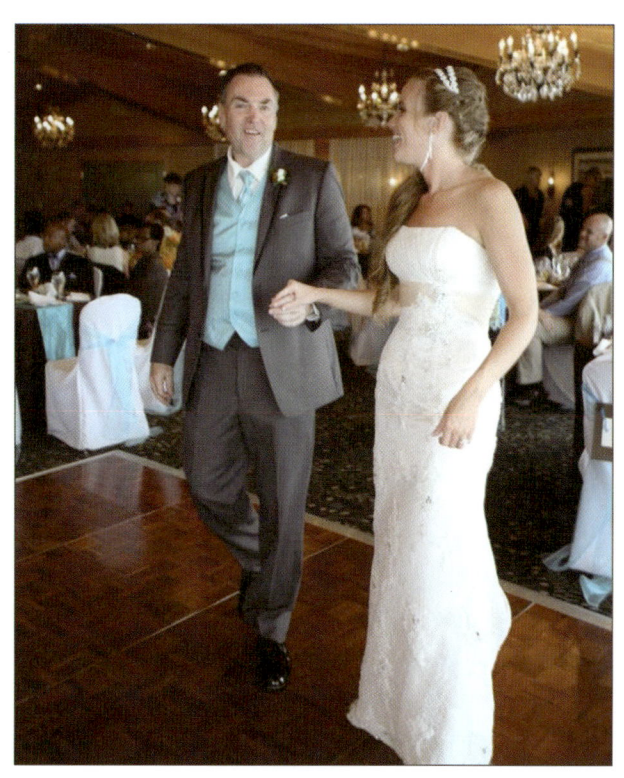

Dança com o pai da noiva. (Créditos: Yuen Lui studio)

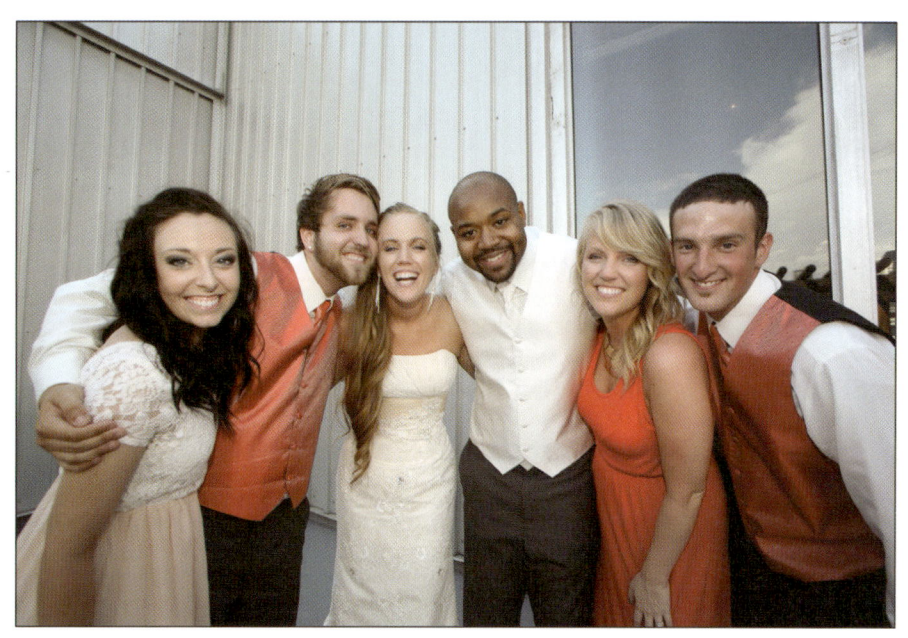

Meus irmãos maravilhosos e seus cônjuges – da esquerda para a direita: Madii, Bryce, Eu, Dre, Ganelle e Troy. Minha família ficou ao meu lado durante toda a minha jornada saudável.

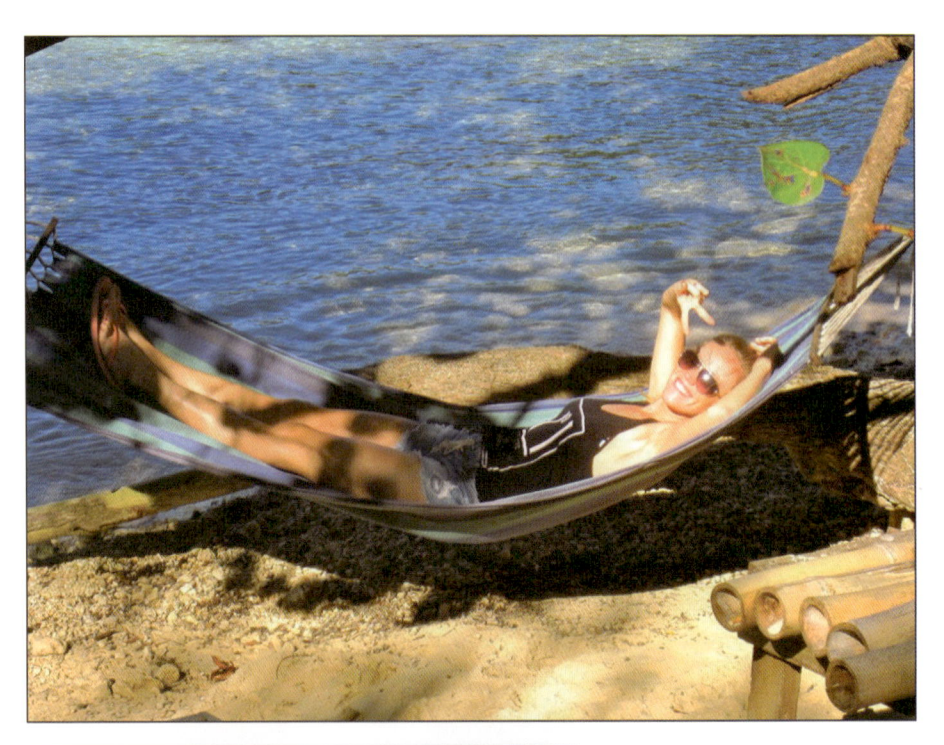

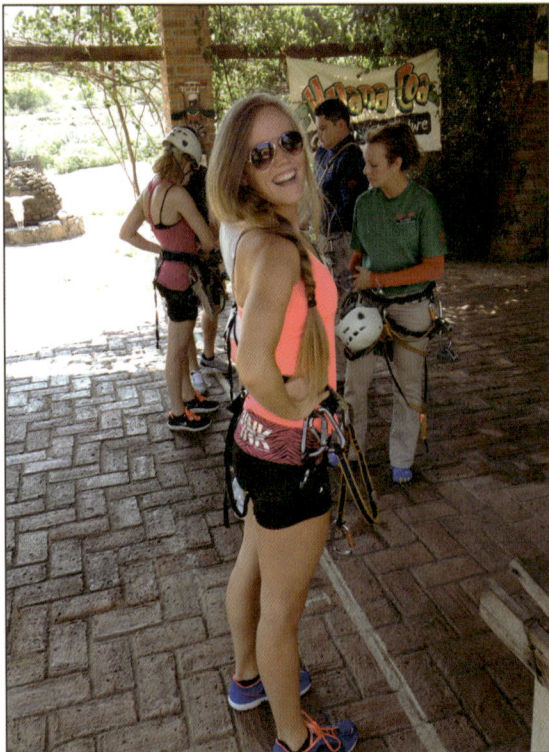

Lua de mel em Mazatlán, México, pronta para pegar uma tirolesa. Nunca na minha vida imaginei que estaria voando pelos ares, com todo meu peso pendurado numa corda! Minha lua de mel foi maravilhosa. Todo meu esforço tinha valido a pena. Pude realizar atividades que jamais ousei fazer na vida, porque eu tinha medo do meu tamanho e do meu peso.

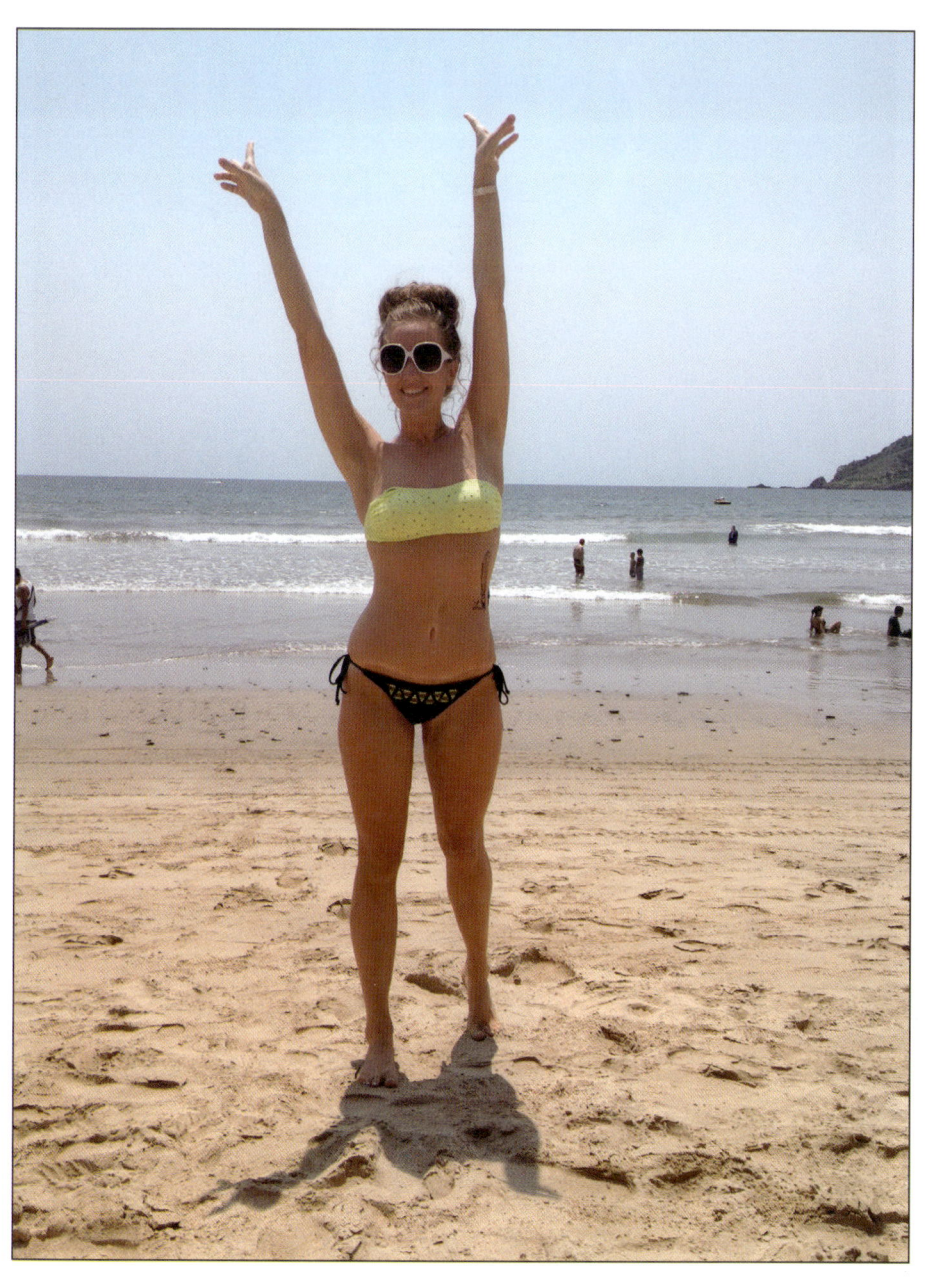

A primeira vez na vida em que usei um biquíni na praia foi durante minha lua de mel (com uma tatuagem de henna)! Dre estava incumbido de tirar um monte de fotos de mim, nas poses mais diversas, durante aquelas semanas. Meu sonho era me exibir na praia com um biquíni minúsculo, e finalmente o realizei! Aquele momento na praia foi um daqueles com os quais sonhei por anos a fio.

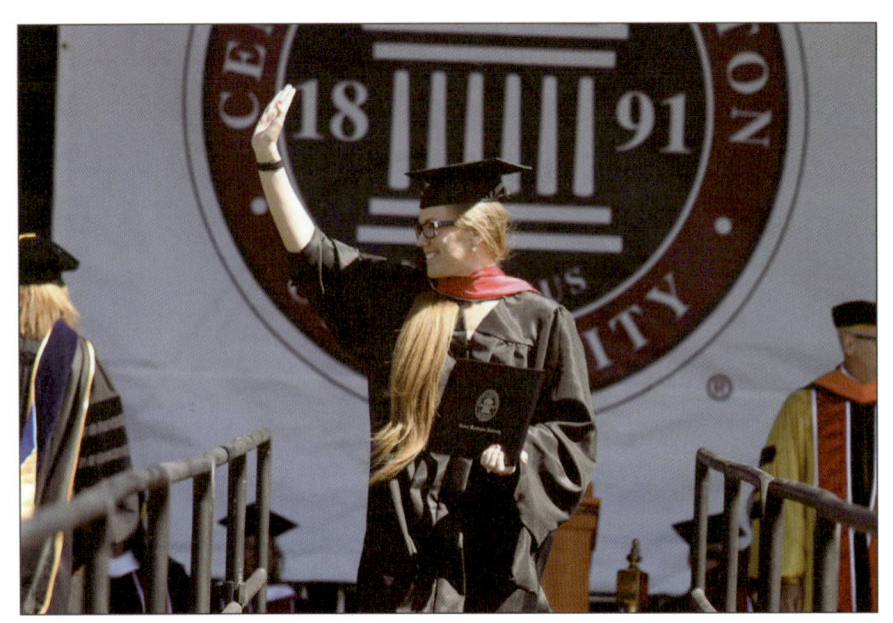

Formando-me na Central Washington University, tirando meu diploma de Mestre em Psicopedagogia. Fazer uma pós-graduação não é uma tarefa fácil, e concluir um programa de mestrado de três anos em período integral, com certeza, não está na lista de prioridades da maioria das pessoas. Eu me mantive firme nas metas de exercícios e nas minhas metas de estudos… e acabei sendo bem-sucedida. Foi nesse fim de semana que decidi me dedicar a uma competição de corpo de biquíni – depois de atingir uma meta, vamos para a próxima.

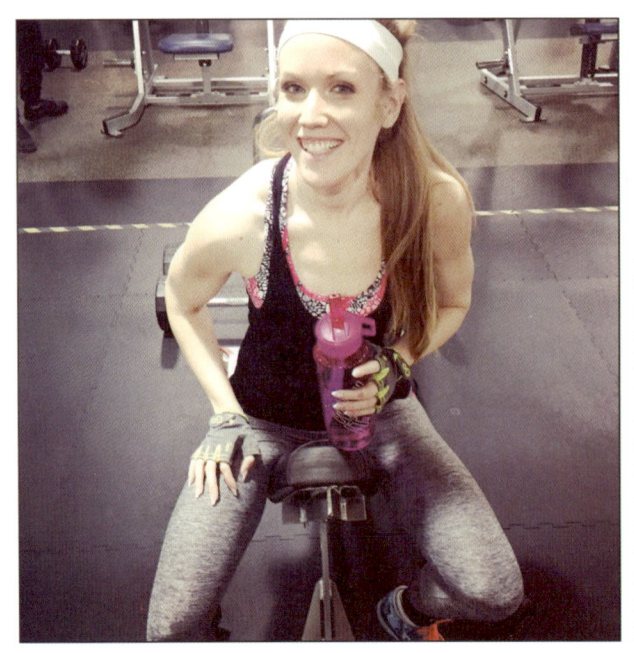

Alguns minutos antes dessa foto, Dre olhou para mim e disse: "Estamos de férias em San Jose, Califórnia… e fomos à academia numa sexta-feira à noite". Sonhos exigem dedicação. Foi uma semana antes da minha primeira competição de corpo de biquíni. Metas tão importantes demandam forte comprometimento. Comprometimento esse que nós dois estávamos dispostos e prontos a concretizar.

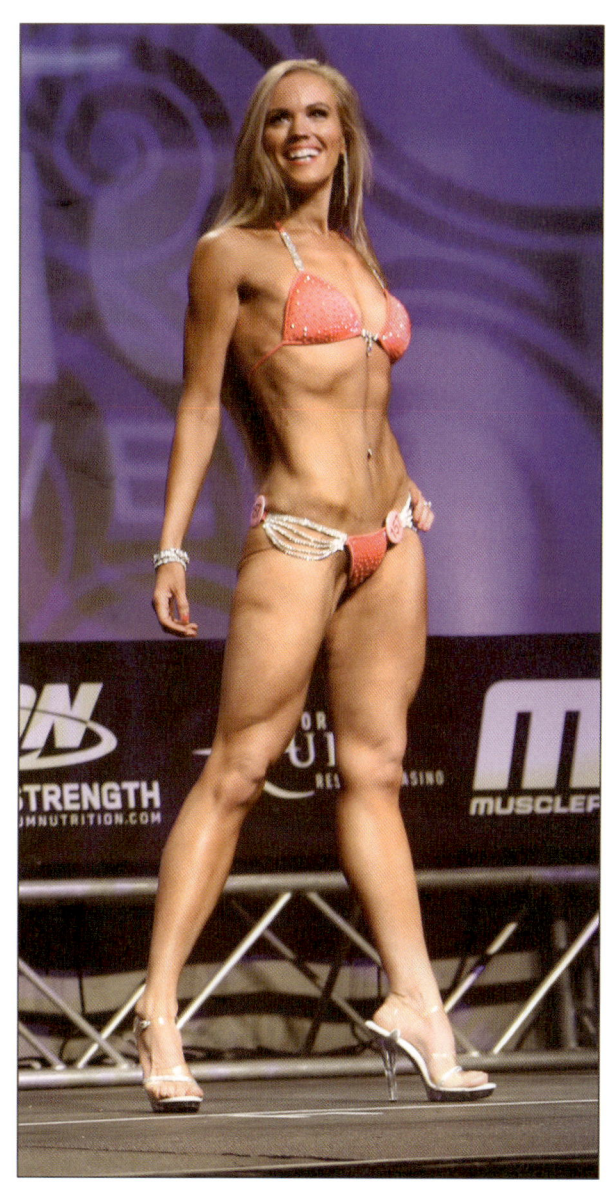

Competições de corpo de biquíni são parte do fisiculturismo, e o treinamento para eles exige um nível de prática e dedicação muito maior. Eu treinei sob a orientação e supervisão de um treinador que prepara e condiciona competidores com dieta sem alimentos de origem animal. A dieta e o treinamento exigidos para competir não faz parte do meu regime normal. Para mim, era uma questão de mostrar que eu podia conquistar qualquer meta que eu colocasse na cabeça – que uma garota que outrora pesara 116 kg poderia caminhar num palco, com mulheres lindas de viver, usando apenas um biquíni brilhante. Depois de ter concluído minha primeira competição de corpo de biquíni, fiquei arrasada por não ter alcançado a classificação que esperava. Embora fosse minha primeira apresentação, fui tão dedicada e comprometida com meu treinamento que acabei me sentindo derrotada quando saí de lá nos últimos lugares da competição. Foram as palavras de apoio da minha mãe que me fizeram lembrar de até onde eu tinha chegado e quanto eu já tinha conquistado após vários anos; que eu tinha me esforçado demais para ficar decepcionada com o meu desempenho. E, como sempre, ela estava 100% certa. Continuei com o treinamento por mais algumas semanas e subi novamente no palco. A segunda apresentação tinha a ver comigo e com meu progresso pessoal, sem ligar para troféus. (Créditos: Mark Mason)

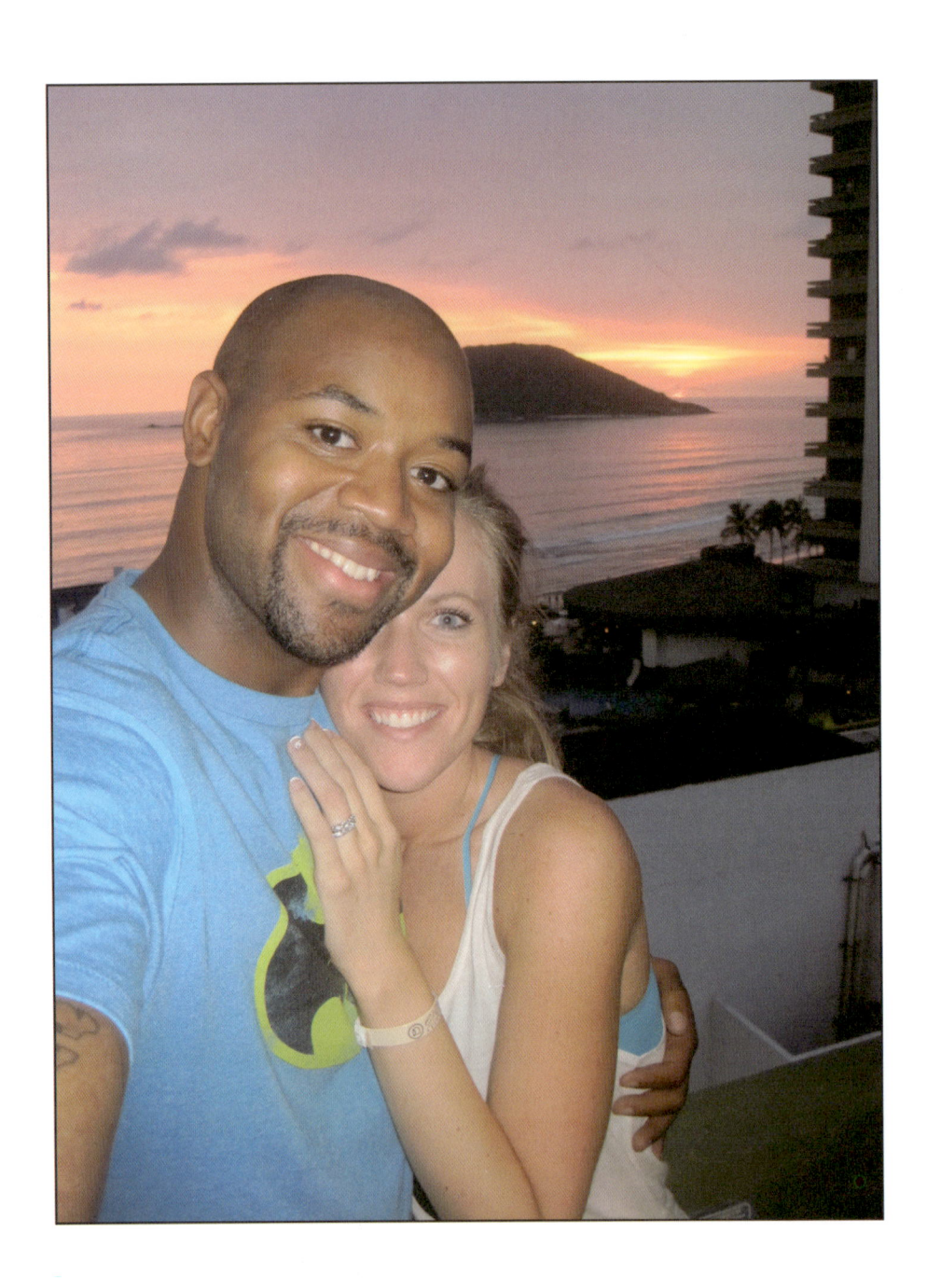